Gregor Raddatz   Bernd Peschers

Burnoutprävention in der Pflegeausbildung

W0060350

Gregor Raddatz   Bernd Peschers

Burnoutprävention in der Pflegeausbildung

Hintergründe – Konzepte – Unterrichtsentwürfe

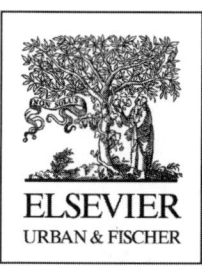

ELSEVIER
URBAN & FISCHER

URBAN & FISCHER

München · Jena

Zuschriften und Kritik an:
Elsevier GmbH, Urban & Fischer Verlag, Lektorat Pflege, Karlstraße 45, 80333 München,
pflege@elsevier.de

Wichtiger Hinweis für den Benutzer
Die Erkenntnisse in der Medizin unterliegen laufendem Wandel durch Forschung und klinische Erfahrungen. Herausgeber und Autoren dieses Werkes haben große Sorgfalt darauf verwendet, dass die in diesem Werk gemachten therapeutischen Angaben (insbesondere hinsichtlich Indikation, Dosierung und unerwünschten Wirkungen) dem derzeitigen Wissensstand entsprechen. Das entbindet den Nutzer dieses Werkes aber nicht von der Verpflichtung, anhand der Beipackzettel zu verschreibender Präparate zu überprüfen, ob die dort gemachten Angaben von denen in diesem Buch abweichen und seine Verordnung in eigener Verantwortung zu treffen.

Wie allgemein üblich wurden Warenzeichen bzw. Namen (z. B. bei Pharmapräparaten) nicht besonders gekennzeichnet.

Bibliografische Information der Deutschen Nationalbibliothek
Die Deutsche Nationalbibliothek verzeichnet diese Publikation in der Deutschen Nationalbibliografie; detaillierte bibliografische Daten sind im Internet über http://dnb.d-nb.de abrufbar.

Alle Rechte vorbehalten
1. Auflage 2007
© Elsevier GmbH, München
Der Urban & Fischer Verlag ist ein Imprint der Elsevier GmbH.

07 08 09 10 11   5 4 3 2 1

Für Copyright in Bezug auf das verwendete Bildmaterial siehe Abbildungsnachweis.

Das Werk einschließlich aller seiner Teile ist urheberrechtlich geschützt. Jede Verwertung außerhalb der engen Grenzen des Urheberrechtsgesetzes ist ohne Zustimmung des Verlages unzulässig und strafbar. Das gilt insbesondere für Vervielfältigungen, Übersetzungen, Mikroverfilmungen und die Einspeicherung und Verarbeitung in elektronischen Systemen.

Projektmanagement und Lektorat: Stephan Grunst, München
Herstellung: Kerstin Wilk, Markkleeberg
Satz: Mitterweger & Partner, Plankstadt
Druck und Bindung: Krips b.v., Meppel
Umschlaggestaltung: SpieszDesign, Büro für Gestaltung, Neu-Ulm
Titelfotografie: PantherMedia GmbH, München
Gedruckt auf 90 g Tanso offset

Printed in Netherlands
ISBN 978-3-437-27770-2

Aktuelle Informationen finden Sie im Internet unter **www.elsevier.de** und **www.elsevier.com**

Geleitwort

„Es ist besser, Prüflingen beim Hämmern zuzusehen, statt sie Hämmer beschreiben zu lassen." (Neuweg 2001)

Diese Aussage von Georg Hans Neuweg lässt erahnen, mit welchen Schwerpunkten sich das vorliegende Lehrbuch „Burnoutprävention in der Pflegeausbildung. Hintergründe – Konzepte – Unterrichtsentwürfe" beschäftigt. Die Autoren verstehen es, über das Thema nicht in erster Linie zu theoretisieren, sondern die Unterrichtspraktiker und -praktikerinnen von Anfang an „mit ins Boot zu nehmen" und ihnen aufzuzeigen, wie Pflegeunterricht theoretisch-fachwissenschaftlich aufzubereiten und handlungstheoretisch umzusetzen ist. Dadurch erschließen sich den Lesern und Leserinnen erprobte und probate Zugangswege für die eigene Unterrichtspraxis.

Den beiden Herausgebern Gregor Raddatz und Bernd Peschers ist es unter Mithilfe vieler Pflegepädagogen und Pflegepädagoginnen gelungen, ein praxisorientiertes Lehrbuch für die Umsetzung der eher vernachlässigten, aber hoch brisanten und mehr denn je aktuellen Thematik „Burnoutprävention" innerhalb der Pflegeausbildung zu konzipieren. Mit diesem sehr an der „pragmatischen Unterrichtsrealität" orientierten Lehrbuch schließt sich eine wichtige Lücke. Das Buch zielt einerseits darauf ab, die Burnoutprävention als integratives Element in der pflegerischen Grundausbildung zu implementieren, andererseits zeigt es viele unterrichtliche Möglichkeiten mit didaktisch aufbereiteten Materialien auf. Um beiden Ansprüchen gerecht zu werden, gliedert sich das Lehrbuch in zwei Schwerpunkte. Der eine ist vor allen Dingen der pflege- und gesundheitswissenschaftlichen sowie bildungstheoretischen Aufarbeitung der Burnoutproblematik gewidmet. Der andere und überwiegende Anteil beschäftigt sich mit der didaktischen Aufbereitung verschiedener Thematiken, in die die Burnoutproblematik integriert wird. Dazu wurden fünf komplette Unterrichtsentwürfe für verschiedene Unterrichtssituationen entwickelt, die Vorschläge bzw. Planungsangebote darstellen. Sie sollen dazu anregen, selbstständig weiter zu experimentieren und darüber hinaus die eigenen Unterrichtserfahrungen zu vertiefen bzw. zu erweitern.

Durch die stringente didaktische Vorgehensweise, die allen fünf Unterrichtssituationen zugrunde liegt, wird der Rezipient in die „reale Unterrichtswelt" der Planung, Durchführung und Evaluation geführt, so dass er das Gefühl erhält, mitten im Unterrichtsgeschehen selbst zu sein. Untermauert wird dies besonders durch die umfangreichen Arbeitsvorschläge. Aber auch die klaren Methodenbeschreibungen verdeutlichen sehr gut, wie Lehrende das selbst gesteuerte Lernen fördern können. Hilfreich sind hier vor allen Dingen die kurz und knapp gefassten Planungsraster für den Lehrenden.

Lehrende, die sich den neuen gesetzlichen und berufspädagogischen Herausforderungen für den Pflegeunterricht stellen wollen, finden in diesem Lehrbuch viele hilfreiche Anknüpfungspunkte und Ideen, aber auch konkretes Unterrichtsmaterial, das es ihnen ermöglicht, eigene bewährte Unterrichtserfahrungen mit zukunftsorientierten Konzepten zu verbinden.

Prof. Dr. Kordula Schneider

Münster im Januar 2007

Vorwort

Anstoß für dieses Buch war eine Seminarveranstaltung von Gregor Raddatz zum Thema Burnoutprävention, mit Pflegepädagogikstudenten der Katholischen Fachhochschule NRW in Köln. Im Mittelpunkt standen u.a. die individuellen Erfahrungen und Lösungsstrategien des Einzelnen. Immer wieder kam dabei auch der berufliche Auftrag von Lehrenden in den Pflegeausbildungen zur Sprache. Was muss geschehen, damit das Risiko auszubrennen für die Auszubildenden sinkt und was können die Ausbildenden dazu beitragen?

Diese Fragestellung im Blick entwickelten wir einen didaktischen Ansatz, der, ausgehend von einer salutogenetischen Perspektive, die gezielte Förderung der kohärenten Persönlichkeitsbildung in den Fokus der Unterrichtsgestaltung stellt. Um die Umsetzbarkeit in die Praxis zu illustrieren, wollten wir diesen Ansatz, verbunden mit konkreten, auf ihm basierenden Unterrichtsentwürfen verschiedener Autoren, veröffentlichen, und es gelang uns, den Elsevier-Verlag für unser Vorhaben zu gewinnen.

In einem weiteren Seminar an der KFH Köln stellten wir unsere Ideen vor und stießen auf breites Interesse. Zudem erklärten sich einige der Studierenden sowie zwei Dipl. Pflegepädagogen bereit, entsprechende Unterrichtsentwürfe zu verschiedenen Themen zu entwickeln. Nach mehrmonatiger intensiver Zusammenarbeit halten sie nun das Ergebnis dieses Projektes in Händen.

An dieser Stelle möchten wir uns ganz herzlich bei den Mitautoren Verena Döll, Frank Heller, Kathrin Morgenstern, Bettina-Friederike Schemitz, Marion Sievers und Carsten Sprenger für ihren großen Einsatz und ihre Geduld bei den notwendigen wiederholten Überarbeitungen bedanken. Weiterhin gilt unser Dank Prof. Dr. Wolfgang M. Heffels für die stets offene Tür und den konstruktiven Austausch sowie unserem Lektor Stephan Grunst für seine Unterstützung in allen Phasen des Projektes.

Wir hoffen, mit diesem Buch sowohl die Diskussion um Burnoutprävention in der Pflege zu intensivieren, als auch dem Leser eine neue didaktische Perspektive in der Pflegeausbildung zu eröffnen und wünschen Ihnen viel Erfolg bei der Umsetzung im Unterricht. Haben sie Fragen, Anregungen oder Kritik, dann treten sie bitte über den Verlag mit uns in Kontakt! Über eine intensive und konstruktive fachwissenschaftliche Debatte würden wir uns sehr freuen.

Gregor Raddatz und Bernd Peschers

Köln, im Herbst 2006

Die Autoren

Bernd Peschers ist Krankenpfleger und Pflegepädagoge (FH). Nach mehrjähriger Tätigkeit vor allem in der neurologischen Akut- und Intensivpflege, arbeitet er als stellvertretende Schulleitung bei der Evangelischen und Johanniter Bildungs GmbH in Bonn. Seine Hauptinteressengebiete liegen u. a. im Bereich der Pflegeethik sowie in der Arbeit mit Schwerstpflegebedürftigen. Bisherige Veröffentlichungen: Verantwortliche Mitarbeit an der 3. Auflage von „Pflege konkret – Neurologie Psychiatrie" sowie der Artikel „Die Auseinandersetzung mit den eigenen Wünschen und Werten anregen" zum Thema Patientenverfügungen in der Pflegezeitschrift 10/2005.

Dr. Gregor Raddatz ist Diplompädagoge, arbeitete studienbegleitend als Pflegehelfer in den Bereichen Psychiatrie und Onkologie, ist derzeit als Bildungsreferent der Deutschen Pfadfinderschaft Sankt Georg in Köln tätig und nimmt Lehraufträge an verschiedenen Universitäten in Nordrhein-Westfalen wahr. Forschungsschwerpunkte sind Persönlichkeitsbildung und Allgemeine Didaktik. Bisherige Publikationen: „Pädagogik im freien Fall. Posttraditionale Didaktik zwischen Negativer Dialektik und Dekonstruktion", „Bildung als Zwang in der Jugendverbandsarbeit", „Hin und Zurück? Frodos Reise im Licht dialektischen Denkens und einer Ethik des Anderen" und „Ethik oder Ethiken Tolkiens".

Abbildungsnachweis

Schemata: H. Hübner, Berlin

J666: GettyImages/PhotoDisc

J668: Corbis, USA

J784: M. Baumann, adpic Bildagentur, Bonn

J784-001: B. Leitner, adpic Bildagentur, Bonn

J784-002: P. Schumacher, adpic Bildagentur, Bonn

J784-003: T. Ott, adpic Bildagentur, Bonn

K115: A. Walle, Hamburg

Inhaltsverzeichnis

Einleitung

Bernd Peschers und Gregor Raddatz

Seit den 70er Jahren spricht und schreibt alle Welt über die Gefahr des beruflichen Ausbrennens, in der Regel Burnout genannt. Es scheint sich hierbei um ein gesellschaftlich höchst relevantes Phänomen zu handeln, von welchem Beschäftigte verschiedener Arbeitsfelder, vorzugsweise aber Vertreter helfender Berufe betroffen sind. In den letzten Jahren wurden zum Thema Burnout allgemein und speziell in der Pflege eine Vielzahl von Studien, Artikeln und Büchern veröffentlicht.

Als eine der Hauptursachen für die hohe Burnoutanfälligkeit von Pflegenden wird dort immer wieder die große Lücke zwischen Anspruch und Wirklichkeit im Gesundheitswesen genannt. Einerseits sollen und wollen (!) Pflegende entscheidend zum Erhalt und zur Förderung von Lebensqualität und eigenständiger Lebensgestaltung Pflegebedürftiger beitragen, andererseits sind die Rahmenbedingungen dafür nicht gerade optimal. Pflegende werden in besonderem Maße mit belastenden Situationen konfrontiert, sie erleben Aggression, Angst, Leid und Verzweiflung und stehen diesen Phänomenen häufig ohnmächtig gegenüber. Dem Pflegebedürftigen in entscheidenden Situationen die angemessene Aufmerksamkeit zu schenken, ist ihnen schon angesichts des Zeitdrucks selten möglich. Eintönige Arbeitsabläufe, ständiger Personalwechsel, eine rechtlich festgeschriebene Arztabhängigkeit usw. erschweren ihr Handeln zusätzlich. Desillusionierung und Hilflosigkeit machen sich breit und Ausbrennen ist oft die logische Konsequenz.

Im Vorgehen gegen das Ausbrennen favorisierte man zunächst kompensatorische Ansätze – frei nach dem Motto: Wenn du Stress hast im Job, dann besuch doch einen Yogakurs. Außerdem wurde die Veränderung betrieblicher Strukturen hin zu flacheren Hierarchien, mehr Handlungsspielraum, geringerem Zeitdruck und weniger Routine propagiert. Die Bedeutung der Persönlichkeit des Einzelnen stand dabei nicht im Fokus der vorgeschlagenen Präventivmaßnahmen. Zurzeit kommen Konzepte der Selbstsorge immer mehr in Mode – gemäß der Auffassung: Nur wer mit sich selbst zufrieden ist, der kann auch anderen helfen. Der einzelne soll demnach bei der Bildung seiner Gesamtpersönlichkeit darauf achten, dass diese zu mehr Zufriedenheit mit sich selbst und dem eigenen (Berufs-) Leben führt. Statt kurzfristiger und oberflächlicher Änderung des Verhaltens, etwa in der Freizeitgestaltung, wird nun die langfristige und nachhaltige Arbeit an der eigenen Person empfohlen.

Unseres Erachtens nach ist es sinnvoll, auf verschiedenen Wegen Burnoutprävention zu betreiben, wobei gerade aus der Perspektive Lehrender die Persönlichkeitsbildung eine Schlüsselrolle einnimmt. Dabei gilt es jedoch, die Einseitigkeiten einer allzu selbstbezogenen Sorge um sich zu vermeiden. Maßnahmen zur Vorbeugung gegen das Ausbrennen sollten eben auch die Gesellschaft betreffen. Teilziel einer dem gemäßen Entwicklung der Persönlichkeit wäre die Partizipation des Individuums an der innerbetrieblichen und allgemeinpolitischen Willensbildung, damit es mit Anderen zur Veränderung institutioneller und gesellschaftlicher Strukturen beiträgt, welche krank machen und Burnout begünstigen.

Davon unabhängig, ob in den bisherigen Publikationen eher Kompensation oder Selbstsorge als Rezept gegen das Ausbrennen angepriesen werden, richten sich diese entweder an wissenschaftliche Experten und Therapeuten oder an Berufstätige und Betroffene, zum Beispiel im Gesundheitswesen.

Fachbücher für Pflegepädagogen zum Thema Burnout existieren nach unserem derzeitigen Kenntnisstand bisher nicht. Auch wird die Persönlichkeitsentwicklung angehender Alten- sowie Gesundheits- und Krankenpfleger kaum unter dem Aspekt der Burnoutprävention in den Blick genommen. Uns erscheint es jedoch sinnvoll, mit einer umfassenden Vorbeugung gegen das Ausbrennen bereits bei Pflegeschülern anzusetzen und dazu dieses Buch für Lehrende zu veröffentlichen.

Die inhaltlichen Vorgaben in den bundesdeutschen Ausbildungs- und Prüfungsverordnungen für Pflegeberufe (AltPflAPrV u. KrPflAPrV) bieten viele Anknüpfungspunkte für burnoutpräventiven Unterricht, hauptsächlich in den Themenbereichen (KrPflAPrV) „berufliches Selbstverständnis" (TB 10), „Pflegeberufe und Gesellschaft" (TB 11), „Zusammenarbeit in Gruppen und Teams" (TB 12) und im Lernbereich (AltPflAPrV) „Altenpflege als Beruf" (LB 4).

Man räumt nun der Entwicklung personaler Kompetenzen in der Bewältigung beruflicher Belastungen endlich einen höheren Stellenwert ein. Die bewusst als Burnoutprävention angelegte Förderung der Persönlichkeitsentwicklung von angehenden Pflegekräften könnte also gut legitimiert zu einem neuen Schwerpunkt der Pflegeausbildungen werden.

Dieses Buch richtet sich direkt an Pflegepädagogen und Praxisanleiter, die in der Ausbildung zum Gesundheits- und (Kinder-)Krankenpfleger und in der Altenpflegeausbildung tätig sind, an Studierende der Pflegepädagogik und nicht zuletzt an Pflegepädagogikdozenten. Es soll diese auf leicht verständliche und anschauliche Weise darin unterstützen, Unterricht und Praxisbegleitung mit dem Fokus auf Vorbeugung gegen das Ausbrennen durch Persönlichkeitsbildung durchzuführen. Unser besonderes Augenmerk gilt hier der systematischen Verknüpfung von Theorie und Praxis im Sinne einer wissensbasierten Reflexion konkreter Pflegesituationen. Wir folgen darin den Empfehlungen des Deutschen Bildungsrats für Pflegeberufe zur Vernetzung von theoretischer und praktischer Pflegeausbildung. Um unserer Zielgruppe ein möglichst großes Spektrum verschiedener Ideen und Anregungen zu präsentieren, haben wir Pflegepädagogikstudenten und Pflegepädagogen als Mitautoren für Unterrichtsentwürfe gewinnen können.

Im Kapitel 1 „Burnout in der Pflege" findet eine Darstellung des aktuellen Forschungsstandes zur Burnoutproblematik statt. Unter besonderer Beachtung der Situation in den Pflegeberufen erfolgt eine Schilderung der kontroversen Diskussion zur Definition, Ätiologie und zu dem Verlauf der Erkrankung, sowie von möglichen Präventionsmaßnahmen. Wichtige Autoren sind in diesem Zusammenhang Burisch und Maslach.

Unter 2 „Burnoutprävention durch kohärente Persönlichkeitsbildung" wird dargelegt, auf welche Weise die Pflegeausbildung einen entscheidenden Beitrag zur Burnoutprävention leisten kann. Dies geschieht vor allem in Auseinandersetzung mit Antonovskys Modell der Salutogenese und seinem Konzept des Kohärenzgefühls. Als Ziele der Pflegeausbildung werden in diesem Zusammenhang neben der kohärenten Persönlichkeitsbildung auch Mündigkeit (Kant), Selbstverwirklichung (Nietzsche) und Übernahme sozialer Verantwortung (Lévinas) stark gemacht.

Im Kapitel 3 „Gesetzliche und didaktische Grundlagen zur Umsetzung von Burnoutprävention in der Pflegeausbildung" zeigt sich, dass Burnoutprävention durch kohärente Persönlichkeitsbildung mit den gesetzlichen Vorgaben in Deutschland vereinbar ist und wie eine geeignete didaktische Herangehensweise zu ihrer Bewältigung aussehen kann. In Anlehnung an Schneider sind hier die entscheidenden Stichwörter systemisch-konstruktivistische Lerntheorie, handlungsorientierte Ermöglichungsdidaktik, Fallarbeit und der Lehrende als Mitgestalter von Lehr/Lern-Prozessen.

Kapitel 4 „Unterrichtsentwürfe zur Burnoutprävention" beinhaltet praktische Anregungen für Pflegepädagogen, wie sie Alten- und (Kinder-)Krankenpflegeschüler bei der Burnoutprävention durch kohärente Persönlichkeitsbildung unterstützen können: Dazu gehören Arbeitsblätter, Methodenbeschreibungen, Ideen und Entwürfe für einzelne Unterrichtsstunden bzw. -reihen, welche sich sowohl auf vorgegebene Themen (TB 10, 11, 12; LB 4) als auch auf die Lebenswirklichkeit der Lernenden beziehen und dazu beitragen sollen, im burnoutpräventiven Sinne deren Kompetenzen für die Bewältigung beruflicher Belastungen und Herausforderungen zu fördern.

1

Burnout in der Pflege

Bernd Peschers

1.1 Jeder kennt es! Jeder hat es?

Aussagen wie „Wenn das so weitergeht, brenne ich noch aus...", „Ich habe einfach keine Lust mehr..." oder „Ich bin völlig am Ende und noch drei Dienste, bis ich endlich frei habe..." sind in vielen Bereichen der Pflege häufig zu hören. Kein Wunder! Ein Drittel der Pflegekräfte im ambulanten Bereich leidet an einem Burnout-Syndrom, wie die Berufsgenossenschaft für Gesundheitsdienst und Wohlfahrtspflege in einer Studie feststellt (2, S. 45). Gemäß einer Untersuchung von Estryn-Behar et al. sind 25 % aller Pflegekräfte von Burnout betroffen. Dieser Wert steigt bei starker affektiver Belastung in einigen Arbeitsfeldern, wie z. B. in der Onkologie oder Intensivpflege, auf bis zu 64 % (7, S. 57). Dies sind erschreckend hohe Werte und doch für die meisten Leser wahrscheinlich nicht völlig überraschend.

Bezogen auf die Altenpflege schreibt Hölzer: „Der Arbeitsplatz Seniorenheim ist einer der stressigsten, und kaum eine andere Berufsgruppe ist so prädestiniert auszubrennen, wie die der AltenpflegerInnen" (12, Vorwort). Eine Feststellung, die ähnlich wohl auch von vielen Mitarbeitern in der Kranken- und Kinderkrankenpflege unterschrieben würde.

Aber: Haben alle die Kollegen, die auf verschiedenste Weise ihre Erschöpfung zum Ausdruck bringen, auch tatsächlich ein manifestes Burnout-Syndrom? Selbst auf den Einzelnen bezogen kann die Antwort aus wissenschaftlicher Sicht heraus schwierig sein, denn: „Da es sich bei Burnout nicht um eine klar definierte Krankheit mit eindeutigen Kriterien handelt [und] bei der weiten Verbreitung der Begrifflichkeit im gegenwärtigen gesellschaftlichen Sprachgebrauch, liegt die Annahme einer weiten und zunehmenden Verbreitung nahe, dies kann aber irreführend sein" (16, S. 1). Tatsächlich mutet der Gebrauch der Vokabel teilweise inflationär an, was Udris

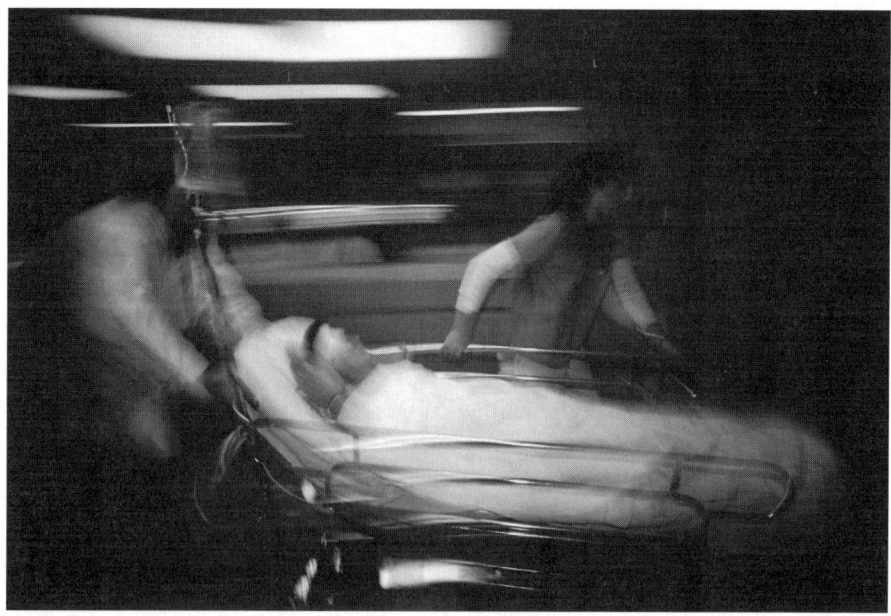

Abb. 1.1 Stress am Arbeitsplatz Pflege [J668]

zu der provokanten These bringt: „Niemand würde davon reden, wenn es stattdessen ‚Stressoreninduziertes Vitalitätsdefizit' heißen würde" (📖 21, S. 1). Ob es tatsächlich an der eingängigen Bezeichnung liegt, sei dahingestellt. Tatsache ist, dass sich eine Flut von wissenschaftlichen Publikationen, aber auch populärwissenschaftlichen Ratgebern und zahlreichen Beiträgen in der Presse, mit dem Thema beschäftigt und wir feststellen müssen: Burnout ist in! Dies birgt zumindest die Gefahr einer gewissen Beliebigkeit des Begriffs, wobei unbestritten ist, dass die dahinter stehende Problematik, nicht zuletzt in der Pflege, eine verbreitete und zudem ausgesprochen ernste berufliche Realität darstellt. Eine stetige Zunahme der Inzidenz des Burnout-Syndroms in den letzten 20 Jahren wird von vielen Autoren angenommen und beschrieben (📖 17, S. 2).

Als Lehrende, mit dem Ziel schon im Rahmen der Pflegeausbildung der Entstehung der Erkrankung vorzubeugen, sollten wir uns deshalb des komplexen Sachverhalts bewusst sein. Um nicht undifferenziert einer einzelnen Meinung das Wort zu reden und um die entscheidenden Ansatzpunkte für pädagogisches Handeln im Sinne der Prävention zu eruieren, lohnt sich ein Blick auf die allgemeine wissenschaftliche Diskussion. Im Vordergrund sollen dabei die Aussagen zum Burnout-Syndrom stehen, bei denen weitgehende Einigkeit unter den Wissenschaftlern herrscht.

1.2 Definition(en) und Messung

Der Wandel „von anfänglich aufopferungsvollen, engagierten und pflichtbewussten, zu schnell erschöpften, leicht reizbaren, misstrauischen, den KlientInnen gegenüber zu zynischen bis negativen Einstellungen und rigidem Verhalten neigenden MitarbeiterInnen" (📖 23, S. 5) wurde im Jahr 1974 von dem Psychoanalytiker Feuerstein erstmals als Burnout bezeichnet. Es handelt sich um „Das Zusammenspiel einzelner, für sich alleine uncharakteristischer Symptome zu einem kennzeichnenden Krankheitsbild" (📖 12, S. 3).

Etwas konkreter wird Schmidt: „Von einem Burnout-Syndrom spricht man, wenn Belastungen und Stress im Arbeitsalltag zu einer dauerhaften Gefährdung der seelischen und körperlichen Gesundheit werden. Es zeichnet sich durch einen Zustand körperlicher, geistiger und seelischer Erschöpfung aus" (📖 19, S. 33).

Stress, als oberbegriffliche Hauptursache und vor allem die dauerhafte Erschöpfung, als Kennzeichen der Erkrankung, spielt in dieser, wie auch den meisten anderen Definitionen, eine zentrale Rolle. Schmidt sieht dabei einen direkten Bezug zur Arbeitswelt, der von Pines und Arondson weiter eingegrenzt wird. Sie definieren Burnout als ein Syndrom des Überdrusses („tedium"), als einen Zustand innerlicher und äußerlicher Erschöpfung durch andauernden, intensiven und emotionalen Einsatz für andere Menschen (📖 17, S. 2). Vor allem die therapeutischen Berufe sind demnach besonders gefährdet.

Wir könnten an dieser Stelle Dutzende weitere Definitionen aufführen und müssen doch mit Burisch feststellen, dass alle bisherigen Definitionsversuche von Burnout unzulänglich bleiben. Entweder lassen sie es an Trennschärfe zu anderen Krankheitsbildern, wie z. B. Depressionen, mangeln, legen sich auf ätiologische Faktoren fest,

Faktoren von Burnout	Kennzeichen
Emotionale Erschöpfung	Gefühl des Ausgelaugtseins und der Überbeanspruchung
Reduziertes Wirksamkeitserleben	Gefühl von Hilflosigkeit und Ausgeliefertsein
Depersonalisierung	Gefühllosigkeit / Abgestumpftheit gegenüber Mitmenschen

Tab. 1.2 Kernfaktoren des Burnout-Syndroms nach Maslach

lassen den Verlauf der Erkrankung außer acht oder nehmen nur berufliche oder gar berufsspezifische Ursachen in den Blick (📖 4, S. 18). Bis hier hin müssen wir festhalten, „dass eine allgemein akzeptierte Definition fehlt..." und Burnout damit „...beinahe alles und damit nichts ist" (📖 4, S. 15). Bolles schreibt zu diesem Definitionsproblem: „Burnout ist wie Pornographie – ich bin nicht sicher ob ich es definieren kann, aber wenn ich es sehe, weiß ich, was es ist" (zitiert nach 📖 4, S. 15).

Im Bewusstsein dieser Problematik legen wir die zwar nicht generell anerkannte, aber besonders für helfende Berufe passende Definition von Maslach, dem Burnoutverständnis in diesem Buch zugrunde (*Tab. 1.2*). Laut dieser liegt ein Burnout-Syndrom vor, „wenn sich der Betroffene gefühlsmäßig ausgezehrt fühlt, was mit Empfindungen des Ausgelaugtseins und der Überbeanspruchung einhergeht (emotionale Erschöpfung). Das Erleben der eigenen Nützlichkeit und Effektivität ist stark beeinträchtigt, womit Gefühle der Hilflosigkeit und des Ausgeliefertseins verbunden sind (reduziertes Wirksamkeitserleben). Ein drittes Kennzeichen ist die Versachlichung von menschlichen Beziehungen, die durch gefühllose und abgestumpfte Reaktionen gegenüber Mitmenschen charakterisiert ist (Depersonalisierung)" (zitiert nach 📖 19, S. 33).

Maslachs Verständnis ist von besonderer Bedeutung in der Erforschung des Syndroms, weil es der am häufigsten angewandten Skala zur Messung von Burnout, dem Maslach Burnout Inventory (MBI), zugrunde liegt. Natürlich gibt es zahlreiche weitere Skalen zur Messung von Burnout, die mehr oder weniger wissenschaftlich angewandt wurden. Um aber überhaupt ein Bild davon zu bekommen, wie in Studien der Burnoutgrad der Testpersonen ermittelt wird, soll das MIB in seiner von Büssing in Anlehnung an die amerikanische Ausgabe entwickelten deutschen Fassung (MIB-D) kurz vorgestellt werden.

Sie besteht aus 25 Items, mit denen die Faktoren Emotionale Erschöpfung, Persönliche Erfüllung, Depersonalisation und Betroffenheit erfasst werden sollen (*Tab. 1.3*). Probanden äußern sich auf einer Skala von 1 (das/die beschriebene Gefühl/Situation tritt überhaupt nicht auf) bis 6 (das/die beschriebene Gefühl/Situation tritt sehr oft bzw. sehr stark auf) zu den Aussagen (📖 5, S. 22).

Diese Skala ist eindeutig für Studien in Bezug zu helfenden Berufen konzipiert, wobei der spezifische Begriff Patient in dieser Fassung, durch die Nutzung im Rahmen einer Untersuchung bei Krankenpflegekräften erklärt wird und austauschbar ist. Er könnte, beispielsweise für die Altenpflege, problemlos durch den Begriff Bewohner oder allgemein durch das neutralere Klient ersetzt werden (im Original wird das neutrale ‚recipient' verwendet). Nachdem in den Anfängen der systematischen Forschung hauptsächlich Personen in sozialen und helfenden Berufen wie z. B. Pflegende, Ärzte, Lehrer, Sozialarbeiter etc. im Fokus der Studien standen, ist die Symptomatik inzwi-

Items	Faktoren
Ich fühle mich durch meine Arbeit ausgebrannt	Emotionale Erschöpfung
Der direkte Kontakt mit Menschen bei meiner Arbeit belastet mich zu stark	Emotionale Erschöpfung
Den ganzen Tag mit Menschen zu arbeiten, ist für mich wirklich anstrengend	Emotionale Erschöpfung
Ich fühle mich von den Problemen meiner Patienten persönlich betroffen	Betroffenheit
Ich glaube, dass ich manche Patienten so behandle, als wären sie unpersönliche Objekte	Depersonalisation
Ich fühle mich durch meine Arbeit emotional erschöpft	Emotionale Erschöpfung
Ich habe das Gefühl, dass ich durch meine Arbeit das Leben anderer Menschen positiv beeinflusse	Persönliche Erfüllung
Ich bin in guter Stimmung, wenn ich intensiv mit meinen Patienten gearbeitet habe	Persönliche Erfüllung
Ich glaube, dass ich nicht mehr weiter weiß	Emotionale Erschöpfung
Bei der Arbeit gehe ich mit emotionalen Problemen ziemlich gelassen um	Persönliche Erfüllung
Ich habe ein unbehagliches Gefühl wegen der Art und Weise, wie ich manche Patienten behandelt habe	Betroffenheit
Am Ende eines Arbeitstages fühle ich mich verbraucht	Emotionale Erschöpfung
Es ist leicht für mich, eine entspannte Atmosphäre mit meinen Patienten herzustellen	Persönliche Erfüllung
Ich fühle mich wieder müde, wenn ich morgens aufstehe und den nächsten Arbeitstag vor mir habe	Emotionale Erschöpfung
In vieler Hinsicht fühle ich mich ähnlich wie meine Patienten	Betroffenheit
Ich fühle mich sehr tatkräftig	Persönliche Erfüllung
Ich gehe ziemlich erfolgreich mit den Problemen meiner Patienten um	Persönliche Erfüllung
Ich habe das Gefühl, dass ich an meinem Arbeitsplatz zu hart arbeite	Emotionale Erschöpfung
Ich fühle mich durch meine Arbeit frustriert	Emotionale Erschöpfung
Ich habe das Gefühl, dass mir Patienten die Schuld für einige ihrer Probleme geben	Depersonalisation
Ich habe in meiner Arbeit viele lohnenswerte Dinge erreicht	Persönliche Erfüllung
Ich befürchte, dass diese Arbeit mich emotional verhärtet	Depersonalisation
Es fällt mir leicht, mich in meine Patienten hineinzuversetzen	Persönliche Erfüllung
Es macht mir nicht wirklich viel aus, was mit manchen Patienten passiert	Depersonalisation
Seitdem ich diese Arbeit ausübe, bin ich gefühlloser im Umgang mit anderen Menschen geworden	Depersonalisation

Tab. 1.3 Die Items des MIB-D (Maslach Burnout Inventory – Deutsche Fassung) und die ihnen jeweils zugeordneten Faktoren nach Büssing (📖 5, S. 23)

schen aber auch bei Angehörigen unterschiedlichster Berufsgruppen wie Verwaltungs-
beamten, Ingenieuren und auch Arbeitslosen festgestellt worden (📖 4, S. 23f.). Allgemeiner Tenor ist heute, Burnout kann jeden treffen, was ein dementsprechendes
Krankheitsverständnis und passende Untersuchungsmethoden erfordert. Tatsächlich
gibt es kein standardisiertes Verfahren zur Messung von Burnout und auch das MBI
wird ständig überprüft und weiterentwickelt (📖 4, S. 34f.).

1.3 Verlauf und Symptomatik

Uneinigkeit herrscht auch bezüglich des Verlaufs des Burnout-Syndroms. Es existieren zahlreiche Theorien, die von der Ablehnung eines phasenhaften Konzeptes
bis hin zu einem Verlauf in bis zu zwölf Phasen reichen (📖 17, S. 3). Im Allgemeinen
gilt allerdings ein prozesshaftes Geschehen, das in Phasen verläuft, als anerkannt.
„Niemand wacht morgens auf und hat Burnout, wie Masern oder Grippe. Die Entwicklung kann ... über Jahrzehnte fortschreiten. Ebenso möglich ist eine kurze Dauer
des Prozesses" (📖 12, S. 4).

Ruhwandel befürwortet aus therapeutischer Sicht für die Arbeit mit Menschen, die
am Burnout-Syndrom erkrankt sind, ein Konzept mit drei Phasen, das sich an das
von Maslach vertretene 3-Faktorenmodell des Burnout-Syndroms anlehnt (*Abb. 1.2*).
Die Symptomatik in den einzelnen Phasen ist oft nicht strikt abgrenzbar, sie geht aber
von einer gewissen chronologischen Abfolge aus (📖 17, S. 3).

Phase I: Emotionale Erschöpfung
In der Phase der Emotionalen Erschöpfung fühlen Betroffene sich regelrecht ausgelaugt und sind chronisch müde. Emotionale Reaktionen auf den Mitmenschen sind
nur schwach vorhanden und das Mitgefühl nimmt ab. „Sie verlieren die Fähigkeit zu
regenerieren, d. h. über Nacht, über ein freies Wochenende und schließlich auch in
den Ferien finden Betroffene keine Entspannung mehr. Sie verlieren schließlich
vollständig die positive Energie und den Schwung für einen neuen Arbeitstag"
(📖 17, S. 4).

Phase II: Depersonalisation
Ausgebrannte erleben, dass ihre Authentizität, verstanden als das echte und bewusste
Einbringen der eigenen Persönlichkeit in ihre Arbeit schwindet. Sie wahren, bezogen
auf die Pflegeberufe, zunehmend Distanz zu Pflegebedürftigen und Kollegen und reagieren gerade in fortgeschrittenen Stadien mechanisch. Oftmals entwickeln sie eine
grundsätzlich negative Haltung, die sie nach außen zynisch erscheinen lässt.

Es kommt zu Gereiztheit und schließlich Gleichgültigkeit im Beruf und auch im
Privatleben und die Betroffenen resignieren. Ihre „Eigeninitiative über das absolut
Notwendigste hinaus nimmt mehr und mehr ab" (📖 17, S. 4). Spätestens jetzt
ist der Zeitpunkt gekommen, um professionelle Hilfe in Anspruch zu nehmen
und so eine Chronifizierung der Symptomatik zu verhindern. Schmidt sieht in
der Depersonalisierung die zentrale Komponente eines Burnout-Syndroms in den
Pflegeberufen. „Die beiden anderen Perspektiven schildern eher die Auswirkungen,
die die eigenen Empfindungen herbeiführen" (📖 19, S. 33).

Phase III: Leistungseinschränkung

Die eigene Leistungsfähigkeit wird nur noch als sehr beschränkt wahrgenommen. Obwohl Ausgebrannte gerade in frühen Phasen der Erkrankung einen hohen Arbeitseinsatz zeigen und diesen sogar noch steigern, haben sie das Gefühl, immer weniger zu erreichen. Die Betroffenen geraten in einen Teufelskreis, wie ein Beispiel einer Krankenschwester in den USA anschaulich zeigt. „Je mutloser sie wurde, desto mehr Fehlschläge erlebte sie bei den Patienten; je mehr Fehlschläge sie hatte, desto mutloser wurde sie. In diesem Zustand begann sie sogar solche Situationen als Misserfolg zu bewerten, in denen sie recht tüchtig gewesen war" (Schwartz und Will, zitiert nach 📖 4, S. 195).

„Der Verlust von Selbstvertrauen und eine negative Selbsteinschätzung ziehen einen Mangel an positiven Erlebnissen nach sich. Erfolge werden als solche nicht mehr wahrgenommen. Es kommt zum massiven Verlust von Kompetenz- und Effizienzgefühl der schließlich – oft erst in den späten Stadien des Burnout – zu reduzierter Produktivität führt" (📖 17, S. 4). Wenn das Ausbrennen auch für Außenstehende sichtbar wird, ist es nach Ruhwandel aber oftmals schon zu spät. Ohne Hilfe von außen bleiben den Betroffenen kaum noch Möglichkeiten, ihre Probleme in den Griff zu bekommen. „Erst an diesem Punkt wird das Ausbrennen für Außenstehende, meist auch für die Betroffenen, sichtbar. Häufig ist in diesem Stadium ein Rückzug wegen Arbeitsunfähigkeit und/oder Kündigung nicht mehr vermeidbar" (📖 17, S. 4).

Neben den bereits genannten Anzeichen eines Burnout-Syndroms können zahlreiche weitere Symptome auftreten. Eine ausführliche Beschreibung der möglichen Symptomatik bei Burnout hat Burisch in einer Zusammenstellung der häufigsten, in verschiedensten Quellen genannten Symptome gezeichnet (📖 4, S. 24f.).

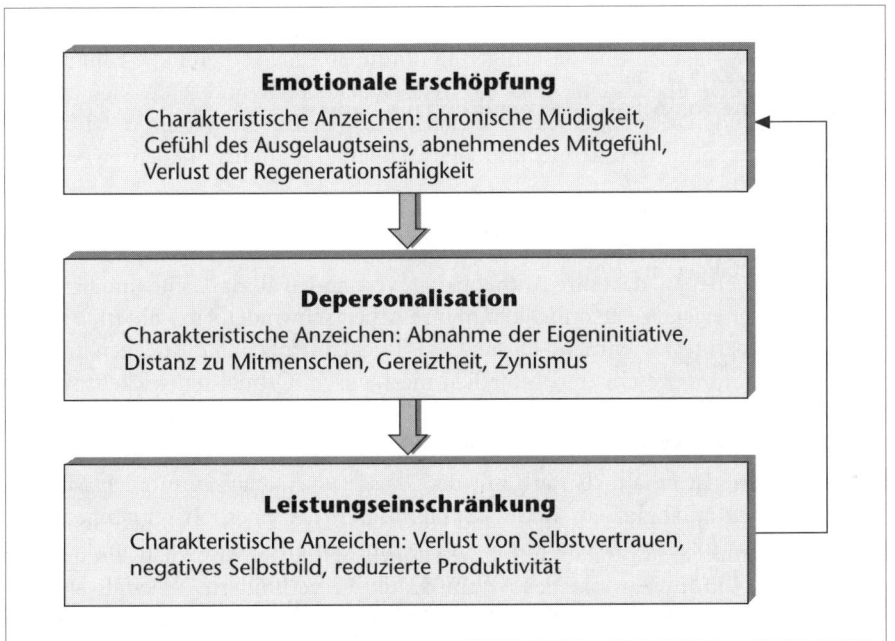

Abb. 1.4 Verlauf des Burnout-Syndroms nach Ruhwandel

Er ordnet sie sieben Oberkategorien unter, wobei beachtet werden muss, dass es keine strenge Reihenfolge im Ablauf gibt, Symptome unterschiedlicher Kategorien nebeneinander oder auch gar nicht auftreten können, die individuelle Ausprägung höchst unterschiedlich sein kann und die Anordnung von Symptomen in Clustern nicht ohne eine gewisse Willkür möglich ist (📖 4, S. 27):

■ Kategorie 1: Warnsymptome der Anfangsphase

Hier steht vor allem ein überhöhter Energieeinsatz im Vordergrund, der oftmals mit einer biographischen Zäsur in Zusammenhang steht (📖 4, S. 29). Unter anderem bei Berufsneulingen, ist deshalb von einem erhöhten Risiko auszugehen. Die von Burnouttheoretikern häufig genannte These „Wer ausbrennt, muss einmal gebrannt haben", wird von Burisch allerdings sehr kritisch gesehen, denn keineswegs zeigt sich in der Anfangsphase regelmäßig ein Überengagement der Personen, wohl aber eine stetig hohe Anspannung. Unrealistische Ansprüche an sich selbst und die Situation sind dennoch ein häufiger Ausgangspunkt für eine Burnoutkarriere. Ein hoher Grad von Engagement kann dabei jahrelang aufrechterhalten werden, wenn Einsatz und Ertrag, Anstrengung und Belohnung, Negatives und Positives in keinem allzu starken Missverhältnis stehen. Ändert sich dies aber, erschöpfen sich die Betroffenen immer mehr (📖 4, S. 27f.). Gelingt es ihnen nicht, ein „...neues Gleichgewicht, eine mindestens erträgliche Passung zwischen eigenen Bedürfnissen und Fähigkeiten einerseits und externen Angeboten und Anforderungen andererseits herzustellen, ... kann die Entwicklung eskalieren" (📖 4, S. 29).

Beispiele für die Warnsymptome der Anfangsphase sind
a. überhöhter Energieeinsatz:

- Hyperaktivität,
- freiwillige, unbezahlte Mehrarbeit,
- Gefühl, nie Zeit zu haben,
- Verdrängung von Misserfolgen und Enttäuschungen...

b. Erschöpfung:
- Nach der Arbeit nicht abschalten können,
- Unausgeschlafenheit / chronische Müdigkeit,
- erhöhte Unfallgefahr...

> Am Beginn eines Burnoutprozesses steht, unabhängig von den Ursachen, eine dauerhaft hohe Anspannung der Betroffenen!

■ Kategorie 2: Reduziertes Engagement

Diese Kategorie ist inhaltlich stark mit der Phase Depersonalisation nach Maslach verwand. Nach anfänglichem Enthusiasmus führen der überhöhte Energieeinsatz und die daraus folgende Erschöpfung zu „...emotionalem, kognitivem und verhaltensmäßigem Rückzug..." (📖 4, S. 29), weg von den Menschen (Patienten, Bewohnern, Klienten, aber auch Kollegen, Freunden und Familie) und weg von der Arbeit. Die Beziehung zwischen Pflegenden und Pflegebedürftigen wird entpersönlicht und in eine bloß verwahrende, beaufsichtigende umdefiniert. Betroffene geben nicht mehr von sich aus, zwischenmenschliche Kontakte werden reduziert, die Ansprüche an andere aber erhöht (📖 4, S. 29). Dies führt zwangsläufig zu Konflikten mit den Kollegen, oft aber auch im Familien- und Freundeskreis. Die Folgen dieser Entwicklung sind fatal. Ohne Therapie kommt es bestenfalls zu einer innerlichen Kündigung, bei der in der Freizeit die Befriedigung gesucht wird, die der Beruf nicht bietet. Die Probleme werden kompensiert, was durchaus schon das Endstadium eines Burnoutprozesses markieren kann (📖 4, S. 30). Häufig aber provoziert das reduzierte Engagement Reaktionen, die wiederum die Anspannung und damit die Erschöpfung vergrößern und zu einer weiteren Reduktion des Engagements führen. Ein Teufelskreis entwickelt sich, der auch Auswirkungen auf die Arbeitszufriedenheit im gesamten Team hat. Burnout steckt an und schnell können ganze Teams in den Prozess hineingeraten.

Beispielhafte Symptome bei reduziertem Engagement sind
a. gegenüber Pflegebedürftigen:

- Verlust positiver Gefühle,
- die Distanz zu den Pflegebedürftigen wird erhöht,
- Kontakte werden vermieden,
- Stereotypisierung,
- Betonung von Fachjargon,
- Dehumanisierung („der Blinddarm auf 103")...

b. allgemein gegenüber Anderen:

- Unfähigkeit zu geben,
- Verlust von Empathie,
- Zynismus...

c. für die Arbeit:

- Allgemein negative Einstellung zur Arbeit,
- ständiges auf die Uhr sehen,
- Tagträumen,
- verspäteter Arbeitsbeginn,
- vorverlegtes Arbeitsende,
- häufige Fehlzeiten...

d. erhöhte Ansprüche:

- Konzentration auf die eigenen Ansprüche und Bedürfnisse,
- Gefühl ausgebeutet zu werden,
- Eifersucht,
- familiäre Probleme...

■ Kategorie 3: Emotionale Reaktionen, Schuldzuweisung

In dieser Phase stellt sich die Frage, wer ist schuld? „Die Desillusionierung, das Aufgeben zentraler Ziele..., das sind schmerzliche Prozesse, die...Trauerarbeit erfordern" (📖 4, S. 31). Um diesen Prozess zu vermeiden, suchen die Betroffenen entweder bei sich selbst oder in der Umwelt nach Ursachen, die Schuld an der Entwicklung sind.

Diese Phase des Burnouts ist dadurch gekennzeichnet, „...dass die starke Frustration der betroffenen Pflegeperson sich auf ihr Umfeld deutlich störend auswirkt und von den Menschen in ihrer Umgebung bemerkt wird" (📖 12, S. 17). Je nachdem äußern sich „...die Stimmungslage, Einstellungen, Lebenssicht und Verhalten eher depressiv–ängstlich oder eher aggressiv–gereizt–paranoid..." (📖 4, S. 31). Eine depressive Stimmungslage tritt vor allem bei jenen auf, die sich selbst die Schuld an der Situation geben. Sie fühlen sich hilflos und ihr Selbstwertgefühl sinkt. Als Folge kann eine manifeste Depression entstehen. Werden eher die umgebenden Bedingungen verantwortlich gemacht, entwickelt sich ein aggressives Verhalten, das sich in Wutausbrüchen, ständiger Reizbarkeit, Nörgeln und Pessimismus äußern kann. Psychische und physische Gewalt gegenüber Pflegebedürftigen kann die Folge sein (📖 4, S. 31).

Beispiele für Symptome in dieser Kategorie sind
a. bei depressiver Stimmungslage:

- Schuldgefühle,
- reduzierte Selbstachtung,
- Insuffizienzgefühle,
- unbestimmte Angst,
- Humorlosigkeit,
- Schwäche,
- Neigung zum Weinen,
- Ohnmachtsgefühle,
- Apathie,
- Selbstmordgedanken...

b. bei aggressiver Stimmungslage:

- Vorwürfe an Andere,
- Verleugnung der Eigenbeteiligung,
- Intoleranz,
- Kompromissunfähigkeit,
- Nörgeleien,
- Misstrauen,
- Häufung von Konflikten...

■ Kategorie 4: Abbau

Folgen dieser Entwicklung bleiben natürlich nicht aus. Bei den Betroffenen kommt es zum Abbau der kognitiven Leistungsfähigkeit, der Motivation und der Kreativität. Leistungsabfall, Flüchtigkeitsfehler und mangelnde Innovationsfreude werden augenfällig. „...Dienst nach Vorschrift...nicht auffallen, keine Experimente...heißt jetzt die Devise" (📖 4, S. 33). Als Prototyp in dieser Kategorie beschreibt Burisch „den alten Hasen", der jede Innovation mit Kommentaren wie „das haben wir schon immer so und so gemacht" bzw. „so haben wir das noch nie gemacht" abblockt. Ein Bild für das Denken in eingefahrenen Bahnen, das den meisten Lesern mehr als vertraut vorkommen dürfte und, nach eigenen Erfahrungen, keineswegs jahrzehntelange Arbeit auf Station voraussetzt. Die Betroffenen sind desinteressiert und emotionale Reaktionen depressiver oder aggressiver Art treten verstärkt auf (📖 4, S. 33).

Beispiele für Anzeichen des Abbaus

a. der kognitiven Leistungsfähigkeit sind:

- Konzentrations- und Gedächtnisschwäche,
- Unfähigkeit zu komplexen Aufgaben,
- Entscheidungsunfähigkeit...

b. der Motivation sind:

- Verringerte Initiative,
- Dienst nach Vorschrift...

c. der Kreativität sind:

- Verringerte Phantasie,
- verringerte Flexibilität...

d. der Entdifferenzierung sind:

- Schwarzweißdenken,
- Widerstand gegen Veränderungen aller Art...

■ Kategorie 5: Verflachung

Der Abbau und die Auswirkungen, auch auf das Privatleben, kann zu einer „generellen Verflachung des emotionalen, sozialen und geistigen Lebens..." (📖 4, S. 33) führen. Gleichgültigkeit und Desinteresse an Anderen schlagen dabei natürlich auf den Betroffenen zurück. Durch das Aufgeben von Hobbys und eigenbrötlerisches Verhalten wird der Freundeskreis stetig kleiner – Einsamkeit ist die Folge (📖 4, S. 34).

Beispiele für eine Verflachung

a. des emotionalen Lebens sind:

- Gleichgültigkeit...

b. des sozialen Lebens sind:

- Meidung informeller Kontakte,
- die persönliche Anteilnahme sinkt,
- Meidung von Gesprächen über die eigene Arbeit,
- Eigenbröteleien,
- Einsamkeit...

c. des geistigen Lebens sind:

- Aufgabe von Hobbys,
- Langeweile...

■ Kategorie 6: Psychosomatische Reaktionen

Natürlich reagiert auch der Körper auf die psychischen Veränderungen und schon in der Anfangsphase kann es zu psychosomatischen Symptomen, gepaart mit den Konsequenzen kompensierenden Verhaltens wie z. B. Suchtentwicklung oder Verstärkung (Nikotin, Alkohol, Tabletten...) oder veränderten Eßgewohnheiten und den daraus entstehenden Folgen kommen (📖 4, S. 34). Ruhwandel merkt bei im Vordergrund stehenden somatischen Beschwerden an, dass körperliche Ursachen natürlich ausgeschlossen werden müssen, eine psychotherapeutische oder psychosoziale Begleitung jedoch bei einem Verdacht auf Burnout von Beginn an sinnvoll ist. Bereits frühzeitig kann so auf Lösungsmöglichkeiten im psychischen Bereich hingewiesen und eine Chronifizierung und Versteifung auf allein körperliche Belange verhindert werden (📖 17, S. 3).

Mögliche psychosomatische Reaktionen sind
- Schwächung des Immunsystems, häufige Infektionen,
- Schlafstörungen,
- sexuelle Probleme,
- Herzklopfen,
- Atembeschwerden,
- Bluthochdruck,
- Muskelverspannungen,
- Rückenschmerzen,
- Hauterkrankungen,
- Verdauungsstörungen,
- Übelkeit...

▧ Kategorie 7: Verzweiflung

Existentielle Verzweiflung ist das terminale Burnout-Stadium. Das Leben wird als sinnlos empfunden und ein „...temporäres Gefühl der Hilflosigkeit hat sich zu einem chronischen Gefühl der Hoffnungslosigkeit verdichtet" (📖 4, S. 34). Es kommt zu Selbstmordgedanken und ggf. auch Versuchen.

Zu beobachten ist
- Eine generell negative Einstellung zum Leben,
- ein Gefühl der Sinnlosigkeit,
- Hoffnungslosigkeit...

Nach Hölzer ist „Burischs Prozessdarstellung in Form eskalierender Stadien, denen spezielle Symptome zugeordnet werden können...ein Hilfskonstrukt. Es kann genutzt werden, bei sich (oder anderen) den (Gefährdungs-)Stand zu erkennen und zu benennen" (📖 12, S. 5). Die bisherige Darstellung hat dem Leser vor Augen geführt, dass die Thematisierung des Burnout-Syndroms im Allgemeinen und erst recht der Umgang mit tatsächlich oder vermeintlich Betroffenen im Besonderen einige Tücken birgt. Nicht zuletzt weil die Phasen eines Burnout-Syndroms wenig konkret sind und die Symptome als Reaktion auf ein kurzfristiges hohes Ausmaß an Stress sehr vielen Pflegenden bekannt sein dürften, ohne das diese Menschen dadurch zwangsläufig in den Teufelskreis einer Burnout-Symptomatik verfallen. „Es ist absolut normal, all diese Gefühle zu kennen und zu spüren, besonders in Problem- und Krisensituationen.

Was das Burnout-Syndrom ausmacht ist vor allem die Steigerung und die anhaltende Dauer der genannten Symptome" (📖 19, S. 37).

Als Lehrende ist es zweifellos nicht unsere eigentliche Aufgabe, ein Burnout-Syndrom zu diagnostizieren und erst recht nicht zu therapieren. Trotzdem tragen wir Mitverantwortung für die Entwicklung der Schülerinnen und Schüler und sollten diese aktiv begleiten. Dazu gehört es auch, mögliche Hinweise auf die Entwicklung eines Burnout-Syndroms sehr genau im Auge zu behalten. Anstatt dies ausschließlich an von anderen vorgegebenen objektiven Kriterien zu tun, sollten erfahrene Lehrende dabei durchaus ihrem eigenen subjektiven Empfinden trauen, wenn Auszubildende (Kollegen, wir selber...) sich augenscheinlich und dauerhaft zum Negativen verändern. Nicht umsonst werden in der Literatur häufig Fallbeispiele genutzt, um die vielfältigen Erscheinungsformen von Burnout zu illustrieren. Besteht ein Vertrauensverhältnis zwischen Lehrenden und Auszubildenden, sollten, ohne den Teufel an die Wand zu malen, die Betroffenen mit den Beobachtungen konfrontiert werden. Gemeinsam können dann Lösungs- oder zumindest Entlastungsstrategien gesucht werden, denn „Selten ändern sich die negativen Umstände von alleine, eigenes Aktivwerden nach dem Erkennen der Gefahr ist nötig" (📖 12, S. 5). Wir müssen uns stets vor Augen halten, dass die Phasen eines Burnoutprozesses keineswegs zwangsläufig bis zum Endstadium aufeinander folgen. Burnout ist keine chronische Krankheit und kann zu jedem Zeitpunkt gestoppt werden, wobei im fortgeschrittenen Prozess professionelle psychotherapeutische Hilfe unumgänglich ist (📖 12, S. 5). Unsere Hauptaufgabe als Lehrende liegt nichts desto trotz in der Prävention, weshalb wir uns besonders den Risikofaktoren der Erkrankung und der möglichen Risikominimierung widmen müssen.

1.4 Risikofaktoren

„Ein Mensch sagt – und ist stolz darauf –
er geh' in seinen Pflichten auf.
Bald aber, nicht mehr ganz so munter,
geht er in seinen Pflichten unter."
(Eugen Roth, zitiert nach 📖 9, S. 45)

Die meisten Autoren gehen von einer multikausalen Entstehung des Burnout-Syndroms aus, wobei die persönliche Disposition, die zwischenmenschlichen Beziehungen und äußere Belastungen (Arbeitsbedingungen) eine Rolle spielen (*Abb. 1.5*). Die genaue Ätiologie des Burnout-Syndroms wird dabei, wie die Definition dieses Konstrukts, kontrovers diskutiert. Weitgehender Konsens ist aber, dass Belastungen und Stress maßgebliche Risikofaktoren sind. „...Burnout resultiert aus andauernd negativ bewältigtem Stress..." schreibt Killmer (zitiert nach 📖 10, S. 18), wobei ein gefährdetes Individuum und gefährdende Umweltbedingungen zusammen kommen müssen (📖 4, S. 198).

Persönliche Disposition
Manche Pflegende sind gefährdeter als Andere, in den Prozess eines Burnout-Syndroms zu geraten, da sie besonders negativ auf Stressoren reagieren. Es gibt dabei keine definitive Charakterisierung, welcher Mensch eher disponiert ist, wohl aber einige Anhaltspunkte. Geringe Frustrationstoleranz und wenig Widerstandskraft gegen Anfor-

derungen sind hier zu nennen (20, S. 3). „Unsichere und ängstliche Personen neigen eher dazu..., da Unsicherheit nicht selten einen Grund für den Misserfolg einer Handlung darstellt" (19, S. 42). Haben Pflegende ein labiles Selbstwertgefühl und sind abhängig von äußerer Bestätigung, steigt das Risiko ebenso, wie bei Menschen, die keine Grenzen setzen können. In der Stressforschung wurde aufgezeigt, dass manche Leute auf starke Stressoren eher gelassen und ruhig reagieren. Diese so genannten ‚Typ B'-Menschen „... nehmen Zeitdruck dosierter wahr, zeigen eher ein ‚spielerisches' Verhalten, ohne gleichzeitig ein schlechtes Gewissen zu bekommen. Ständige Hektik, das Gefühl, der Mitmensch ist ein Gegner, ... fehlen. Ihre innere Bereitschaft und Einstellung, auch mal ‚fünfe gerade sein zu lassen', ermöglicht ihnen eine entspannte Wahrnehmung und Lebenssituation (Domnowski, zitiert nach 10, S 21). Dagegen zeichnen sich ‚Typ A'-Menschen durch Hektik, Konkurrenzdenken, Ungeduld, hohes Leistungsstreben, Aggressionsbereitschaft aber auch hohes Verantwortungsbewusstsein und starke Zielorientierung aus (10, S. 21). Als langjährig in der Pflege Tätiger, fällt es mir nicht schwer, mich an zahlreiche Beispiele beider Typen zu erinnern. Bedenkt man, dass eine stetig hohe Anspannung (Kategorie 1: Warnsymptome der Anfangsphase) den Einstieg ins Burnout bedeuten kann, so ist eine hohe Gefährdung des Typs A nur die logische Konsequenz.

Überholt ist heutzutage die Ansicht, dass Idealismus und eine hohe Motivation für die Arbeit Pflegende besonders prädestinieren. Im Gegenteil scheinen motivierte Mitarbeiter, mit dem Willen zu helfen, eher seltener an Burnout zu erkranken (1, S. 83).

Dies ist nicht gleichzusetzen mit einem pathologischen Helfersyndrom, welches durch Schmidtbauer in Verbindung mit Burnout gebracht wurde. Ein Erklärungsansatz für dieses Syndrom ist, dass die Betroffenen als Kinder nur Lob und Anerkennung erhielten, wenn sie eine Gegenleistung erbrachten. Nun versucht der Helfer, sich jene Zuwendung durch die eigene soziale Tätigkeit zu erkaufen, er gibt die Zuwendung, die er empfangen möchte. Personen mit dem Helfersyndrom versuchen, ihr labiles Selbstwertgefühl durch die Aufopferung an eine große Aufgabe und der damit verbundenen Dankbarkeit vieler Hilfsempfänger zu stabilisieren. Menschen mit dieser Persönlichkeitsstruktur sind besonders Burnout gefährdet, da ihr emotionelles Defizit und somit ihr Bedürfnis nach Zuwendung so groß ist, dass es kaum gestillt werden kann (18, S. 5f.).

Zwischenmenschliche Beziehungen

„Ein wesentlicher Grund für Stress und Burnout liegt in ... der Interaktionsbeziehung zwischen den Pflegenden und den Patienten" (11, S. 275). Diese ist asymmetrisch und von den Pflegenden wird Zuwendung erwartet, auch wenn die Gegenseite diese nicht erwidern kann und/oder will (22, S. 743). Besonders bei der Betreuung Schwerstkranker und im Bereich der Altenpflege fehlen häufig ein positives Feedback und die Aussicht auf eine Besserung der Situation der Pflegebedürftigen. Je nach Arbeitsgebiet werden Pflegende massiv mit Leid, Qual und Tod konfrontiert, was angesichts der verstärkten Burnoutproblematik im Bereich der Intensivpflege und der Onkologie (Kapitel 1.1) offensichtlich zu einer starken emotionalen Belastung führen kann. „Eine schwierige psychologische Balance zwischen Nähe zum Patienten und Distanz zum Schutz der eigenen Persönlichkeit ist vonnöten, um die Zynismus- bzw. Erschöpfungsspirale zu vermeiden" (20, S. 4). Dies gilt vor allem, wenn ethische Konflikte bei der Betreuung aufkommen, weil die Pflegenden den Eindruck haben, dass der Pflegebedürftige nicht die Therapie oder Pflege erhält, die angemessen wäre weil sie nicht genügend Zeit haben (📖 10, S. 29).

Neben der Beziehung zu den Pflegebedürftigen kann auch das Verhältnis zu Kollegen und Vorgesetzten eine starke Belastung für den Einzelnen bedeuten. „Gute Beziehungen innerhalb des Stationsteams sind Voraussetzung für eine gute Pflegequalität, weil eine sehr enge Zusammenarbeit in der Pflege erforderlich ist" (📖 13, S. 102). Pflegende sind auf Rückmeldung durch Kollegen, auf Loyalität und Unterstützung in ihrer Arbeit angewiesen (📖 10, S. 33). Eine besondere Rolle spielt dabei das Verhältnis zu Vorgesetzen, wobei eine „...autoritäre, inkompetente, intrigante, schwankende oder feige Führung..." (📖 9, S. 77) den Arbeitsfrieden innerhalb eines Teams sehr stark beeinträchtigt und zu einer enormen Bürde werden kann. Neben der Vorbildfunktion für das Miteinander innerhalb einer Einrichtung sind Leitungen verantwortlich für die Organisation der Arbeitsabläufe, die Arbeitsverteilung und die Kommunikationsstrukturen im Team, weshalb sie großen Einfluss auf mögliche Arbeitsbelastung haben (Arbeitsbelastungen). Hölzer führt eine ganze Reihe von weiteren Faktoren auf, die die Kommunikation und die Zusammenarbeit von Pflegenden beeinträchtigen und unter denen im Endeffekt dann jeder Einzelne leidet. Dazu gehören ganz allgemein ungelöste Konflikte, die Fraktionsbildung innerhalb eines Teams, eine Tendenz zum Denunziantentum durch Kollegen, Mobbing und nicht

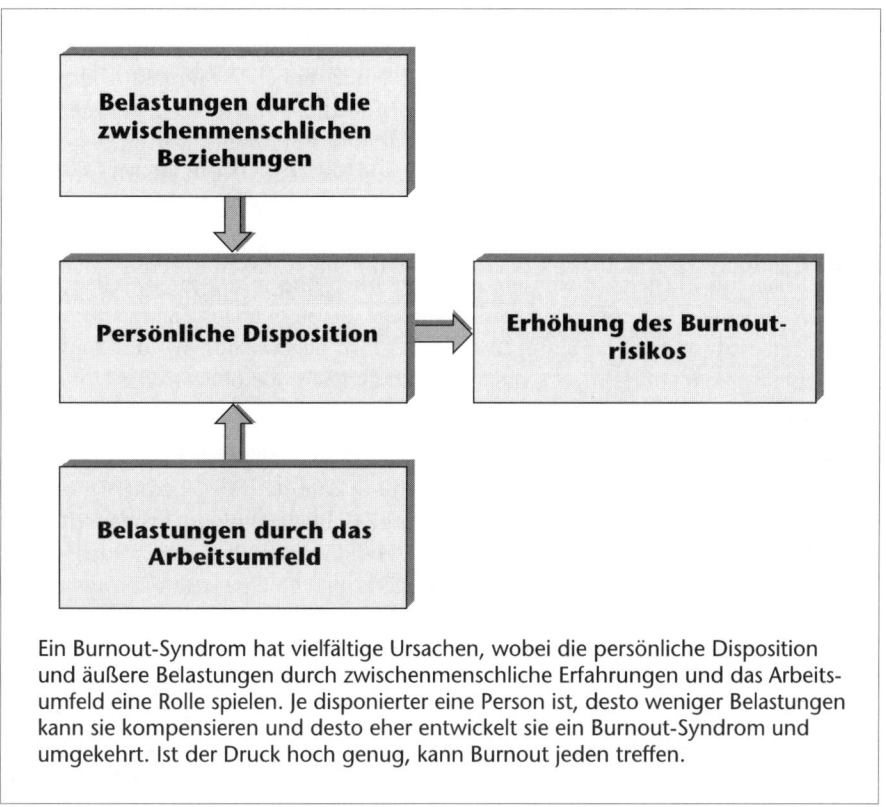

Ein Burnout-Syndrom hat vielfältige Ursachen, wobei die persönliche Disposition und äußere Belastungen durch zwischenmenschliche Erfahrungen und das Arbeitsumfeld eine Rolle spielen. Je disponierter eine Person ist, desto weniger Belastungen kann sie kompensieren und desto eher entwickelt sie ein Burnout-Syndrom und umgekehrt. Ist der Druck hoch genug, kann Burnout jeden treffen.

Abb. 1.5 Burnout begünstigende Faktoren.

zuletzt Burnout-Probleme anderer Kollegen (Kapitel 1.3, Kategorie 2: Reduziertes Engagement; 📖 12, S. 69f.).

Arbeitsbelastungen

Im DAK–BGW Gesundheitsreport 2005 wurde die Erkrankungsrate von Beschäftigten in der stationären Pflege mit der Gesamtbevölkerung Deutschlands verglichen. Mit Ausnahme von Neubildungen treten in den 10 untersuchten Bereichen sowohl körperliche als auch psychische Erkrankungen bei Pflegenden deutlich häufiger auf als im Bevölkerungsdurchschnitt (📖 3, S. 166f.). Ohne einen direkten Bezug zum Burnout-Syndrom feststellen zu wollen, sind Pflegende folglich sowohl physischen als auch psychischen Arbeitsbelastungen in hohem Maße ausgesetzt. Vor allem die psychischen Belastungen sind als Burnoutrisiko zu werten. Nach Büssing verstehen wir darunter „...alle diejenigen Merkmale bzw. Bedingungen der Arbeitstätigkeit und Arbeitsumgebung, die die Erledigung von Arbeitsaufgaben und das Erreichen von Zielen behindern oder gar unmöglich machen, ohne das der Arbeitende diesen Bedingungen effektiv begegnen könnte" (zitiert nach 📖 10, S. 27).

Ein krasses Missverhältnis zwischen Anspruch und Wirklichkeit ist Alltag in der Pflege und bedeutet eine tagtägliche Belastung, u. a. weil das eigene Rollenverständnis nicht gelebt werden kann. Lauderdale sieht in enttäuschten Rollenerwartungen das auslösende Moment von Burnout. Erst sie verursachen den negativ verarbeiteten Stress, der in den Krankheitsprozess hineinführt (📖 4, S. 45). Unabhängig davon, dass Idealismus und eine hohe Motivation durchaus positiv sind, stellen unrealistische Erwartungen an die Berufswirklichkeit einen hohen Risikofaktor dar. Die Schwierigkeit, die eigenen Vorstellungen in der Realität umzusetzen, führen dabei häufig zu einem Praxisschock. „Illusionsverluste und Enttäuschungen in den ersten Berufswochen oder -monaten wirken wie Krankheitserreger. Nach einer individuellen Inkubationszeit schlagen sie zu und können, wenn keine Immunität besteht, Burnout auslösen" (📖 12, S. 62).

An die Rolle von Pflegenden werden, gesellschaftlich und in der Pflege selber, hohe Idealvorstellungen geknüpft. Ganzheitliche Pflege, deren oberstes Ziel es sein soll „... den Selbstbestimmungsbestrebungen (dem Selbstpflegevermögen) des Patienten durch eine ressourcenorientierte, therapeutisch aktivierende pflegerische Unterstützung zu einer größtmöglichen Entfaltung zu verhelfen" (📖 6, S. 40), ist gefordert.

Die Liste möglicher Belastungen, die der Erfüllung dieser Aufgaben im Wege steht, ist lang. Nur beispielhaft seien Überlastung durch die Zahl der Pflegebedürftigen (Personal- und oder Zeitmangel), Störungen des Arbeitsablaufs, unklare Erfolgskriterien, fehlendes Feedback, Mangel an Autonomie/Handlungsspielräumen, Nacht- und Schichtarbeit, schlechte Kommunikationsstrukturen, wachsende Verantwortung, Mangel an Unterstützung und Anerkennung, Hierarchieprobleme, Verordnungsflut, Verwaltungszwänge usw. (📖 8) genannt. Hinzu kommen ein ungenaues Berufsbild, unklare Arbeitsziele, oftmals gleichförmige Routine sowie, besonders hervorzuheben, Belastungen durch Mehrarbeit, Überstunden, häufiges Einspringen und unverhältnismäßig viele Dienste hintereinander. Dies schränkt die Lebensqualität Pflegender erheblich ein und hat einen starken Einfluss darauf, dass sich weitere Anforderungen besonders erschwerend auswirken können (📖 10, S. 29). Abhilfe ist nicht leicht zu schaffen. Kontinuierlich steigt die Zahl von Pflegebedürftigen aller Pflegestufen und auch die Zahl der Patienten, während die Mitarbeiterzahlen schrumpfen oder, wie in der Ambulanten Pflege, zumindest nicht verhältnismäßig mitwachsen (📖 11, S. 275). Der pflegerische Arbeitsalltag ist durch andauernde Unterbrechungen gekennzeichnet, wobei die pflegerischen Prioritäten meist zweitrangig behandelt werden. Wir finden eine stark hierarchisch geprägte Ordnung in den Einrichtungen des Gesundheitswesens vor und durch eine gesetzlich festgeschriebene Vorrangstellung der Medizin wird pflegerische Arbeit und Kompetenz nur sehr bedingt gewürdigt (📖 15, S. 113).

1.5 Maßnahmen

Nach Maslach/Leiter ist Burnout das Ergebnis eines „…Missverhältnisses zwischen der Person und dem Arbeitsumfeld…" (📖 14, S. 74). Für die Burnoutprävention gilt folglich „Durchschlagende und bleibende Wirkungen sind ohnehin nur da zu erwarten, wo an beiden beteiligten Komponenten angesetzt wird, am Individuum und an seiner Umwelt, speziell seiner Arbeitsumwelt" (Cherniss, zitiert nach 📖 4, S. 236), wobei die Ausbildung zweifellos eine zentrale Rolle spielt. Sowohl zum Wohle potentiell Betroffener, aber auch im Sinne der Pflegebedürftigen und aus wirtschaftlicher Sicht kann ein Bewusstsein für die Wichtigkeit präventiver Maßnahmen dabei gar nicht deutlich genug betont werden. Die wirtschaftlichen Folgen von Burnout sind bisher zwar noch nicht in Zahlen ausgedrückt worden, aber laut einer WHO-Studie verursacht Stress am Arbeitsplatz alleine in Deutschland ca. 2,5 Milliarden Euro Schaden für die Unternehmen (📖 17, S. 1). Das betrifft natürlich auch das Gesundheitswesen. „Mit einer Zunahme im Burnout-Erleben geht ein massiver Anstieg sowohl in der Summe der Fehltage als auch in der Häufigkeit der Abwesenheitsfälle einher" (📖 19, S. 25). Dies treibt die Kosten in die Höhe und führt dazu, dass Kollegen zur Kompensation der Ausfälle mehr Pflegebedürftige betreuen müssen. Neben einem schlechtem Betriebsklima und der Ausbreitung von Burnout auf andere Mitarbeiter führt dies auch noch zu einer konkreten Gefährdung der Klienten. Um die Arbeit zumindest quantitativ bewältigen zu können, muss sehr zügig gearbeitet werden. Hektik entsteht und Fehler und qualitative Mängel sind vorprogrammiert.

Burisch empfiehlt als Ausgangspunkt aller Interventionen stets eine gründliche Analyse der Situation anhand folgender Fragen:

- Welche Umweltbedingungen sind die ausschlaggebenden?
- Welche Bedürfnisse und Ziele des einzelnen werden frustriert?
- Welche Fähigkeiten sind unterentwickelt?
- Welche normativen Vorstellungen sind evtl. unrealistisch?
- Welche Glaubenssätze und Denkmuster sind dysfunktional?
- Welche Informationen fehlen?
- Wo lässt sich mit dem besten Aufwand – Nutzen – Verhältnis etwas zum Besseren wenden, ein Stück Autonomie wiedergewinnen? (📖 4, S. 268)

Maßnahmen in Bezug auf das Individuum
In Bezug auf die oben gestellten Fragen stellt die Selbstreflexion des Einzelnen ein entscheidendes Moment dar. Dazu bietet sich z. B. das Führen eines Stresstagebuchs

an (4, S. 247). Fragebögen und Schemata zur Analyse der eigenen Situation finden sich in zahlreichen Ratgebern zum Thema (speziell auf Pflegende bezogen z. B. bei Hölzer oder Schmidt, 12 u. 19). So kann geklärt werden, ob und in wie weit man den Beruf idealisiert und überhöhte Ansprüche bestehen (8).

Allgemein als hilfreich wird von vielen Autoren eine gesunde Lebensführung angesehen, worunter neben einer gesunden Ernährung (und dem Verzicht auf Alkohol, Nikotin etc.), auch genügend Schlaf und körperliche Aktivitäten verbunden werden (8 u. 4, S. 247). Dies gilt auch in Bezug auf die Ausübung von Hobbys und die Aufrechterhaltung von sozialen Kontakten zur Gesunderhaltung, „denn zwischenmenschliche Beziehungen auf jeder Ebene schützen vor dem ‚Ausbrennen'" (8). Faust verweist hinsichtlich dieser Punkte darauf, dass sie auf den ersten Blick vielleicht als selbstverständlich, ja banal gelten könnten, die Lebensrealität vieler Menschen, vor allem aber von bereits Burnoutbetroffenen, gerade in diesen Punkten sehr zu wünschen übrig lässt.

Fasst schon klassisch ist der Hinweis auf die positive Wirkung von Entspannungstechniken wie Yoga, Autogenes Training oder Muskelentspannung nach Jakobsen und in den meisten Stressmanagement-Programmen sind sie ein fester Bestandteil (4, S. 248).

Maßnahmen im Kontext des Arbeitsumfeldes

Ganz allgemein sind hier Punkte wie die Arbeitszeitgestaltung, z. B. durch Verhinderung exzessiver Überstunden oder andauernden Einspringens mit der Folge von nur sehr wenigen freien Tagen, die zudem häufig noch gestückelt werden, zu nennen (10, S. 29). Aus persönlicher Erfahrung gehört auch die Abschaffung der unseeligen 6 Tage Woche, vor allem in vielen Bereichen der Altenpflege, zu den notwendigen Maßnahmen.

Möglichkeiten zur gezielten Fort- und Weiterbildung (z. B. Zeitmanagement, Konflikttraining, aber auch EDV etc.) müssen, angesichts stetig wachsender Anforderungen an die Pflegenden, verstärkt werden, ergänzt (und nicht entweder oder) um Angebote, wie die schon erwähnten Entspannungstechniken und vor allem die Möglichkeit zur Supervision, um auch die emotionale Belastung vieler Mitarbeiter auffangen zu können (19, S. 44).

Speziell für die Pflege gilt es, das Aufgabenprofil der Mitarbeiter zu definieren und sie von berufsfremden Tätigkeiten zu entlasten. Ein zentraler Ansatzpunkt, um dies zu erreichen, wäre eine konsequente Umsetzung einer ‚patientenorientierten Bereichspflege', durch welche die Selbstständigkeit und Verantwortung der Pflegenden gestärkt wird, Arbeitsbelastungen z. B. durch mangelhaften Informationsfluss abgebaut und Arbeitsabläufe optimiert werden können (11, S. 277).

Die wichtigste Maßnahme zur Reduktion des Burnoutrisikos ist jedoch eine Entlastung der Pflegenden in Bezug auf den Mangel an Zeit bzw. Personal und eine Eröffnung größerer Handlungsspielräume. Dies liegt jedoch nur sehr bedingt im Ermessen der einzelnen Einrichtungen, weshalb zu einer grundlegenden Verbesserung der Situation Pflegender der Gesetzgeber und damit die gesamte Gesellschaft in die Pflicht genommen werden muss.

Maßnahmen im Rahmen der Ausbildung

Sowohl in der theoretischen als auch der praktischen Ausbildung können entscheidende Schritte zur Prävention von Burnout geleistet werden. Ein konkreter und überall gängiger (bzw. curricular geforderter) Schritt ist dabei die Thematisierung von Burnout bereits im Unterricht. Angesichts der Tatsache, dass sowohl für den Einzelnen als auch für die gesamte Organisation ein Bewusstsein für und Kenntnisse über die Burnoutproblematik als solche die grundlegende Voraussetzung sind, um aktiv handeln zu können, ist dies sicherlich eine bedeutsame Aufgabe. Wichtig ist auch, dass in Pflegeschulen bereits bei der Auswahl von Bewerbern auf eine mögliche Burnoutgefährdung geachtet wird, z. B. wenn subjektiv „deren Helfer-Syndrom" schon mit unbewaffnetem Auge wahrzunehmen ist" (📖 4, S. 248).

Weniger konkret ist der Einfluss, den die Ausbildung auf die Persönlichkeitsbildung der SchülerInnen hat. Unter den Stichworten ‚Anspruch und Wirklichkeits-Dilemma' und ‚Praxisschock' ist bereits auf die besondere Gefährdung von Auszubildenden in der Pflege eingegangen worden. Ob und wie die Entwicklung selbstbewusster Pflegender, die ihre eigenen Bedürfnisse, Fähigkeiten und Grenzen kennen und konstruktiv mit den Belastungen des Alltags umgehen können, gefördert werden kann, ist von vielen Faktoren abhängig und Gegenstand der folgenden Kapitel dieses Buches.

1.6 Konsequenzen

Bedingt durch die vielschichtige Ätiologie, den uneinheitlichen Verlauf und das schwer differenzierbare klinische Bild bleiben beim Thema Burnout-Syndrom fast zwangsläufig viele Fragen offen. Die Dramatik des Phänomens und dessen Relevanz für die Pflege sollten aber jedem Lehrer und Praxisanleiter klar sein. Ebenso die Tatsache, dass weder potentiell Betroffene noch die Verantwortlichen in der Ausbildung und in den Pflegeeinrichtungen dem Phänomen hilflos gegenüber stehen müssen.

Singuläre Maßnahmen machen bei der Prävention der Erkrankung aber wenig Sinn. Das Vorgehen gegen Burnout muss einen Prozesscharakter haben, wobei die Steigerung der seelischen, geistigen, körperlichen und psychosozialen Fähigkeiten der Mitarbeiter und eine Verringerung der objektiven Belastungen sich parallel entwickeln sollten. Die *Abbildung 1.6* stellt in Anlehnung an Maslach/Leiter diesen zweigleisigen Ansatz, der den Einzelnen und das Unternehmen in die Pflicht nimmt, schematisch dar.

Leider muss festgestellt werden, dass gerade von Seiten der Institution (und auch der Schulen!) die Problematik häufig individualisiert wird. Einrichtungen sehen ein Burnout-Syndrom einzelner Mitarbeiter nicht als Warnsignal für strukturelle Probleme (📖 14, S. 68). Als Lehrende sind wir also doppelt in der Pflicht. Zum einen gilt es, in Seminaren und im Unterricht Handwerkszeug zur Bewältigung der täglichen Anforderungen im Pflegealltag zu vermitteln und, darüber hinausgehend, Angebote zur Förderung der persönlichen Entwicklung der Schülerinnen und Schüler zu entwickeln. Weiter müssen wir aber auch die Strukturen der theoretischen wie der praktischen Ausbildung überdenken und im Rahmen unserer Möglichkeiten eine burnoutpräventive Arbeitsumwelt fördern.

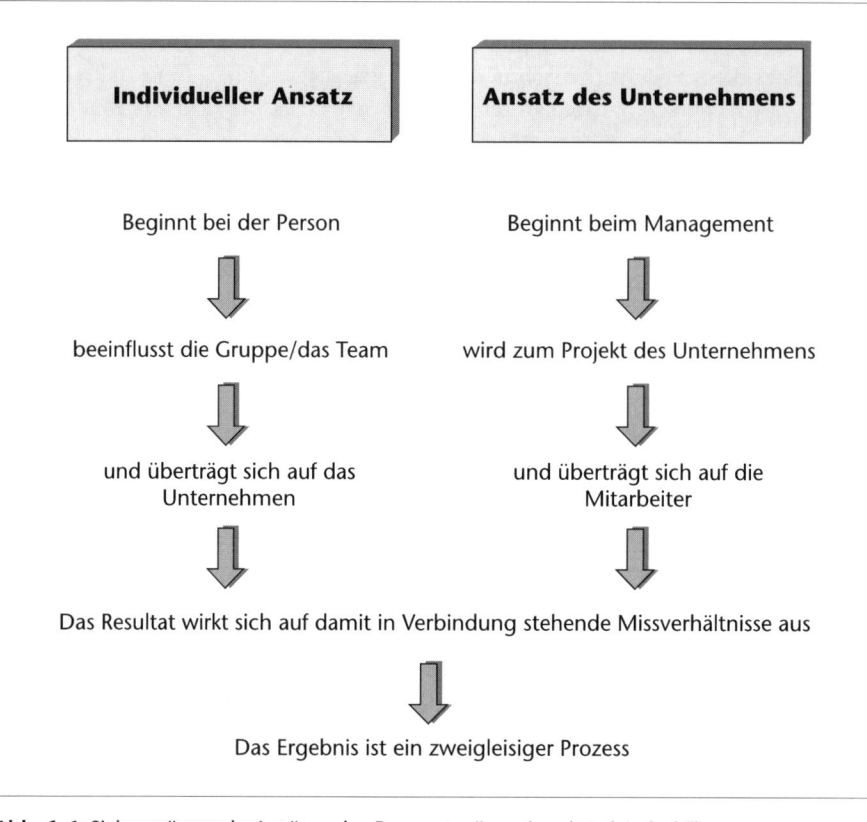

Abb. 1.6 Sich ergänzende Ansätze der Burnoutprävention (📖 14, S. 87)

Literaturnachweis

1. Aries, M. et al (1999): Pflegende mit und ohne Burnout: Ein Vergleich. In: Pflege, 12. Jg., Heft 2, S. 83–88

2. Berufsgenossenschaft für Gesundheitsdienst und Wohlfahrtspflege (Hrsg.) (2002): Krank durch Pflege. In: Krankenpflegejournal, 40. Jg., S. 45

3. Berufsgenossenschaft für Gesundheitsdienst und Wohlfahrtspflege und Deutsche Angestellten Krankenkasse (Hrsg.) (2005): DAK.BGW Gesundheitsreport 2005 – Stationäre Krankenpflege. Unter www.dak.de, letzter Zugriff: 18.09.06

4. Burisch, M. (2006): Das Burnout-Syndrom. Theorie der inneren Erschöpfung. 3. Aufl., Heidelberg: Springer-Verlag

5. Büssing, A. und Perrar, K. (1994): Die Messung von Burnout. Untersuchung einer deutschen Fassung des Maslach Burnout Inventory (MBI-D). In: Pflegezeitschrift, 47. Jg., Heft 2, Beilage Pflegeforschung, S. 20–30

6. Czumanski, G. (1999): Braucht die Pflege ein neues Selbstverständnis? In Heilberufe, 51. Jg., Heft 7, S. 40–42

7. Estryn-Behar, M. et al: Burnout im Pflegeberuf in Europa. In: Bundesanstalt für Arbeitsschutz und Arbeitsmedizin (Hrsg.) (2005): Zwischenbericht zur Next-Studie. Bremerhaven: nw-Verlag, S. 57–62

8. Faust, V.: Das Burnout-Syndrom und seine Folgen. Erschöpft – verbittert – ausgebrannt. Unter: www.psychosoziale-gesundheit.net/psychiatrie/burnout.htm, letzter Zugriff: 18.09.06

9. Fengler, J. (2001): Helfen macht müde. Zur Analyse und Bewältigung von Burnout und beruflicher Deformation. 6. Aufl., Stuttgart: Pfeiffer

10. Füreder, B. (2005): Burnout. Strukturelle Ursachen für die Entstehung des Burnout beim Pflegepersonal und dessen Auswirkungen auf die Patienten. Unter: www.oegkv.at/uploads/media/Fachbereichsarbeit_F_reder.pdf, letzter Zugriff: 18.09.06

11. Hertel M. et al (2002): Innovationen zur ganzheitlichen Verbesserung. In: Pflegezeitschrift, 55. Jg., Heft 4, S. 275–278.

12. Hölzer, R. (2003): Burnout in der Altenpflege. Vorbeugen – erkennen – überwinden. München, Jena: Urban und Fischer

13. Killmer, C. (1999): Burnout bei Krankenschwestern. Zusammenhänge zwischen beruflichen Belastungen, beruflichen Kontrollbestrebungen und dem Burnout-Phänomen. Münster: LIT Verlag

14. Maslach, Ch. / Leiter, M. P. (2001): Die Wahrheit über Burnout: Stress am Arbeitsplatz und was Sie dagegen tun können. Heidelberg: Springer-Verlag

15. Pillen, A. (1997): Macht im Krankenhaus. Reflexionen zu einem strukturellen Problem. In: Pflege, 10. Jg., Heft 2, S. 113–117

16. Engels, F.: Burnout. Unter: http://www.psychiatriegespraech.de/sb/burnout/burnouit_ueberblick.php, letzter Zugriff: 18.09.06

17. Ruhwandel, D.: Burnoutprävention in der Arbeitsmedizin. Unter: http://www.burnoutpraevention.de/pdf/HandbuchBAE.pdf, letzter Zugriff: 18.09.06

18. Schmidbauer, W. (2002): Helfersyndrom und Burnout-Gefahr. München, Jena: Urban und Fischer

19. Schmidt, B. (2004): Burnout in der Pflege. Risikofaktoren, Hintergründe, Selbsteinschätzung. Stuttgart: Kohlhammer

20. Stolle, F. et al: Burnout in der Krankenpflege. Syndrom, Entstehungsbedingungen und Hilfen. Unter: http://www.thieme-connect.de/ejournals/html/psychotrauma/doi, letzter Zugriff: 18.09.06

21. Udris, I. (2006): Auf den Punkt gebracht. Der Versuch einer Zusammenfassung der Tagung. Nationale Tagung für betriebliche Gesundheitsförderung: Leistungsfähigkeit erhalten – „Burnout" muss nicht sein. Unter: http://www.bgf-tagung.ch/PDF-06/Udris%20Auf_den_Punkt_gebracht.pdf, letzter Zugriff: 18.09.06

22. Verheyen-Cronau, I. (2000): Es gibt Hilfe bei Burnout. In: Pflegezeitschrift 53. Jg., Heft 11, S. 743–747

23. Wagner, P. (1993): Ausgebrannt: zum Burnout-Syndrom in helfenden Berufen. Bielefeld: KT-Verlag

25

2

Burnoutprävention durch kohärente Persönlichkeitsbildung

Gregor Raddatz

2.1 Antonovskys Konzept der Salutogenese

Bisher betrachteten wir das Thema Burnout und Burnoutprävention in erster Linie von einem pathogenetischen Standpunkt aus, mit anderen Worten ging es uns um die Entstehung und Behandlung von Krankheit (Pathogenese = Krankheitsentstehung). Unsere Fragestellung war, was ist Burnout, wie entwickelt es sich und auf welche Weise kann es bekämpft und das Risiko, daran zu erkranken, für Pflegende minimiert werden. Nun nehmen wir das Thema im Sinne des Sozialmediziners Antonovsky aus salutogenetischer Perspektive in den Blick, sprich es geht uns um die Entstehung und den Erhalt von Gesundheit (Salutogenese = Gesundheitsentstehung). Unsere Frage lautet jetzt, wie es kommt, dass einige Pflegende trotz schlechter Arbeitsbedingungen nicht ausbrennen (📖 2, S. 21–46 u. 91–148; 📖 5, S. 23–38):

In „Salutogenese. Zur Entmystifizierung der Gesundheit" (📖 2) nutzt Antonovsky zur Veranschaulichung seines Grundgedankens folgendes Bild: Wir alle schwimmen in dem einen Fluss des Lebens. Mal ist dessen Wasser klarer, mal verschmutzter, mal können wir uns fast ungehindert fortbewegen, mal geraten wir in gefährliche Stromschnellen. Ständig sind wir jedoch damit beschäftigt, gegen den Strom zu schwimmen und dabei nicht unterzugehen. Die dem pathogenetischen Standpunkt verpflichtete klassische Medizin will uns vor den Gefahren, die im Fluss lauern, retten, indem sie uns an Land zu ziehen versucht. Eine der salutogenetischen Perspektive gegenüber aufgeschlossene moderne Medizin möchte uns vor allem darin unterstützen, bessere Schwimmer zu werden.

Die klassische Medizin geht davon aus, dass sich unser Organismus normalerweise in einem stabilen und somit gesunden Zustand befindet. Bei einer Störung des Gleichgewichts gilt dieser als krank. Um gesund zu bleiben, soll er bestimmte Risiken ver-

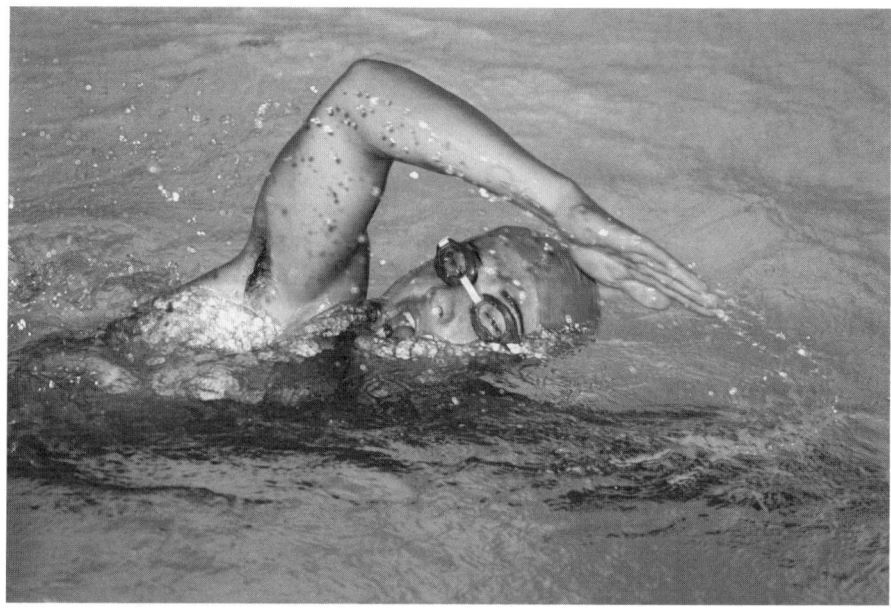

Abb. 2.1 Schwimmer [J666]

meiden, um den unnormalen Zustand des Krankseins zu beenden, Heilmittel einnehmen oder Eingriffe vornehmen lassen. Antonovsky vertritt die Auffassung, dass unser Organismus dauerhaft damit zu tun hat, sich gegen die Zunahme des Ungleichgewichts zu stemmen – „Der salutogenetische Ansatz betrachtet den Kampf in Richtung Gesundheit als permanent und nie ganz erfolgreich" (📖 1, S. 10). Hierin ähnelt sein Denken Piagets Entwicklungspsychologie. Letzterer spricht von einer Wechselwirkung zwischen Umweltinterpretation durch unser auf Stabilität zielendes Erkenntnisvermögen und Erkenntnisanpassung an unsere sich ständig verändernden Umweltbedingungen, deren Aufgabe darin besteht, für eine Verarbeitung neuer Information zu sorgen, die einen nicht stört, mit sich und seiner Umgebung so gut es geht im Gleichgewicht zu bleiben (📖 18 u. 19).

Nach Antonovsky ist ein solcher gegen die Tendenz zum Ungleichgewicht angehender Organismus im Sinne eines Gesundheits-Krankheits-Kontinuums nicht entweder gesund oder krank, sondern immer nur gesunder oder kranker – „Wir alle sind sterblich. Ebenso sind wir alle, solange noch ein Hauch Leben in uns ist, in einem gewissen Ausmaß gesund" (📖 2, S. 23). Er fragt sich, wie einige es schaffen, in derselben gefährdenden Umgebung gesunder zu sein als andere. Oder um die Flussmetapher noch einmal aufzugreifen: Warum sind einige Schwimmer besser als andere dazu in der Lage, sich in reißenden Stromschnellen über Wasser zu halten?

Annahme in Bezug auf	Pathogenetisches Modell	Salutogenetisches Modell
Selbstregulierung des Systems	Sicherung des Gleichgewichts	Reduzierung des Ungleichgewichts
Gesundheits- und Krankheitsbegriff	Entweder gesund oder krank	Entweder gesunder oder kranker
Reichweite des Krankheitsbegriffs	Reduktion auf die Pathologie der Krankheit	In den Blick nehmen des ganzen Menschen
Gesundheits- und Krankheitsursachen	Krankheitsfördernde Risikofaktoren	Gesundheitsfördernde Ressourcen
Wirkung von Stressoren	Ausschließlich krankheitsfördernd	Unter Umständen auch gesundheitsfördernd
Intervention	Einsatz von äußeren Heilmitteln	Auch Aktivierung eigener Ressourcen

Tab. 2.2 Pathogenetisches und salutogenetisches Modell im Vergleich (📖 5, S. 35)

Um weniger krank bzw. gesunder zu werden, ist eine ganzheitliche Strategie einer reduktionistischen vorzuziehen. Das heißt, zum einen bei der Diagnose neben einzelnen Funktionsstörungen die gesamte Lebenssituation zu berücksichtigen, und zum anderen bei der Therapie nicht nur krank machende äußere Einflüsse auszumerzen, sondern auch gesundheitsförderliche eigene Ressourcen zu aktivieren. Ausschlaggebend für deren Aktivierung wiederum ist die Grundhaltung des einzelnen zu seinem Leben, das was Antonovsky als Kohärenzgefühl bezeichnet. Darunter versteht er das Gefühl des einzelnen, mit sich und seiner Umgebung, von kleinen Irritationen abgesehen, grundsätzlich im Einklang bzw. in einem stimmigen Gleichgewicht zu sein. Dieses setzt sich aus den Komponenten Verstehbarkeit, Handhabbarkeit und Bedeutsamkeit zusammen. Verstehbarkeit ist das Gefühl zu begreifen und prognostizieren zu können, was um einen herum vor sich geht. Handhabbarkeit ist das Gefühl, die Herausforderungen, welche sich einem stellen, selbst oder mit Hilfe von anderen bewältigen zu können. Bedeutsamkeit ist das Gefühl, dem eigenen Leben einen Sinn abgewinnen zu können.

In Antonovskys eigenen Worten ausgedrückt ist das Kohärenzgefühl „eine globale Orientierung, die das Ausmaß ausdrückt, in dem jemand ein durchdringendes, überdauerndes und dennoch dynamisches Gefühl des Vertrauens hat, dass erstens die Anforderungen aus der inneren und äußeren Erfahrungswelt im Verlauf des Lebens strukturiert, vorhersehbar und erklärbar sind und dass zweitens die Ressourcen verfügbar sind, die nötig sind, um den Anforderungen gerecht zu werden. Und drittens, dass diese Anforderungen Herausforderungen sind, die Investition und Engagement verdienen" (📖 1, S. 12).

Geprägt wird das Kohärenzgefühl vor allem durch Erfahrungen, welche wir als Kinder, Jugendliche und junge Erwachsene sammeln. Ungefähr ab dem 30sten Lebensjahr gilt dessen Entwicklung als nahezu abgeschlossen. Positiv auf die Komponente des Verstehens wirkt sich die richtige Mischung aus vorhersehbaren und überraschenden Erlebnissen aus. Positiv für die Komponente der Handhabbarkeit sind Erfahrungen, welche einen weder über, noch unterfordern. Positive Auswirkungen auf die Komponente der Bedeutsamkeit haben Situationen, in welchen die Möglichkeit zur Mitgestaltung besteht und man diese auch nutzt.

Voraussetzung für Erfahrungen, die das Kohärenzgefühl stärken, stellen die so genannten generalisierten Widerstandsressourcen dar. Darunter versteht Antonovsky Mittel, die einem bei der Bewältigung von Belastungen bzw. im Kampf gegen die ständig drohende Zunahme des Ungleichgewichts behilflich sein können. Dazu zählt er Physisches wie die Effektivität des Immunsystems, Psychisches wie Charaktereigenschaften oder berufliche Handlungskompetenzen, Soziales wie familiäre oder freundschaftliche Bindungen, Kulturelles wie Weltanschauungs- oder Religionszugehörigkeit und Materielles wie Verdienst oder Besitz. Als Quellen der Entwicklung solcher Ressourcen gelten Sozialisation und Erziehung. Den Gegenpol bilden generalisierte Widerstandsdefizite, mit anderen Worten Stressoren, welche Spannungen erzeugen, die das Potential in sich bergen, das Gleichgewicht zu vermindern, Stress auszulösen und das Kohärenzgefühl zu schwächen.

Antonovsky zufolge ist jeder Organismus mit dem Versuch beschäftigt, auf die Fülle von Reizen so zu reagieren, dass sein Ungleichgewicht durch diese nicht Überhand nimmt. Eine vergleichbare Auffassung vertritt der Konstruktivist Foerster, wenn er im Prozess der Erkenntnisgewinnung durch Reizverarbeitung einen Akt der Herstellung von Ordnung sieht, bei welchem unserem Nervensystem die Funktion zukommt, aus dem Chaos der auf uns einstürzenden Reize eine möglichst stabile Wirklichkeitssicht zu errechnen (📖 7).

Bei der Reizbewertung spielt, laut Antonovsky, das Kohärenzgefühl eine maßgebliche Rolle. Zunächst nimmt es Einfluss auf die Wahrnehmung eines Reizes als neutral, wenn wir auf ihn mit routiniertem Verhalten reagieren, oder spannungserzeugend, wenn wir auf ihn „keine automatischen, angemessenen adaptiven Antworten haben" (📖 2, S.125), wobei in letzterem Fall auch vom Reiz als Stressor die Rede ist. Dann bewirkt es mittelbar die Einstufung des Stressors als bedrohlich, günstig oder irrelevant. Abschließend prägt es die Einschätzung zur Lösbarkeit des gleichgewichtsstörenden Problems. Ob jemand sich durch ein Ereignis in Stress versetzen lässt oder nicht, ist wesentlich abhängig von seiner subjektiven Bewertung der Situation. Darauf machen bereits vor Antonovsky die Stressforscher Lazarus & Folkman aufmerksam (📖 13).

Eine Person mit ausgeprägtem Kohärenzgefühl neigt eher dazu, Reize als neutral wahrzunehmen, Stressoren als günstig oder irrelevant einzustufen und Probleme als lösbar einzuschätzen. Die Aufgabe der Überwindung eines Spannungszustands sieht sie tendenziell nicht als Über-, sondern als Herausforderung an. Sie reagiert weder ausharrend, ausweichend noch mechanistisch. Vielmehr wägt sie, auf der Grundlage des Gefühls, die Dinge verstehen, handhaben und ihnen einen Sinn abgewinnen zu können, flexibel und in Ruhe ab, welche der vielen ihr zu Verfügung stehenden Ressourcen in einem speziellen Fall zur Reduzierung der Spannung geeignet sind, ergänzt und aktiviert diese – „Die Person mit einem starken Kohärenzgefühl wählt die bestimmte Stressbewältigungsstrategie aus, die am geeignetsten scheint, mit dem Stressor umzugehen, dem sie sich gegenüber sieht" (📖 2, S. 130). Neben Antonovsky sehen auch Lazarus & Folkman in der Fähigkeit, sich im richtigen Moment eine Vielzahl von Handlungsalternativen vor Augen führen und darunter die passende auswählen zu können, eine günstige Voraussetzung für effektiven Spannungsabbau (📖 13).

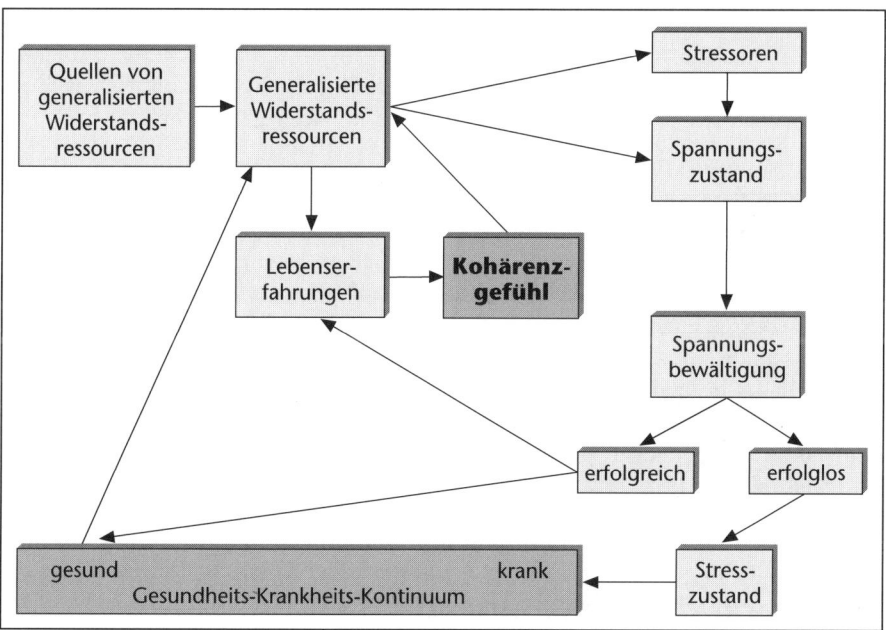

Abb. 2.3 Vereinfachte Darstellung des Modells der Salutogenese (📖 5, S. 36)

In „Vom Ausbrennen und Kaltwerden" (📖 11) schildert Kersting verschiedene Reaktionsmuster von Pflegenden auf das Stresspotential in sich bergende Dilemma des Widerspruchs zwischen hehrem pflegerischen Anspruch und ernüchternder pflegerischer Wirklichkeit, welche letztlich alle dazu dienen sollen, die Gefahr eines Burnouts zu verringern: Einige schrauben ihren Anspruch an die Pflege herunter und passen ihn der Wirklichkeit des Stationsalltags an. Andere halten zwar ihren Anspruch aufrecht, fügen sich aber einer aus ihrer Sicht nicht durch sie veränderbaren Wirklichkeit und schöpfen Kraft daraus, dass sie sich als unschuldige Opfer schlechter übermächtiger Strukturen sehen und ihr Durchhalten heroisieren. Wieder andere versuchen, das Dilemma zumindest teilweise aufzulösen, indem sie sich für die Verbesserung der Arbeitssituation und der Zusammenarbeit im Team einsetzen oder ruhigere Phasen im Arbeitsablauf für eine ihrem Anspruch gerecht werdende Pflege nutzen oder sich weigern, der Schnelligkeit immer den Vorzug gegenüber der Qualität zu gewähren.

Folgen wir Antonovsky, stehen alle Pflegenden, wenn sie mit dem Anspruchs-Wirklichkeits-Dilemma ihres Berufs konfrontiert werden, vor der Aufgabe, sich für einen ihrer spezifischen Lage angemessenen Umgang damit zu entscheiden. Je stärker deren Kohärenzgefühl ist, desto mehr alternative Verhaltensmöglichkeiten haben sie als Ressourcen zur Auswahl und desto eher wählen sie für sich eine zur Burnoutprävention geeignete Möglichkeit aus. Das Kohärenzgefühl kann durch Reizfilterung und Ressourcenaktivierung verhindern, dass aus Reizen Stressoren werden, Stressoren zu Stress führen und somit wesentlich zur Bewältigung von Spannungszuständen beitragen – „Die Hauptthese des salutogenetischen Modells ist, dass ein starkes Kohärenzgefühl entscheidend für erfolgreichen Umgang mit den allgegenwärtigen Stressoren des Lebens und damit für den Erhalt der Gesundheit ist" (📖 2, S. 150). Durch eine solche Stressvorbeugung wird letztlich auch die Bewegung in Richtung Krankheitspol verzögert. Eine erfolgreiche Abwehr des Krankwerdens trägt zur Stärkung der Widerstandsressourcen und die Erfahrung eines erfolgreichen Spannungsabbaus dann wiederum zur Stärkung des Kohärenzgefühls bei.

Auf die eingangs gestellte Frage, wie es dazu kommt, dass bei gleich schlechten Arbeitsbedingungen einige Pflegende ausbrennen andere jedoch nicht, lautet die Antwort im Sinne des Modells der Salutogenese: Das liegt vor allem an dem unterschiedlich ausgeprägten Kohärenzgefühl der Betroffenen, welches bei Burnoutgefährdeten und Burnoutopfern in deutlich schwächerer Ausprägung vorliegt. Einen Hinweis auf die Wirksamkeit einer solchen Grundhaltung bei Pflegenden gibt zum Beispiel Raatikainens Studie „Macht oder das Fehlen von Macht in der Pflege" (📖 20). Dort wird gezeigt, dass Pflegende, welche daran glauben, Ziele, die sie sich setzen, auch erreichen zu können (Komponente der Handhabbarkeit), besser als ihre sich machtlos fühlenden Kollegen dazu geeignet sind, die Herausforderungen des Pflegealltags zu meistern.

2.2 Stand der Forschung zur Salutogenese

Neben Antonovsky beschäftigten sich eine Reihe weiterer Wissenschaftler, vornehmlich Psychologen, mit der Frage, welchen Einfluss die Einstellungen und Standpunkte des einzelnen auf seine Gesundheit haben (📖 2, S. 47–89; 📖 8, S. 169–190; 📖 5, S. 39–65). Als bedeutsame in diesem Kontext entwickelte Konstrukte gelten Selbstwirksamkeitserwartung, Kontrollüberzeugungen, Widerstandsfähigkeit und dispositioneller Optimismus (*Tab. 2.4*).

Bandura zufolge wird das gesundheitsbezogene Verhalten von Personen wesentlich durch deren Selbstwirksamkeitserwartung bestimmt. Wer selbst erwartet, mit seinen Taten viel bewirken zu können, der fürchtet sich nicht so schnell vor den Herausforderungen des Lebens und stellt sich diesen (📖 4). Dasselbe nimmt Antonovsky auch für das Kohärenzgefühl in Anspruch – „Das bedeutet, dass die Person mit einem starken Kohärenzgefühl eher freiwillig Situationen aufsuchen wird, da sie diese nicht als spannungsinduzierend bewertet hat" (📖 2, S. 127). Banduras Konstrukt der Selbstwirksamkeitserwartung setzt sich zusammen aus der Effizienz-, und der Ergebniserwartung, wobei er die erste als Wissen um die möglichen Folgen einer Handlung und die zweite als Einschätzung der Wahrscheinlichkeit ihrer tatsächlichen Umsetzung definiert. Antonovsky spricht nicht explizit von solchen Erwartungen. Beide sind jedoch implizit Bestandteil der Komponenten Verstehbarkeit (Effizienzerwartung) und Handhabbarkeit (Ergebniserwartung).

Gemäß des Ansatzes von Wallston & Wallston hegen Personen unterschiedliche ihre Gesundheit betreffende Kontrollüberzeugungen (📖 23). Sie gehen davon aus, dass entweder sie selbst (internalistisch) oder andere (externalistisch) oder Schicksalsschläge bzw. Zufälle (fatalistisch) entscheidenden Einfluss auf ihren Gesundheitszustand haben. Ihr Konstrukt der Kontrollüberzeugungen weist Parallelen zu Antonovskys Komponenten Verstehbarkeit und Handhabbarkeit auf. Wer das Gefühl

Antonovskys Kohärenzgefühl	Banduras Selbstwirksamkeitserwartung	Wallstons Kontrollüberzeugungen	Kobasas Widerstandsfähigkeit	Scheiers Dispositioneller Optimismus
Verstehbarkeit als das Gefühl, zu begreifen und prognostizieren zu können, was um einen herum vor sich geht	Effizienzerwartung als Wissen um die möglichen Folgen einer Handlung	Überzeugung, dass entweder man selbst (internalistisch) oder andere (externalistisch) oder Schicksalsschläge bzw. Zufälle (fatalistisch) entscheidenden Einfluss auf den eigenen Gesundheitszustand haben	Kontrolle in ihren internalistischen und externalistischen Varianten	
Handhabbarkeit als das Gefühl, die Herausforderungen, welche sich einem stellen, selbst oder mit Hilfe von anderen bewältigen zu können	Ergebniserwartung als Einschätzung der Wahrscheinlichkeit der tatsächlichen Umsetzung einer Handlung			Optimismus, welcher sich dadurch auszeichnet, positive Ereignisse zu erwarten und darauf zu vertrauen, dass Dinge, die man in Angriff nimmt, gut ausgehen werden
Bedeutsamkeit als das Gefühl, dem eigenen Leben einen Sinn abgewinnen zu können			Engagement als Interesse daran, sich in den unterschiedlichsten Lebensbereichen einzubringen,	
Jeder Organismus strebt die Wahrung von Stabilität an			Herausforderung als positive Grundeinstellung zu Veränderungen	

Tab. 2.4 Antonovskys Begriffe und sinnverwandte Begriffe anderer Wissenschaftler

hat zu begreifen, was um ihn herum geschieht, meint auch sagen zu können, was die Entwicklung der Dinge im einzelnen steuert. Wer das Gefühl hat zu bewältigen, was sich ihm an Herausforderungen stellt, vertraut dabei entweder auf sich selbst, auf andere Personen oder auf anonyme Mächte. Wallston & Wallston halten das Vertrauen in die eigenen Kontrollüberzeugungen (internalistisch) generell für besonders gesundheitsförderlich. Antonovsky weist demgegenüber darauf hin, dass es im speziellen Fall auch mal entlastend sein kann, auf die Kontrolle von anderen (externalistisch) oder anderem (fatalistisch) zu vertrauen.

Laut Kobasa liegt es an der Ausprägung ihrer Widerstandsfähigkeit, wie Personen mit Schwierigkeiten umgehen (📖 12). Ähnlich dem Konzept des Kohärenzgefühls umfasst auch das Konzept der Widerstandsfähigkeit drei Komponenten: Engagement als Interesse daran, sich in den unterschiedlichsten Lebensbereichen einzubringen, Kontrolle in ihren internalistischen und externalistischen Varianten und Herausforderung als positive Grundeinstellung zu Veränderungen. Während Engagement hohe Übereinstimmung mit Bedeutsamkeit und Kontrolle große Nähe zu Verstehbarkeit und Handhabbarkeit aufweist, überwiegt im Hinblick auf Herausforderung das Trennende, stellt doch bei Antonovsky nicht Veränderung sondern Stabilität das Erstrebenswerte dar – „In dieser Hinsicht weicht Kobasas Modell dagegen beträchtlich von meinem Ansatz ab. Ihr Konzept der Herausforderung betont als die normative Lebensweise eine Orientierung in Richtung auf Veränderung anstatt auf Stabilität" (📖 2, S.61). Passend erscheint es demnach auch, dass die Widerstandsfähigkeit, anders als es für das Kohärenzgefühl zu gelten hat, sich noch im Erwachsenenalter dynamisch weiterentwickeln soll.

Nach Scheier & Carver neigen Optimisten eher als Pessimisten dazu, konstruktiv an die Bewältigung von gesundheitlichen Belastungen heranzugehen (📖 21). Sie sprechen hier von dispositionellem Optimismus und verstehen darunter eine relativ stabile Eigenschaft, welche sich dadurch auszeichnet, positive Ereignisse zu erwarten und darauf zu vertrauen, dass Dinge, die man in Angriff nimmt, gut ausgehen werden. Scheier & Carvers Konstrukt stimmt im Wesentlichen mit Antonovskys Komponente der Handhabbarkeit überein, ist jedoch weniger komplex ausgerichtet und lässt beispielsweise die Betrachtung soziokultureller Einflüsse außer Acht.

Zur empirischen Überprüfung seines Modells der Salutogenese entwarf Antonovsky einen den wissenschaftlichen Standards entsprechenden Datenerhebungsbogen mit insgesamt 29 Fragen zur Lebensorientierung, welcher zunächst einmal die Aufgabe hat, die Ausprägung des Kohärenzgefühls in seinen drei Komponenten Verstehbarkeit, Handhabbarkeit und Bedeutsamkeit zu messen (*Abb. 2.5*). Das so erhobene Material soll dann schließlich gemeinsam mit Daten über Belastungen und Gesundheit der Befragten dazu beitragen, einen Zusammenhang zwischen deren Kohärenzgefühl, Belastungsgrad und Gesundheitszustand nachzuweisen. Antonovsky geht davon aus, „dass der Kohärenzfragebogen in der Tat ein brauchbares, interessantes, reliables und valides Instrument ist, das zur Überprüfung der salutogenetischen Perspektive verwendet werden kann" (📖 2, S. 89).

Mithilfe dieses Instruments führten in erster Linie Wissenschaftler aus Antonovskys Umfeld eine Vielzahl an Untersuchungen durch. Dabei stellten sie eine signifikante Korrelation zwischen Kohärenzgefühl auf der einen Seite und psychischer Gesundheit, dem Ausmaß an wahrgenommenem Stress, der Anpassung an schwierige Lebenssituationen, dem gesellschaftlichen Umfeld und dem sozioökonomischem Status auf der anderen Seite fest. Befragte mit einem ausgeprägten Kohärenzgefühl erfreuen sich eher an psychischem Wohlbefinden, nehmen Situationen weniger häufig als Stress wahr, können Probleme besser bewältigen, haben mehr Freunde um sich und bekleiden im Berufsleben eine höhere Stellung. Weniger eindeutig sind die Untersuchungsergebnisse hinsichtlich der Feststellung eines Zusammenhangs zwischen Kohärenzgefühl und Variablen wie physischer Gesundheit, Gesundheitsverhalten, Geschlecht, Alter und Bildungsstand.

Die Befundlage zu den verwandten Ansätzen weist in eine ähnliche Richtung. Je mehr es psychische Dinge betrifft, desto eher liegt also eine signifikante Korrelation mit dem Kohärenzgefühl bzw. vergleichbaren Konstrukten vor. Ein fundierter Zusammenhang ist aber etwas anderes als der Nachweis eines Ursache-Wirkungs-Verhältnisses, etwa im Sinne eines wesentlichen Einflusses des Kohärenzgefühls auf die Stabilität der psychischen Gesundheit. Ein solcher Nachweis steht noch aus und es wird empfohlen, die Forschungsbemühungen in diese Richtung hin zu erweitern.

So plädieren zum Beispiel Bengel, Strittmatter & Willmann hier für die Durchführung von Längsschnittstudien, die untersuchen, wie sich bestimmte Variablen über einen längeren Zeitraum zueinander verhalten – „Im Rahmen des salutogenetischen Modells von Antonovsky könnten Längsschnittuntersuchungen zur Beantwortung der Frage beitragen, welche Umstände zur Entwicklung eines starken Kohärenzge-

---

1. Wenn Sie mit anderen Leuten sprechen, haben sie das Gefühl, dass diese Sie nicht verstehen?

| Habe nie dieses Gefühl | 1 | 2 | 3 | 4 | 5 | 6 | 7 | Habe immer dieses Gefühl |

9. Haben Sie das Gefühl, ungerecht behandelt zu werden?

| Sehr oft | 1 | 2 | 3 | 4 | 5 | 6 | 7 | Sehr selten oder nie |

16. Das, was Sie täglich tun, ist für Sie eine Quelle

| Tiefer Freude und Zufriedenheit | 1 | 2 | 3 | 4 | 5 | 6 | 7 | Von Schmerz und Langeweile |

22. Sie nehmen an, dass Ihr zukünftiges Leben

| Ohne jeden Sinn und Zweck sein wird | 1 | 2 | 3 | 4 | 5 | 6 | 7 | Voller Sinn und Zweck sein wird |

24. Kommt es vor, dass Sie das Gefühl haben, nicht genau zu wissen, was gerade passiert?

| Sehr oft | 1 | 2 | 3 | 4 | 5 | 6 | 7 | Sehr selten oder nie |

27. Wenn Sie an Schwierigkeiten denken, mit denen Sie in wichtigen Lebensbereichen wahrscheinlich konfrontiert werden, haben Sie das Gefühl, dass

| Es ihnen immer gelingen wird, diese zu meistern | 1 | 2 | 3 | 4 | 5 | 6 | 7 | Sie diese nicht werden meistern können |

Abb. 2.5 Auszug aus Antonovskys Fragebogen zum Kohärenzgefühl (📖 2, S. 192–196)

fühls führen" (📖 5, S. 64). Solche Untersuchungen sind jedoch, gerade wenn es um ein solch komplexes Konzept geht wie Antonovskys Salutogenesemodell, sehr aufwändig. Vorreiter auf diesem Gebiet ist die Resilenz- bzw. Invulnerabilitätsforschung. Diese versucht herauszufinden, warum sich einige Personen trotz außergewöhnlich hoher Belastungen in der frühen Kindheit später ganz normal entwickeln. Immerhin hat diese Forschungsrichtung das Kohärenzgefühl schon als einen gesundheitsförderlichen Faktor identifiziert.

Mit ihrer Längsschnittuntersuchung „Pflegende mit und ohne Burnout: Ein Vergleich" (📖 3) begaben sich Aries & Ritter Zuppiger bereits auf den von Bengel, Strittmatter & Willmann empfohlenen Weg. Im Abstand von sechs Monaten befragten sie 2000 Pflegende zweimal zu Arbeitsplatzsituation, Burnoutgrad, Kohärenzgefühl und Problemlösungsstrategien. Davon wurden zehn Personen zusätzlich einer vertiefenden subjektbezogeneren Studie unterzogen. Als Ergebnis der Untersuchung zeigt sich unter anderem ein signifikanter Zusammenhang zwischen starkem Kohärenzgefühl, erfolgreicher Anwendung von Problemlösungsstrategien und geringem Burnoutgrad. Darüber hinaus spricht die deutliche, zwischen den sechs Monaten registrierte Zunahme resignativer Wahrnehmung und resignativen Verhaltens bei Pflegenden mit hohem Burnoutgrad unter gleich gebliebenen Arbeitsbedingungen dafür, dass ein gering ausgeprägtes Kohärenzgefühl sich negativ auf Wahrnehmung und Verhalten auswirkt. Für den Nachweis eines entsprechenden Ursache-Wirkungs-Verhältnisses bedarf es allerdings noch genauerer Nachforschungen.

2.3 Salutogenese in der Pflege

Angesichts des derzeitigen Stands der Forschung hält Brieskorn-Zinke es für legitim, Antonovskys Modell der Salutogenese als Orientierungsrahmen für Theorie und Praxis der Pflege zu nutzen. Ihrem Artikel „Die pflegerische Relevanz der Grundgedanken des Salutogenese-Konzepts" (📖 6) zufolge kann es der Pflegewissenschaft dabei helfen, den Prozess der Verständigung auf eine grundlegende und ganzheitliche Definition des Gesundheitsbegriffs und der pflegerischen Aufgabe im Gesundheitswesen zu intensivieren. Eine sinnvolle Aufgabe der Pflege würde ihrer Meinung nach darin bestehen, zunächst den Klienten auf dem Gesundheits-Krankheits-Kontinuum zu lokalisieren und ihn dann bei dem Vorwärtskommen in Richtung Gesundheitspol zu unterstützen, indem sie einen Beitrag zur Stärkung von dessen Kohärenzgefühl leistet.

Dem Einwand, dass sich das Kohärenzgefühl bei überdreißigjährigen Klienten kaum noch beeinflussen lässt, da deren Entwicklung, glaubt man Antonovsky, bis dahin weitgehend abgeschlossen ist, begegnet Brieskorn-Zinke zum einen mit dem Hinweis auf eine Einschränkung dieses Einwands durch dessen Urheber selbst und zum anderen mit einer genaueren Schilderung des zu leistenden Beitrags der Pflege:

Antonovsky schätzt das Gelingen eines Beeinflussungsversuchs des Kohärenzgefühls bei Klienten über Dreißig zwar als unwahrscheinlich aber keineswegs als unmöglich ein. Einschneidenden Veränderungen der Lebenssituation billigt er ebenso wie einer kontinuierlichen und intensiven Psychotherapie eine gewisse Wirksamkeit zu – „Dies träfe auf jedes therapeutische Vorgehen zu, das eine lang anhaltende, konsistente Veränderung in den realen Lebenserfahrungen, die Menschen machen, erleichtert" (📖 2, S. 119). Der Pflege dürfte es, gemäß Brieskorn-Zinke, nicht um die generelle Modifizierung des Kohärenzgefühls gehen, das würde sie mit Sicherheit überfordern. Ihre Aufgabe sollte vielmehr darin bestehen, sich um dessen gezielte Stärkung in Krisen zu bemühen. Wie sich Brieskorn-Zinke eine solche Kohärenzgefühlsstärkung konkret in der Pflegepraxis vorstellt, schildert sie anhand eines Fallbeispiels:

Eine Patientin bedarf nach ihrer Hüftoperation auch zuhause weiterhin der Betreuung, da sie noch an Inkontinenz und Gehbehinderung leidet. Diese zwei Stressoren tragen massiv dazu bei, ihre Autonomie einzuschränken und ihr Kohärenzgefühl zu schwächen. Sie fühlt sich unwissend, ausgeliefert und zweifelt an dem Sinn eines derartigen Lebens. Die Krankenpflegerin in der ambulanten Pflege versucht, bei ihren Hausbesuchen im Verlauf intensiver sozialer Interaktion, vor allem über einfühlsame und aufbauende Gespräche, allmählich das Kohärenzgefühl der Patientin zu stärken bzw. über drei Schritte dessen drei Komponenten Verstehbarkeit, Handhabbarkeit und Bedeutsamkeit zu fördern.

Im ersten Schritt geht es um die Förderung der Verstehbarkeit. Die Krankenpflegerin klärt die Patientin über den Zusammenhang von Hüftoperation mit Inkontinenz und Gehbehinderung auf, damit diese den Verlauf ihrer Krankengeschichte besser nachvollziehen kann. Der zweite Schritt zielt auf die Förderung der Handhabbarkeit. Die

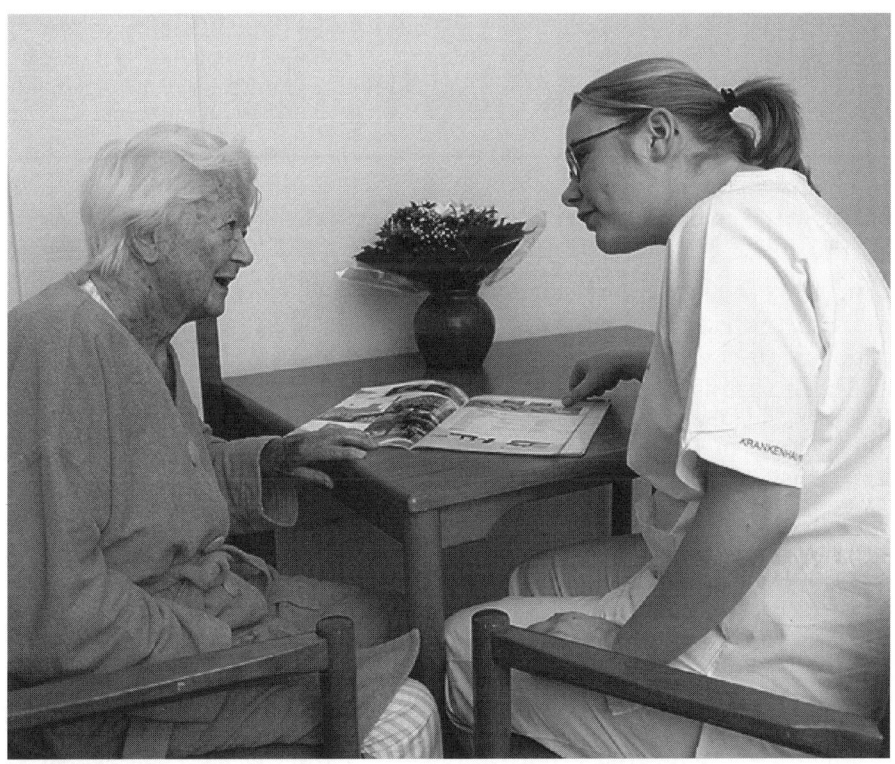

Abb. 2.6 Krankenpflegerin in sozialer Interaktion mit Patientin [K115]

Krankenpflegerin klärt über Hilfsmittel auf wie den Toilettenstuhl, berät zu fortbe-wegungsunterstützenden Techniken wie Haltegriffen und legt Ressourcen der Patien-tin offen, wie deren Konzentrationsvermögen, damit diese einen realistischen Ein-druck von der Lösbarkeit ihres Problems gewinnt. Der dritte und schwerste Schritt nimmt sich der Förderung der Bedeutsamkeit an. Die Krankenpflegerin begleitet die Patientin bei der Suche nach einem motivierenden Grund für einen lösungsorien-tierten Umgang mit ihrem Problem.

Es zeigt sich, dass das Modell der Salutogenese ein geeigneter Orientierungsrahmen für die Pflege in Theorie und Praxis sein kann. Durch pflegerisches Handeln zur Stärkung des Kohärenzgefühls beitragen zu wollen, gilt in diesem Kontext als ein besonders anspruchsvolles Projekt. Für dessen Sinn sprechen neben dem bereits Erwähnten zum einen Studien, welche die stetige Zunahme des Kohärenzgefühls bei Überdreißigjährigen registrieren, und zum anderen Forschungen, welche wie Piagets Entwicklungspsychologie die Chancen betonen, die in Krisensituationen stecken (📖 18 u. 19).

Die Beeinflussung des Kohärenzgefühls durch die Pflege erfolgt jedoch, entgegen der Darstellung Brieskorn-Zinkes, aller Wahrscheinlichkeit nach nicht unmittelbar. Wir haben es hier vielmehr, so Antonovsky, mit einer komplexen Wechselwirkung meh-rerer Faktoren zu tun. Vereinfacht ausgedrückt wäre es der Pflege demzufolge mög-lich, Widerstandsressourcen mit aufzubauen, welche zu positiven Lebenserfahrungen führen, die dann wiederum das Kohärenzgefühl stärken. Angewandt auf den Fall der inkontinenten und gehbehinderten Patientin hieße das: Die Krankenpflegerin bringt der Patientin Haltegriffe bei, die Anwendung der neuen Ressource lässt letztere Er-leichterung beim Gehen erfahren, die positive Erfahrung fördert schließlich das Ge-fühl der Handhabbarkeit von Belastungen und festigt somit das Kohärenzgefühl.

2.4 Salutogenese in der Pflegepädagogik

Ein weiteres potentielles Anwendungsfeld für Antonovskys Ansatz bietet die Pflege-pädagogik. Sie kann sich intensiv an der Debatte beteiligen, ob das Modell der Sa-lutogenese ein geeigneter Orientierungsrahmen für Theorie und Praxis der Pflege ist. Außerdem kann sie mit dazu beitragen, die Diskussion um eine einheitliche Defini-tion des Gesundheitsbegriffs in der Pflege und der pflegerischen Aufgabe im Sinne der salutogenetischen Denkweise weiter voranzubringen (📖 22, S. 23). Darüber hinaus kann sie Pflegeschüler auf eine salutogenetische Herangehensweise in der Pflege vorbereiten und bei den ersten praktischen Gehversuchen in diese Richtung begleiten. Schließlich kann sie Pflegeschülern auch dabei helfen, dem Grundgedan-ken Antonovskys folgend so mit ihren gesundheitsfördernden Ressourcen umzuge-hen, dass sie weniger Gefahr laufen, im späteren Berufsleben auszubrennen.

Der letzte Punkt führt uns direkt zu einer unserer zentralen Fragestellungen: Welche Aufgabe hätte die Pflegepädagogik im Kontext salutogenetischer Burnoutprävention bei Auszubildenden in der Pflege konkret zu bewältigen? Als Aufgabe für die Pflege schlägt Brieskorn-Zinke unter anderem vor, das Gesundwerden der Klienten durch Kohärenzgefühlsstärkung zu fördern (📖 6). Als Aufgabe für die Pflegepädagogik schlagen wir vor, Pflegeschüler vorbeugend gegen das Ausbrennen in der Ausbildung ihres Kohärenzgefühls zu unterstützen.

Das ist sicherlich kein leichtes Unterfangen, aber immerhin genießt die Pflege-pädagogik gegenüber der Pflege hierbei zwei entscheidende Vorteile: Erstens sind Auszubildende der Pflege in der Regel unter Dreißig und somit in einem Alter, in welchem sich das Kohärenzgefühl, laut Antonovsky, noch ohne außergewöhnliche äußere Umstände und psychotherapeutische Intervention entwickelt. Zweitens ste-hen einem im Rahmen der Pflegeausbildung ganze drei Jahre zu Verfügung, um den Pflegeschülern bei der Entwicklung ihres Kohärenzgefühls zur Seite zu stehen.

Schon zu Beginn der Ausbildung werden viele Schüler in der Pflege mit enttäuschen-den Realitäten wie Personalmangel, Zeitdruck, frustrierten oder ausgebrannten Pflegenden usw. konfrontiert. Sie brauchen einen Ort, an welchem sie über ihre schlechten Erfahrungen und daraus resultierenden Befürchtungen, zum Beispiel selbst irgendwann einmal auszubrennen, mit anderen Schülern ins Gespräch kom-men und Wege des konstruktiven Umgangs mit dem Erlebten und Empfundenen für sich entdecken können. Von einer hohen Motivation zur aktiven Teilnahme an einem burnoutpräventiven Unterricht, der ihnen vom Beginn ihrer Ausbildung an die Möglichkeit zum Austausch über negative Berufserfahrungen und zur Suche nach gangbaren Auswegen bietet, sollte man zunächst einmal ausgehen.

Burnoutpräventiven Unterricht nach dem Modell der Salutogenese zu geben, heißt jedoch nicht, im Verlauf der Ausbildung ständig explizit das Thema Burn-out zu besprechen, sondern Themen wie „Sterbende Menschen pflegen" oder „Ge-spräche mit Kolleginnen und Vorgesetzten führen" implizit im Sinne salutogene-tischer Burnoutprävention zu behandeln. Demzufolge ginge es bei jeder Unter-richtsvorbereitung unter anderem auch um die Frage, wie eine Stunde so gestaltet werden kann, dass sie der Absicht gerecht wird, ihren Beitrag zur Vorbeugung gegen das Ausbrennen der Pflegeschüler durch Kohärenzgefühlsstärkung zu leisten.

Gemäß des salutogenetischen Ansatzes ist eine Stärkung des Kohärenzgefühls nicht nur bei Klienten sondern auch bei Pflegeschülern nur auf indirektem Weg erreichbar (*Abb. 2.7*): Der Lehrende trägt im Rahmen seines Unterrichts zur Ressourcenerwei-terung der Lernenden, vor allem bezogen auf deren Handlungskompetenzen, bei, letztere erfahren die Erweiterung im Berufsleben als hilfreich, die positiven Erfahrun-gen wirken sich stabilisierend auf deren Kohärenzgefühl aus, was sie wiederum im Stationsalltag dazu bringt, die eigenen Ressourcen zur Bewältigung von Herausfor-derungen effektiv zu nutzen. Schlussendlich geraten sie nicht weiter in die Abwärts-spirale Richtung Ausbrennen hinein.

Wichtig für die Förderung der einzelnen Komponenten des Kohärenzgefühls ist es, in einer schulischen oder stationären Lernsituation die Ressourcen der Lernenden so um berufliche Handlungskompetenzen zu erweitern, dass diese dabei und dadurch Erfahrungen sammeln, die zur Stärkung ihres Gefühls der Verstehbarkeit eine gute Mischung vorhersehbarer und überraschender Erlebnisse darstellen, die zur Stärkung ihres Gefühls der Handhabbarkeit Unter- und Überforderungen vermeiden und die zur Stärkung ihres Gefühls der Bedeutsamkeit Gelegenheit zur sinnvollen (Mit-)Ge-staltung (des Lebens) bieten oder zumindest auf solche verweisen, denn „konsistente Erfahrungen schaffen die Basis für die Verstehbarkeitskomponente, eine gute Belastungsbalance diejenige für die Handhabbarkeitskomponente und, weniger eindeutig, die Partizipation an der Gestaltung des Handlungsergebnisses diejenige für die Bedeutsamkeitskomponente" (📖 2, S. 93).

Im konkreten Fall würde ein entsprechender Unterricht idealer Weise wie folgt aussehen: Ein Pflegeschüler hat an seinem aktuellen Einsatzort Probleme damit, einer Pflegerin mitzuteilen, dass er sich durch sie schlecht behandelt fühlt. Wie der Zufall es will, wird im Unterricht gerade das Thema „Mit anderen Berufsgruppen zusammenarbeiten" behandelt. Unter anderem durch praktische Übungen erweitert er dort seine Ressourcen um die soziale Handlungskompetenz „Konstruktives Feedback geben" und wird außerdem dazu angeregt, das Erlernte direkt in der Berufspraxis anzuwenden. Daraufhin fasst er sich ans Herz und spricht sich mit erwähnter Pflegerin aus. Nach der Aussprache tritt tatsächlich eine Besserung ihres Verhaltens ihm gegenüber ein.

Die in diesem Kontext gesammelten Erfahrungen beinhalten für ihn weder zu viel altbekannte oder neue Elemente, noch unter- oder überfordern sie ihn. Er lässt sich

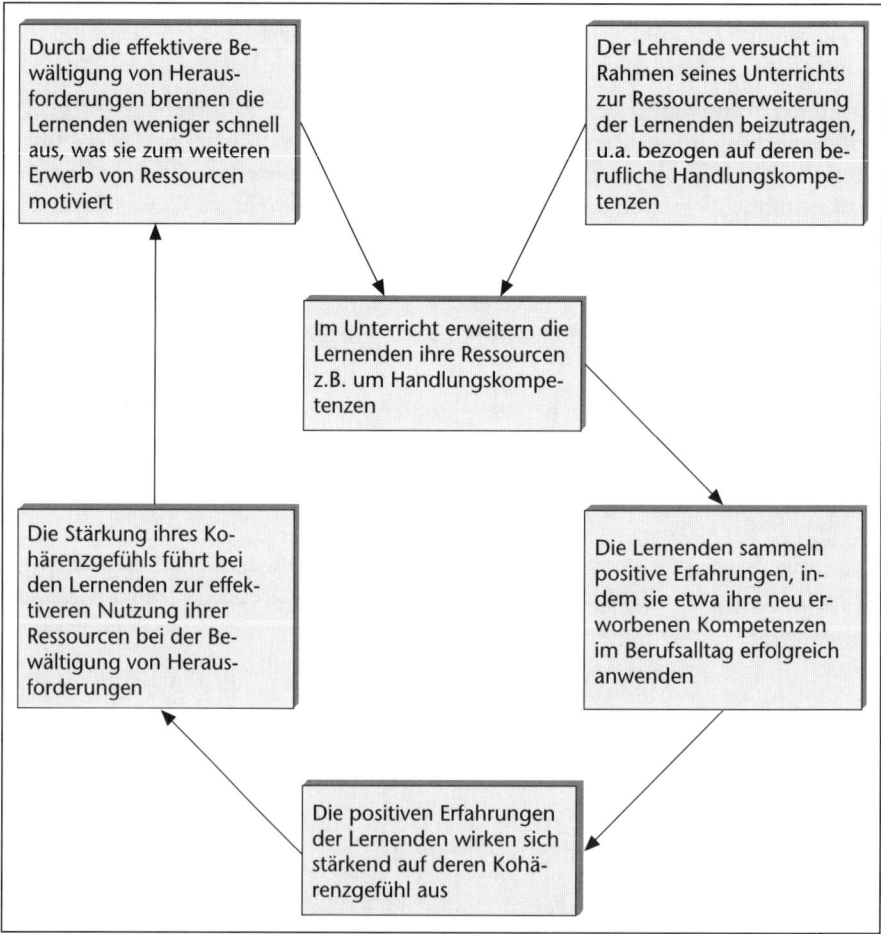

Abb. 2.7 Einwirkungsmöglichkeit der Erziehung auf die Stärkung des Kohärenzgefühls

auf die ungewohnte Situation der Aussprache ein, kann sich darauf aber im Unterricht vorbereiten und meistert am Ende die Herausforderung. Durch die gelungene Aneignung einer auf die berufliche Handlung beziehbaren sozialen Kompetenz erhält er das Gefühl, seine Arbeitswelt besser zu verstehen, durch die erfolgreiche Anwendung dieser Kompetenz, wird er in dem Gefühl bestärkt, sich besser in der Arbeitswelt zurecht zu finden. So kommt es bei ihm zur weiteren Ausprägung der Komponenten Verstehbarkeit und Handhabbarkeit und somit zur Stabilisierung seines Kohärenzgefühls.

Gegen eine Anwendung des Modells der Salutogenese in der Pflegepädagogik ließen sich unseres Erachtens nach im Wesentlichen drei Bedenken vorbringen: Erstens ist die Einflussmöglichkeit erzieherischer Intervention auf die Ausbildung des Kohärenzgefühls noch nicht hinreichend empirisch belegt. Zweitens vernachlässigt salutogenetisch ausgerichtete Burnoutprävention die schlechten Arbeitsverhältnisse als einen Hauptgrund des Ausbrennens. Drittens führt die Förderung des Kohärenzgefühls in seinen Komponenten Verstehbarkeit, Handhabbarkeit und Bedeutsamkeit dazu, nicht etwa moralisch bessere, sondern lediglich besser funktionierende Pflegende heranzubilden.

Zu Erstens: Wie wir bereits festgestellt haben, bedarf Antonovskys Ansatz weiterer empirischer Überprüfung (Kapitel 2.2). Das gilt besonders für die Einflussmöglichkeit erzieherischer Intervention. Da es sich bei der Herausbildung des Kohärenzgefühls ebenso wie bei dessen Wirksamkeit um einen sehr komplexen Vorgang handelt, sollte es jedoch nicht weiter verwunderlich sein, dass Zusammenhänge und Wirkungsweisen hier noch nicht abschließend nachgewiesen sind. Immerhin bestätigt die bisherige Befundlage das Modell der Salutogenese in vielerlei Hinsicht erst einmal. Außerdem ist es in der Pädagogik, welche im Kern ständig mit äußerst vielschichtigen Erziehungs- und Bildungsprozessen zu tun hat, durchaus gängige Praxis, sich an Konzepten zu orientieren, deren Effekt und Nutzen schwer nachgewiesen werden kann.

Zu Zweitens: Es ist sicherlich richtig, dass eine der Hauptursachen von Burnout bei Pflegenden in den krankmachenden Arbeitsstrukturen bzw. institutionellen Rahmenbedingungen liegt und dass alles nur erdenklich Mögliche für die Verbesserung dieser Strukturen und Bedingungen getan werden müsste. Falsch wäre jedoch, dabei die Einstellung der einzelnen Pflegenden außer Acht zu lassen. Wer, wenn nicht diese, sollten die dringend notwendigen Veränderungen anstoßen? Anstatt die sich dafür bietenden Gelegenheiten konsequent zu nutzen, arrangieren sich jedoch viele von ihnen mit dem Bestehenden. Vielleicht hängt deren abgeklärte, gleichgültige oder resignative Haltung ja mit einem zu schwach ausgeprägten Vertrauen in das eigene Durchsetzungsvermögen zusammen (Komponente der Handhabbarkeit). Über die Förderung des Kohärenzgefühls könnte die Pflegepädagogik also in einem doppelten Sinne Burnoutprävention betreiben (Kapitel 1.6), indem sie Pflegende ausbildet, die zum einen effektiver mit Belastungen umgehen und zum anderen sich eher gegen krank machende äußere Umstände zur Wehr setzen. Erreichen die Pflegenden eine Besserung der Verhältnisse, wirkt sich das dann mittelbar wieder positiv auf deren Kohärenzgefühl aus.

Zu Drittens: Antonovsky weist selbst auf zwei mit seinem Ansatz einhergehende ethische Probleme hin. Bei dem Ersten handelt es sich um ein Definitorisches. Wer versucht, den Begriff Gesundheit zu definieren, steht unweigerlich vor dem Problem, eine Norm setzen zu müssen, welche entweder der Vorstellung einer Mehrheit entspricht und der einer Minderheit widerspricht oder der einer Mehrheit widerspricht und der einer Minderheit entspricht. Allzu schnell kommt es dann dazu, jemanden als abweichend, unnormal, krank oder pathologisch zu brandmarken, der nicht mit der Definition übereinstimmt – „Wie gingen ... die israelischen Professionellen im Gesundheitssystem ... mit Personen um, die nicht heterosexuell seien, mit Frauen, die keine Kinder wollten, mit Menschen, die sich sozial nicht mobil verhalten wollten und mit Männern, die nicht aggressiv seien [oder] was denken [deren kalifornische Kollegen] von der mentalen Gesundheit derer, die nicht bisexuell sind, von Frauen, die lieber Kinder als Karriere wollen, von Männern, die nicht empathisch sind?" (📖 8, S. 188).

Das Zweite ist ein Funktionales. Gesundheit stellt einen Wert unter anderen dar und gesundheitsbewusstes Handeln kann eventuell mit anderen Werten kollidieren. So ist es einerseits wertvoll, die Freiheit zu haben, Musik, die einem gefällt, laut hören zu können, andererseits wirkt sich das Hören von lauter Musik unter Umständen schädlich auf das Gehör aus. Ein ausgeprägtes Kohärenzgefühl wirkt sich zwar positiv auf die Lokalisation im Gesundheits-Krankheits-Kontinuum aus, richtet sich aber unter Umständen gegen den Erhalt von bzw. den Einsatz für Freiheit, Gerechtigkeit oder Frieden. Die Förderung des Kohärenzgefühls durch die Pädagogik kann in einer Demokratie ebenso gut stattfinden wie in einer Diktatur und eine Person mit ausgeprägtem Kohärenzgefühl vermag es ebenso gut Leben zu retten wie auszulöschen – „Eine salutogenetische Orientierung macht keine Vorschläge für ein gutes Leben im moralischen Sinne, sie kann nur das Verständnis von Krankheit und Gesundheit erleichtern" (📖 1, S. 14).

Für die Pflegepädagogik ist es deshalb wichtig, Burnoutprävention gemäß des salutogenetischen Modells in einen Rahmen zu setzen, der ethischen Ansprüchen Rechnung trägt. Die geltenden bundesdeutschen Ausbildungs- und Prüfungsverordnungen für Pflegeberufe (AltPflAPrV u. KrPflAPrV) und deren Umsetzung in den Rahmenrichtlinien der Länder bleiben in dieser Hinsicht wage (📖 22, S. 34–37): Dort wird das Hauptaugenmerk auf die Vermittlung von Schlüsselqualifikationen bzw. von fachlichen, methodischen, sozialen und personalen Kompetenzen gelegt. Bei den drei zuerst genannten Kompetenzen steht jedenfalls der funktionale Aspekt im Vordergrund. Ein wenig anders sieht es im Bereich der personalen Kompetenzen aus. Unter diesem Stichwort fallen Begriffe wie Bildung der Persönlichkeit des Pflegeschülers ebenso wie Stärkung seiner Einsicht und Fähigkeit zu Mitverantwortung und Mitgestaltung oder Förderung seines Selbstvertrauens, welche immerhin auf klassische Erziehungs- und Bildungsziele wie Mündigkeit, Selbstverwirklichung und Verantwortungsübernahme verweisen. Um die salutogenetische Burnoutprävention durch die Pflegepädagogik in einen Rahmen einzubetten, welcher den ethischen Ansprüchen unserer jüdisch-christlich geprägten, aufgeklärten-demokratischen Gesellschaft entspricht, versuchen wir im folgenden, das Lernziel Kohärenzgefühlsstärkung mit den Persönlichkeitsbildungszielen Mündigkeit, Selbstverwirklichung und Übernahme sozialer Verantwortung zu verknüpfen. Dazu setzen wir uns mit in diesen Kontext passenden bildungstheoretisch relevanten Überlegungen der Philosophen Kant, Nietzsche und Lévinas auseinander.

2.5 Ergänzung salutogenetischer Pflegepädagogik durch bildungstheoretische Überlegungen

2.5.1 Kants Mündigkeit

In „Beantwortung der Frage: Was ist Aufklärung" (📖 9) diagnostiziert Kant für das ausgehende 18. Jahrhundert, dass die Menschen zwar potentiell frei sein können, aber real keinen Gebrauch von ihrer Freiheit machen. Sie unterwerfen sich den gegebenen Traditionen und Autoritäten und harren so im Zustand der Unmündigkeit aus. Heute verhalten sich viele Pflegende ähnlich. Sie leiden unter schlechten Arbeitsbedingungen, gehen aber die ihnen möglichen Änderungen nicht an. Aufklärung als „Ausgang des Menschen aus seiner selbstverschuldeten Unmündigkeit" (📖 9, S. 35) setzt sich die Mündigkeit der einzelnen zum Ziel. Was bedeutet das nun übertragen auf die Ausbildung von Pflegeschülern?

Ein erstes Kriterium für Mündigkeit liefert uns Kants Motto der Aufklärung – „Habe Mut, dich deines eigenen Verstandes zu bedienen" (📖 9, S. 35). Die Pflegeschüler haben demnach das Selber Denken zu lernen. Mit anderen Worten sollen sie keinesfalls ungeprüft die Positionen etwa der Mitschüler übernehmen, sondern an den eigenen Ideen und Vorstellungen, so sie denn gut durchdacht sind, auch dann noch festhalten, wenn sie den Widerstand irgendwelcher Autoritäten wie Lehrende oder examinierte Pflegende hervorrufen.

Laut Kant unterlassen einige aus Bequemlichkeit das Selber Denken und Entscheiden – „Ich habe ein Buch, das für mich Verstand hat, einen Seelsorger, der für mich Gewissen hat, einen Arzt, der für mich die Diät beurteilt usw., so brauche ich mich ja nicht selbst zu bemühen" (📖 9, S. 35). Sie schieben jede Verantwortung für ihr Handeln oder Nichthandeln von sich. Als zweites Kriterium für Mündigkeit gilt jedoch die Bereitschaft, für sein eigenes Tun Verantwortung zu übernehmen. Unterläuft Pflegeschülern mal ein Fehler, sollten sie dazu stehen.

Weitere schrecken, so Kant, aus Feigheit vor Eigenständigkeit zurück – „Dass bei weitem der größte Teil der Menschen ... den Schritt zur Mündigkeit außer dem, dass er beschwerlich ist, auch für sehr gefährlich halte" (📖 9, S. 35). Vormünder schärfen ihnen immer wieder ein, wie waghalsig es ist, ganz auf sich selbst gestellt zu agieren. Gemäß eines dritten Kriteriums für Mündigkeit kommt es aber gerade darauf an, seine Fähigkeiten und deren Grenzen zu testen, denn nur „durch einigemal Fallen wird man wohl endlich gehen lernen" (📖 9, S. 35–36). Pflegeschüler sollten ihre Praxiseinsätze dazu nutzen, Dinge auszuprobieren.

Als entscheidend bezeichnet Kant, dass sich das Selber Denken nicht nur im stillen Kämmerlein, sondern auch in der Öffentlichkeit vollzieht. Durch das Diskutieren mit anderen werden wir gegebenenfalls mit Standpunkten konfrontiert, die unseren Ansichten zuwiderlaufen und uns dazu anstoßen, entweder nach besseren Begründungen für den eigenen Standpunkt zu suchen oder diesen zu revidieren. In einer Gesellschaft muss es also, um einem vierten Kriterium für Mündigkeit zu entsprechen, möglich sein, „von der Vernunft in allen Stücken öffentlich Gebrauch zu machen" (📖 9, S. 36). Pflegeschüler sollten sowohl im Unterricht und Stationsalltag als auch bei den sie betreffenden innerbetrieblichen Konflikten und gesamtgesellschaftlichen Diskussionen nach außen wahrnehmbar Position beziehen.

Kant, der vor über zweihundert Jahren arg unter der Knute der preußischen Zensur zu leiden hatte, fordert keine absolut zwanglose Anwendung der Vernunft auf alle Bereiche des menschlichen Lebens. Vielmehr unterscheidet er zwischen einem privaten Gebrauch der Vernunft im Sinne beruflicher Pflichterfüllung, und einem öffentlichen Gebrauch der Vernunft im Sinne freier Meinungsäußerung. Demnach haben Pflegeschüler in der Ausübung ihres späteren Berufs die Aufgabe, ihren Beitrag zur Gesundung von Klienten zu leisten. Im Kontext der gesellschaftlichen Auseinandersetzung über Reformen im Gesundheitswesen sollen sie sich hingegen als Experten auch für die Verbesserung struktureller Rahmenbedingungen etwa für Altenheime oder Krankenhäuser einsetzen dürfen. Der Mensch, der schon als angehender Pflegender oftmals Mittel zum Zweck der Gesundheitsförderung des Klienten ist, darf letztlich nicht auf diese Funktion reduziert werden. Jeder hat sein Gegenüber, in Berücksichtigung eines fünften Kriteriums für Mündigkeit, als Zweck an sich zu achten bzw. „den Menschen, der mehr als nur Maschine ist, seiner Würde gemäß zu behandeln" (📖 9, S. 42).

Mündigkeit als das zentrale Bildungsziel der Aufklärung ist weder mit diktatorischen Gesellschaftsstrukturen noch mit rücksichtslosen Einzelhandlungen vereinbar. Die Förderung des Gefühls, die Welt verstehen, Ereignisse vorhersagen, Herausforderungen meistern und dem eigenen Leben irgendeine Bedeutung abgewinnen zu können, ist unter ethischen Gesichtspunkten betrachtet dann von Wert, wenn sie der Erreichung des höheren Zweckes dient, selbst zu denken, verantwortlich zu handeln, Dinge auszuprobieren, sich am öffentlichen Diskurs zu beteiligen, niemanden zu instrumentalisieren und sich von niemandem instrumentalisieren zu lassen, Letzteres zum Beispiel indem werdende Pflegekräfte ihre Klienten gemäß deren Würde behandeln und selbst nicht in der Funktion eines Rädchens im Getriebe des Gesundheitswesens aufgehen.

Von einem Einfluss des Kohärenzgefühls auf die Mündigkeit ist auszugehen. Wer gemäß der Komponenten Verstehbarkeit und Handhabbarkeit darauf vertraut, dass für ihn die Folgen seines Tuns abschätzbar sind und er seine Ziele schon erreichen wird, der wagt sich wohl eher, entsprechend des dritten Kriteriums von Mündigkeit Neues zu versuchen und so seine Grenzen auszutesten. Der Einfluss besteht aber sicher auch in umgekehrter Richtung. Die Erfahrung der erfolgreichen Mitgestaltung von Arbeitsbedingungen über die engagierte Beteiligung an einem innerbetrieblichen Diskussionsprozess wirkt sich wahrscheinlich positiv auf die Komponente der Bedeutsamkeit aus.

Parallelen zwischen Kohärenzgefühl und Mündigkeit liegen bezogen auf den Entwicklungsverlauf und das erzieherische Interventionspotential vor. Kant beschäftigt sich mit der Frage, auf welchem Weg die Gesellschaft ein vernünftiges Miteinander von mündigen Bürgern zu erreichen vermag. Für falsch hält er eine Revolution, sprich eine radikale Umwälzung der gesellschaftlichen Verhältnisse – „Durch eine Revolution ... wird aber niemals wahre Reform der Denkungsart zustande kommen" (📖 9, S. 36). Da das Denken nur behutsam verändert werden kann, setzt er auf Reformen – „Daher kann ein Publikum nur langsam zur Aufklärung gelangen" (📖 9, S. 36). Auch das Kohärenzgefühl bildet sich allmählich heraus und kann nur über einen länger andauernden Prozess der Sozialisation und Erziehung gefördert werden.

Aus Kants Aufklärungsschrift lässt sich der erzieherische Auftrag ableiten, als ältere Generation zur Herausführung der jüngeren Generation aus dem Zustand der Unmündigkeit beizutragen. Eine sich diesem Auftrag verpflichtet fühlende Pflegepädagogik hat den Pflegeschülern Mut zu machen zum Selber Denken und sie dabei zu begleiten, Schritte in Richtung Mündigkeit zu gehen. In „Über Pädagogik" (📖 10) formuliert Kant als Bestandteile der erzieherischen Einwirkung auf das Mündiger Werden: „... 1.) dass man das Kind, von dem ersten Momente an, in allen Stücken frei sein lasse ... 2.) Muss man ihm zeigen, dass es seine Zwecke nicht anders erreichen könne, als nur dadurch, dass es andere ihre Zwecke auch erreichen lasse ... 3.) Muss man ihm beweisen, dass man ihm einen Zwang auferlegt, der es zum Gebrauch seiner Freiheit führt ..." (📖 10, S. 454). Entsprechend sollten die Pflegelehrer den Pflegeschülern Gestaltungsspielräume gewähren, sie zur Kooperation mit anderen auffordern, aber auch mit den Anforderungen der jeweiligen Ausbildungsrichtlinie konfrontieren.

2.5.2 Nietzsches Selbstverwirklichung

In „Über Wahrheit und Lüge im außermoralischen Sinne" (📖 15) lässt uns Nietzsche teil haben an einem Gedankenexperiment, indem er den Prozess der menschlichen Erkenntnisgewinnung aus einer naturwissenschaftlich anmutenden Perspektive in den Blick nimmt: Von irgend etwas gehen Reize aus, welche über Sinnesorgane wahrgenommen, zum Gehirn weitergeleitet, dort zu einem Bild verarbeitet und schließlich in Sprache übersetzt werden – „Ein Nervenreiz zuerst übertragen in ein Bild! Erste Metapher. Das Bild wieder nachgeformt in einem Laut! Zweite Metapher. Und jedes Mal vollständiges Überspringen der Sphäre, mitten hinein in eine ganz andere und neue" (📖 15, S. 879).

Im Rahmen des Erkenntnisprozesses sind wir also keineswegs passiv, bildet sich die Welt nicht einfach in uns ab, sondern vom Reiz zum Bild und vom Bild zur Sprache vollziehen wir aktiv jeweils einen Sprung auf eine andere Ebene, in eine völlig neue Welt. Das Bild ist nicht mehr als eine Metapher für den Reiz und das Wort nicht mehr als eine Metapher für das Bild. Die Welt erscheint einer Mücke anders als mir und ich kann nicht davon ausgehen, dass gerade meine spezielle Art und Weise der Reizverarbeitung dazu führt, dass sich mir etwas so zeigt, wie es in Wirklichkeit ist. Nietzsches Schlussfolgerung aus dem Experiment lautet – „Wahrheiten sind Illusionen, von denen man vergessen hat, dass sie welche sind" (📖 15, S. 880–881).

Er misstraut unserem Erkenntnisvermögen zutiefst und verlässt sich keineswegs darauf, dass die Dinge so sind, wie wir sie sehen. Dieses Misstrauen wird für ihn zum Dreh- und Angelpunkt seiner weiteren Überlegungen. Es führt ihn unter anderem zu der Auffassung, über die Natur des Menschen und dessen Bestimmung nichts Eindeutiges und Endgültiges feststellen zu können. Wenn jedoch nichts sicher ist, dann ist alles möglich, beispielsweise dass der einzelne nicht nur im Sinne von Kants Aufklärungsschrift selber denkt, sondern sich auch „als künstlerisch schaffendes Subjekt" (📖 15, S. 883) selbst verwirklicht.

Statt nun die Möglichkeit zur Selbstverwirklichung zu nutzen, unterwirft sich die Mehrheit der abendländischen Menschen gegen Ende des 19. Jahrhunderts, laut Nietzsche, der Herdenmoral eines falsch verstandenen Christentums, welches ihnen als Lohn für ein irdisches Leben in Demut und Duldsamkeit nach dem Tod den Aufstieg ins himmlische Paradies verspricht. Aus Schwäche sehnen sie sich nach diesseitiger Sicherheit und jenseitiger Geborgenheit und wählen einen solchen Pfad, weil er ihnen einfacher und risikoärmer erscheint – „die Menschen sind noch fauler als furchtsam und fürchten gerade am meisten die Beschwerden, welche ihnen eine unbedingte Ehrlichkeit und Nacktheit aufbürden würde" (📖 16, § 1). Selbst in der Gegenwart verschreiben sich immer noch viele Pflegende lieber einem übertriebenen Samaritertum und opfern sich als hilflose Helfer für ihre Klienten auf, statt im Stationsalltag ihre individuellen Bedürfnisse und Interessen zu berücksichtigen und auch für die eigene Weiterentwicklung zu sorgen.

In einer Welt des Scheins und der Scheinheiligkeit ist es, so Nietzsche, ein erstrebenswertes Ziel, die Moral der Herde zu überwinden und aus seinem Leben ein einzigartiges Kunstwerk zu machen. Erreichbar ist dieses Ziel aber nur für starke Menschen, die bereit sind, die Anstrengungen einer harten Arbeit an sich selbst gerade gegen Widerstände ihrer engsten Verwandten, Freunde, Bekannten, Kollegen und Vorgesetzten in Kauf zu nehmen – „Der Mensch, welcher nicht zur Masse gehören will, braucht nur aufzuhören, gegen sich bequem zu sein; er folge seinem Gewissen, welches ihm zuruft; sei du selbst!" (📖 16, § 1).

Aufgabe einer Pflegepädagogik, welche mit Nietzsches Vorstellungen sympathisiert, ist es, durch Kohärenzgefühlsstärkung die Voraussetzung dafür zu schaffen, dass Pflegeschüler das Bildungsziel Selbstverwirklichung erreichen können bzw. sich trauen, ihr Berufsleben nicht als einen Ort der Selbstaufgabe, sondern als einen Ort der Verwirklichung ihrer selbst zu nutzen. Wer von dieser Möglichkeit Gebrauch macht, erfährt sich wohl als gestaltend, was wiederum eine weitere Ausprägung der Bedeutsamkeit als Komponente des Kohärenzgefühls fördert.

„Seinem Charakter Stil geben" (📖 17, § 290), nimmt zwar nicht unbedingt Rücksicht auf die allgemein üblichen Werte und Normen, ist aber, gemäß Nietzsche, nicht unmoralisch, wird der einzelne dadurch doch zufriedener und für sein Umfeld erträglicher. So führt eine selbst- und freudlose Pflichterfüllung in der Regel zu immer größerer Unzufriedenheit, die sich negativ auf den Charakter und die Mitmenschen auswirkt – „Wer mit sich unzufrieden ist, ist fortwährend bereit, sich dafür zu rächen: wir anderen werden seine Opfer sein, und sei es auch nur darin, dass wir immer seinen hässlichen Anblick zu ertragen haben" (📖 17, § 290). In der Pflege sind Kollegen, die nicht auf sich selbst achten, schnell frustriert und brennen aus, wovon am Ende weder sie noch ihre Klienten oder Kollegen profitieren.

Auf dem Weg zur Selbstverwirklichung hat der einzelne, Nietzsche zufolge, äußere Einflüsse in Anregungen für innere Entwicklungen umzuwandeln. Es gilt, sich von jeglichen gesellschaftlichen Konventionen zu befreien. Hilfreich dabei sind originelle und charismatische Vorbilder – „... wahrhafte Menschen, jene Nicht-mehr-Tiere, die Philosophen, Künstler, und Heiligen" (📖 16, § 5). Von diesen muss der einzelne sich letztlich allerdings ebenfalls wieder lossagen. Pflegelehrer könnten immer wieder Begegnungen zwischen solchen Mut machenden aber nicht vereinnahmenden Vorbildern aus der Pflegepraxis und den Pflegeschülern arrangieren.

Nach Nietzsche besteht die Aufgabe der Erziehenden weniger in der Vermittlung von Kenntnissen und Fertigkeiten, als vielmehr in der Befreiung von Autoritäten und Traditionen – „... deine Erzieher vermögen nichts zu sein als deine Befreier. Und das ist das Geheimnis aller Bildung: sie verleiht nicht künstliche Gliedmassen, wächserne Nasen, bebrillte Augen, ... Sondern Befreiung ist sie, Wegräumen alles Unkrauts, Schuttwerks, Gewürms, das die zarten Keime der Pflanzen antasten will ...“ (📖 16, § 1). Dieser Aufgabe können Pflegelehrer unter anderem entsprechen, indem sie auch selbst zu unkonventioneller und eigenständiger Stilgebung ermutigen, ohne anderen den eigenen Stil aufzunötigen.

2.5.3 Lévinas' Übernahme sozialer Verantwortung

Gegen Ende des 20. Jahrhunderts weist der jüdische Denker Lévinas in „Ethik und Unendliches“ (📖 14) darauf hin, dass diejenigen, welchen es rein egoistisch darum geht, sich selbst zu verwirklichen, ihr Gegenüber als Mittel zum Zweck des eigenen Vorwärtskommens zu instrumentalisieren und dessen Interessen und Bedürfnisse zu ignorieren, am Ende isoliert dastehen. Diese Isolation, deren Begleiter Angst und Aggression sind, stellt für ihn das zentrale menschliche Problem dar – „Die Einsamkeit erscheint hier also als Vereinzelung, die das eigentliche Ereignis des Seins markiert“ (📖 14, S 43–44). Isolation, Angst und Aggression gelten auch als Symptome für das Ausgebrannt Sein.

Nach Lévinas sollten alle Anstrengungen unternommen werden, die dazu führen, dass die Zahl der Menschen wächst, welche das Ziel verfolgen, den Teufelskreis von Egoismus, Selbstverwirklichung, Isolation, Angst und Aggression zu durchbrechen und eine „wirkliche Bindung als Zusammensein Von-Angesicht-zu-Angesicht“ (📖 14, S 59) zueinander aufzubauen. Auf dem Weg dahin befinden sich diejenigen, welche sich vom Anderen in Verantwortung ziehen lassen, ohne schon genau zu wissen, wohin sie das führen wird.

Sie vernehmen zum Beispiel in der Pflege den Hilferuf eines Klienten, spüren dessen Bedürftigkeit, fühlen sich davon in die Pflicht genommen und versuchen, ihm allen widrigen Umständen des Arbeitsalltags zum Trotz gerecht zu werden – „In der Erscheinung des Antlitzes liegt ein Befehl, als würde ein Herr mit mir sprechen. Dennoch ist das Antlitz des Anderen zur gleichen Zeit entblößt; hier ist der Elende, für den ich alles tun kann und dem ich alles verdanke. Und ich ... bin derjenige, der über die Mittel verfügt, um auf diesen Ruf zu antworten“ (📖 14, S 68).

Ein ausgeprägtes Kohärenzgefühl ist in ihrem Fall geeignet, die Entscheidung für den und das Durchhalten auf dem oftmals beschwerlichen Weg der Übernahme von Verantwortung für andere im Gesundheitswesen zu erleichtern. Positive Rückmeldung durch einen Klienten, welchem man helfen konnte, geben einem das Gefühl, beruflich etwas Sinnvolles zu tun und stärken somit schließlich die Komponente der Bedeutsamkeit. Aries & Zuppiger Ritter bestätigen mit ihrer Studie „Pflegende mit und ohne Burnout: Ein Vergleich“ (📖 Aries/Zuppiger Ritter 1999) entgegen eines weit verbreiteten Vorurteils ebenso einen Zusammenhang zwischen Burnoutfreiheit und dem Ideal des Helfen Wollens.

Um Pflegeschüler zu motivieren, das Bildungsziel der Übernahme sozialer Verantwortung anzustreben, sollten Pflegelehrer mit gutem Beispiel vorangehen. Keineswegs hat ihre Priorität ausschließlich darauf zu liegen, Schüler aus dem mangelhaften Zustand des Unwissens durch äußere Einwirkungen in den Zustand des ausreichenden Wissens zu versetzen. Vielmehr stehen sie auch in der Pflicht, Schüler ernst zu nehmen, sich mit deren Interessen und Bedürfnissen auseinanderzusetzen und für deren Belange zu engagieren, ohne allerdings eine Gegenleistung dafür zu verlangen, da „die intersubjektive Beziehung eine nicht-symmetrische Beziehung ist" (📖 14, S 75).

2.6 Kohärente Persönlichkeitsbildung als Aufgabe der Pflegepädagogik

Mündigkeit, Selbstverwirklichung und Übernahme sozialer Verantwortung als zentrale Ziele der Persönlichkeitsbildung unserer jüdisch-christlich geprägten, aufgeklärten-demokratischen Gesellschaft sind unter ethischen Gesichtspunkten nicht als neutral einzustufen. Während Mündigkeit und Verantwortung weder mit diktatorischen Gesellschaftsstrukturen noch mit rücksichtslosen Einzelhandelungen vereinbar sind, kann Selbstverwirklichung unter Umständen auf unsoziale Weise erfolgen. Deshalb macht sie in Sorge um das Wohl aller nur in Verbindung mit den beiden anderen Zielen Sinn.

Woran jemand in erster Linie zu arbeiten hat, um sowohl ethischen Ansprüchen als auch einer burnoutpräventiven Absicht genüge zu tun, ist dann jeweils in der konkreten Situation zu entscheiden. So sollte der eine Schüler, welcher in der Pflege zur Selbstaufgabe neigt, vielleicht zur Stärkung seiner persönlichen Ressourcen mehr Selbstverwirklichung betreiben, und der andere Schüler, welcher vor allem um sich selbst kreist, eventuell mehr für die Ausbildung seiner sozialen Ressourcen tun und sich dazu in der Übernahme von Verantwortung für seine Klienten üben.

Burnoutprävention durch Stärkung der Komponenten des Kohärenzgefühls, sprich durch Förderung des Gefühls, die Welt verstehen, Ereignisse vorhersagen, Herausforderungen meistern und dem eigenen Leben irgendeine Bedeutung abgewinnen zu können, hat dann einen ethischen Wert, wenn sie sich gleichzeitig der Persönlichkeitsentwicklung in Richtung Mündigkeit, Selbstverwirklichung und Verantwortungsübernahme verpflichtet sieht, wenn es beispielsweise der Pflegepädagogik nicht nur um die Förderung der Gesundheit von Pflegeschülern geht, sondern immer auch darum, dass diese lernen, selbst zu denken, sich zu verwirklichen und für andere Verantwortung wahrzunehmen.

Ohne hier gleich hieb- und stichfeste Beweise liefern zu können, spricht doch einiges dafür, dass die Komponenten des Kohärenzgefühls und die Ziele der Persönlichkeitsbildung sich wechselseitig beeinflussen und in ihrem Zusammenspiel burnoutpräventiv auswirken:

Wer gemäß der Komponenten Verstehbarkeit, Handhabbarkeit und Bedeutsamkeit darauf vertraut, dass er die Folgen seiner Taten abschätzen kann, seine Absichten schon umsetzen wird und sein Tun Sinn macht, der wird sich auch eher trauen, Widerstände zu überwinden, welche ihn daran hindern, eigenständig zu denken, sich

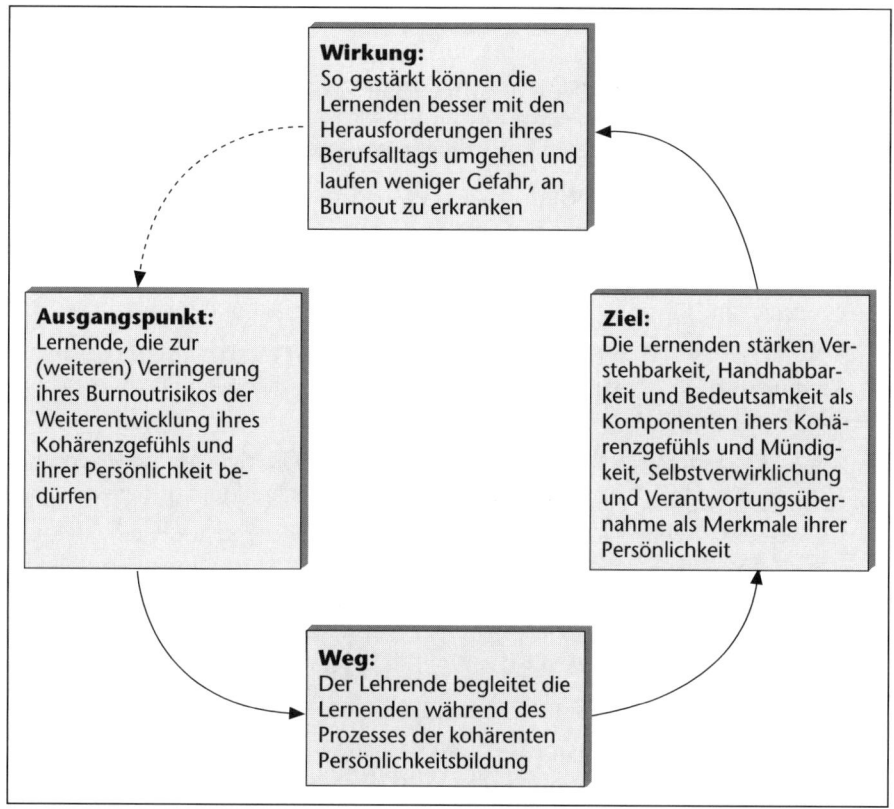

Abb. 2.8 Burnoutprävention als kohärente Persönlichkeitsbildung

selbst zu entfalten und verantwortlich zu handeln. Wer beim eigenständigen Denken, Entfalten der eigenen Persönlichkeit und verantwortlichen Handeln positive Erfahrungen sammelt, der wird sich wiederum in dem Vertrauen bestärkt sehen, die Welt verstehen, Probleme in den Griff bekommen und dem Leben eine Bedeutung abgewinnen zu können. Die ethisch relevanten Persönlichkeitsbildungsziele stellen somit eine sinnvolle Ergänzung der funktionalen Komponenten des Kohärenzgefühls dar und umgekehrt.

Eine entscheidende Aufgabe der Pflegepädagogik sollte unserem Erachten nach die kohärente Persönlichkeitsbildung sein. Darunter verstehen wir den Versuch, durch die Förderung der Kohärenzgefühlskomponenten Verstehbarkeit, Handhabbarkeit und Bedeutsamkeit zur Burnoutprävention bei Pflegeschülern beizutragen, ohne dabei Mündigkeit, Selbstverwirklichung und Verantwortungsübernahme als übergeordnete Bildungsziele aus dem Blick zu verlieren (*Abb. 2.8*).

Burnoutprävention durch kohärente Persönlichkeitsbildung

Literaturnachweis

1. Antonovsky, A. (1993): Gesundheitsforschung versus Krankheitsforschung. In: Franke, A. & Broda, M. (Hrsg.): Psychosomatische Gesundheit. Versuch einer Abkehr vom Pathogenese-Konzept. Tübingen: DGVT, S. 3–14

2. Antonovsky, A. (1997): Salutogenese. Zur Entmystifizierung der Gesundheit. Franke, A. (Hrsg.). Tübingen: DGVT

3. Aries, M. & Ritter Zuppiger, I. (1999): Pflegende mit und ohne Burnout: Ein Vergleich. In: Pflege. Die wissenschaftliche Zeitschrift für Pflegeberufe. 12 Jg., S. 83–88

4. Bandura, A. (1977): Self-efficacy: Toward a unifying theory and practice. Thousand Oaks: Sage

5. Bengel, J., Strittmatter, R., & Willmann, H. (2003): Was erhält Menschen gesund? Antonovskys Modell der Salutogenese – Diskussionsstand und Stellenwert. Forschung und Praxis der Gesundheitsförderung Band 6. BZgA (Hrsg.). Köln

6. Brieskorn-Zinke, M. (2000): Die pflegerische Relevanz der Grundgedanken des Salutogenese-Konzepts. In: Pflege. Die wissenschaftliche Zeitschrift für Pflegeberufe. 13 Jg., S. 373–380

7. Foerster, H. (1991): Das Konstruieren einer Wirklichkeit. In: Watzlawick (Hrsg.). Die erfundene Wirklichkeit. München: Pieper, S. 39–60

8. Franke, A. (1997): Zum Stand der konzeptionellen und empirischen Entwicklung des Salutogenesekonzepts. In: Franke, A. (Hrsg.): Salutogenese. Zur Entmystifizierung der Gesundheit. Tübingen: DGVT, S. 169–190

9. Kant, I. (1784): Beantwortung der Frage: Was ist Aufklärung? In: Königlich Preußische Akademie (Hrsg.). Kants Werke. Akademie Textausgabe Band 8. Berlin 1911, S. 35–42

10. Kant, I. (1803): Über Pädagogik. In: Königlich Preußische Akademie (Hrsg). Kants Werke. Akademie Textausgabe Band 9. Berlin 1911, S. 437–499

11. Kersting, K. (2001): Vom Ausbrennen und Kaltwerden. In: Pädagogische Korrespondenz. Heft 27, S. 74–93

12. Kobasa, S. (1979): Stressful life events, personality and health: An inquiry in hardiness. In: Journal of Personality and Social Psychology. 34. Jg., S. 839–850

13. Lazarus, R. & Folkman, S. (1984): Stress, appraisal, and coping. New York: Springer

14. Lévinas, E. (1982): Ethik und Unendliches. Wien: Passagen, 1992

15. Nietzsche, F. (1873): Ueber Wahrheit und Lüge im außermoralischen Sinne. In: Colli & Montinari (Hrsg.). Nietzsche. Kritische Studienausgabe Band 1. München, Berlin, New York 1980, S. 873–890

16. Nietzsche, F. (1874): Unzeitgemäße Betrachtungen. Drittes Stück: Schopenhauer als Erzieher. In: Colli & Montinari (Hrsg.). Nietzsche. Kritische Studienausgabe Band 1. München, Berlin, New York 1980, S. 335–427

17. Nietzsche, F. (1882): Die fröhliche Wissenschaft. In: Colli & Montinari (Hrsg.). Nietzsche. Kritische Studienausgabe Band 3. München, Berlin, New York 1980, S. 343–638

18. Piaget, J. & Inhelder, B. (1972): Die Psychologie des Kindes. Olten

19. Piaget, J. & Inhelder, B. (1974): Gedächtnis und Intelligenz. Olten

20. Raatikainen, R. (1996): Macht oder das Fehlen von Macht in der Pflege. In: Pflege. Die wissenschaftliche Zeitschrift für Pflegeberufe. 9 Jg., S. 257–266

21. Scheier, M. & Carver, C. (1985): Optimism, coping and health: Assessment and implications of generalized outcome expectancies. In: Health Psychology. 4. Jg., S. 219–247

22. Schneider, K. / Herrgesell, S. / Drude, C. (2005): Pflegeunterricht konkret. Grundlagen, Methoden, Tipps. München: Elsevier

23. Wallston, B. & Wallston, K. (1978): Locus of control and health: A review of the literature. In: Health Education Monographs. 6. Jg., S. 107–117

3

Gesetzliche und didaktische Grundlagen zur Umsetzung von Burnoutprävention in der Pflegeausbildung

Gregor Raddatz

Bisher stellten wir Burnout als ein für Pflegende relevantes Problem und Burnoutprävention durch kohärente Persönlichkeitsbildung als eine sinnvolle Aufgabe der Pflegepädagogik dar. Nun wollen wir zeigen, dass diese Aufgabe mit den gesetzlichen Vorgaben in Deutschland vereinbar ist und wie eine geeignete didaktische Herangehensweise zu ihrer Bewältigung aussehen kann.

3.1 Gesetzliche Grundlagen zur Umsetzung von Burnoutprävention in der Pflegeausbildung

Mit Blick auf die gesetzlichen Vorgaben sehen wir im Wesentlichen drei Anknüpfungspunkte für die von uns im Kapitel 2 empfohlene Vorbeugung gegen das Ausbrennen in der Pflege:

Erstens fußt Burnoutprävention durch kohärente Persönlichkeitsbildung auf einem Paradigmenwechsel im Gesundheitswesen vom pathogenetischen zum salutogenetischen Ansatz. Die geltenden bundesdeutschen Ausbildungs- und Prüfungsverordnungen für Pflegeberufe (AltPflAPrV u. KrPflAPrV) und deren Umsetzung in den Rahmenrichtlinien der Länder spiegeln diesen von Antonovsky wesentlich mitgeprägten allgemeinen Trend weg von der Reduzierung auf Krankheitsbekämpfung hin zur Erweiterung in Richtung Gesundheitsförderung wieder (AltPflAPrV, Anlage 1 zu § 1 Abs. 1 A 1.1; KrPflAPrV, Anlage 1 zu § 1 Abs. 1 A 3).

Zweitens hat kohärente Persönlichkeitsbildung zum Ziel, das Gefühl von Verstehbarkeit, Handhabbarkeit und Bedeutsamkeit beim einzelnen so zu stärken, dass er besser mit Belastungen umgehen kann und selbständiger und eigenverantwortlicher zu handeln vermag. Dem entsprechend legen die AltPflAPrV und KrPflAPrV und deren Konkretisierung in den Richtlinien großen Wert darauf, dass Pflegeschüler im Verlauf ihrer Ausbildung lernen, ihre Klienten zu unabhängigem Handeln und individuellem Engagement zu befähigen und selbst berufliche Handlungskompetenzen zu erwerben, welche ihnen wiederum dabei helfen, die Herausforderungen des Pflegealltags zu meistern und ihrer Arbeit eigenständig und verantwortungsbewusst nachzugehen (AltPflAPrV, Anlage 1 zu § 1 Abs. 1 A 1.2 u. 2; KrPflAPrV, Anlage 1 zu § 1 Abs. 1 A 2. u. 4).

Drittens soll ein Element kohärenter Persönlichkeitsbildung sein, dass der einzelne sich nicht ausschließlich um die Gesundheit anderer kümmert, sondern auch die eigene Gesundheit im Auge behält. Die AltPflAPrV und KrPflAPrV und deren länderspezifische Anwendungen geben eine solche Sorge um die eigene Gesundheit als verbindlichen Bestandteil der Ausbildung für Pflegeschüler an (AltPflAPrV, Anlage 1 zu § 1 Abs. 1 A 4.4; KrPflAPrV, Anlage 1 zu § 1 Abs. 1 A 10). Dabei spielt das Thema Burnout und Burnoutprävention explizit eine Rolle.

Burnoutprävention durch kohärente Persönlichkeitsbildung ist also nicht nur vereinbar mit den geltenden bundesdeutschen Ausbildungs- und Prüfungsverordnungen für Pflegeberufe und den entsprechenden Länderrichtlinien, in ihr ist vielmehr der Versuch einer konsequenten Anwendung der gesetzlichen Vorgaben auf die Ausbildungspraxis zu sehen.

3.2 Didaktische Grundlagen zur Umsetzung von Burnoutprävention in der Pflegeausbildung

Gemäß der bundesdeutschen Ausbildungs- und Prüfungsverordnungen und der Richtlinien auf Länderebene soll sich die Ausbildung von Pflegenden, ob in Lernfeldern oder Themenbereichen, weniger auf die Vermittlung von theoretischem Fachwissen und mehr auf die Einübung von berufspraktischen Handlungskompetenzen konzentrieren. Es gilt, das Nebeneinanderher der einzelnen Fächer und Inhalte zunehmend durch einen themenzentrierten und fächerübergreifenden Unterricht abzulösen. Dazu ist die Arbeit im Team unter den Lehrenden unerlässlich. Außerdem haben Pflegelehrer Pflegeschüler auf ihrem Lernweg hin zu selbständig und verantwortungsbewusst handelnden Pflegenden zu begleiten und ihnen deshalb im Unterricht die Möglichkeit zur Mitsprache und Mitgestaltung zu gewähren (📖 21, S. 23–30).

In „Pflegeunterricht konkret" (📖 21) vertritt Schneider die Auffassung, dass sich die von der Kultusministerkonferenz bereits 1996 und 1999 geforderte „stärkere Ausrichtung des Berufsschulunterrichts an berufliche Arbeitsprozesse" (📖 21, S. 34) nicht mit der klassischen wissens- und herstellungsfixierten Didaktik umsetzen lässt. Sie fordert für die Pflegeausbildung die Umorientierung zu einer modernen handlungs- und ermöglichungsfixierten Didaktik (📖 21, S. 26). Tatsächlich wird dieser Forderung bereits im Rahmen einzelner Länderrichtlinien zur Ausbildung in den Pflegeberufen implizit Rechnung getragen, etwa wenn diese eine souveräne Verrichtung beruflicher Handlungen als Lernziel formulieren und empfehlen, mehr mit problemorientierten und fallbasierten Unterrichtskonzepten zu arbeiten (📖 15, S. 23 f.). Dafür bietet es sich an, als Lehrender nicht in erster Linie frontal Faktenwissen über Vorträge herstellen zu wollen, sondern Lernenden vor allem den weitgehend eigenständigen Erwerb von Handlungskompetenzen zu ermöglichen. Letzteres scheint allerdings vielfach noch nicht praktiziert zu werden.

In einer Studie zum Unterricht an berufsbildenden Schulen stellt Pätzold fest, dass 30–45 % der befragten Schüler fast immer und weitere 40–50 % häufig frontal unterrichtet werden und handlungsorientierte und schüleraktivierende Unterrichtsformen nur eine relativ geringe Rolle spielten (📖 17, S. 6f.). Als Hauptursache, die den vermehrten Einsatz handlungs- und ermöglichungsbezogener Sozialformen und Methoden behindert, wird von den befragten Lehrkräften der hohe Zeitaufwand für die Vorbereitung und Umsetzung eines solchen Unterrichts genannt (📖 17, S.14). Dies mag in vielen Fällen eine zutreffende Begründung sein. Wir vermuten jedoch, dass auch veraltete Vorstellungen über den Verlauf von Lernvorgängen und mangelnde Kenntnisse über alternative Lehrmöglichkeiten dazu beitragen, die Chancen, die in handlungs- und ermöglichungsdidaktisch ausgerichtetem Unterricht liegen, noch nicht ausreichend zu erkennen und zu nutzen.

Im folgenden wird deshalb zunächst die so genannte Herstellungsdidaktik und deren traditionelles Verständnis von Lernprozessen dargestellt, mit welchem sicherlich viele von uns schon als Schüler konfrontiert wurden und welches, wie von Pätzold nachgewiesen, zumindest halbbewusst, immer noch das pädagogische Handeln der meisten von uns beeinflusst. Danach setzen wir uns mit aktuellen Erkenntnissen über Vorgänge des Lernens auseinander und kommen dabei zu dem Schluss, dass diese unvereinbar mit dem herstellungsdidaktischen Standpunkt sind. Abschließend wird die so genannte Ermöglichungsdidaktik zum einen als vereinbar mit gesetzlichen Vorgaben und neueren Lerntheorien und zum anderen als geeignete Basis für einen burnoutpräventiven Unterricht im Sinne kohärenter Persönlichkeitsbildung vorgestellt.

3.2.1 Die fachwissenorientierte Herstellungsdidaktik

Die Grundlage der Herstellungsdidaktik, darauf weisen beispielsweise Kösel in „Die Modellierung von Lernwelten: Ein Handbuch zur subjektiven Didaktik" (📖 11) und Foerster in „Wahrheit ist die Erfindung eines Lügners. Gespräche für Skeptiker" (📖 8) hin, bildet eine mechanistische Vorstellung von Menschen, Kommunikation und Lernen, welches sich etwa im Glauben an die Machbarkeit einer Vermehrung von Wissen und Können nach dem Input-Output-Prinzip oder dem Sender-Empfänger-Modell manifestiert (📖 11, S. 18f. u. 📖 8, S. 65f. 1998):

Wird der einzelne mit einem Input versorgt, lässt sich vorhersagen, welcher Output daraus bei ihm resultiert. Ein Sender verschlüsselt Nachrichten zu sprachlichen Äußerungen, die ein Empfänger wieder zu den ursprünglichen Nachrichten entschlüsselt. Ein Reiz führt zu einer berechenbaren Reaktion, diese Ursache hat wahrscheinlich jene Wirkung, auf eine spezielle Frage wird eine bestimmte Antwort erwartet. Füttert der Lehrende die Lernenden im Rahmen eines wirklich guten Unterrichts mit Daten, spucken die Lernenden die vom Lehrenden erwünschten Daten bei einer Leistungskontrolle wohl wieder aus.

Ein mechanistisches Menschenbild ist auch das Fundament eines einseitig pathogenetischen Pflegeverständnisses, welches sowohl von ausgebildeten Pflegenden als auch von Pflegelehrern, gerade unter hoher Arbeitsbelastung, immer noch prakti-

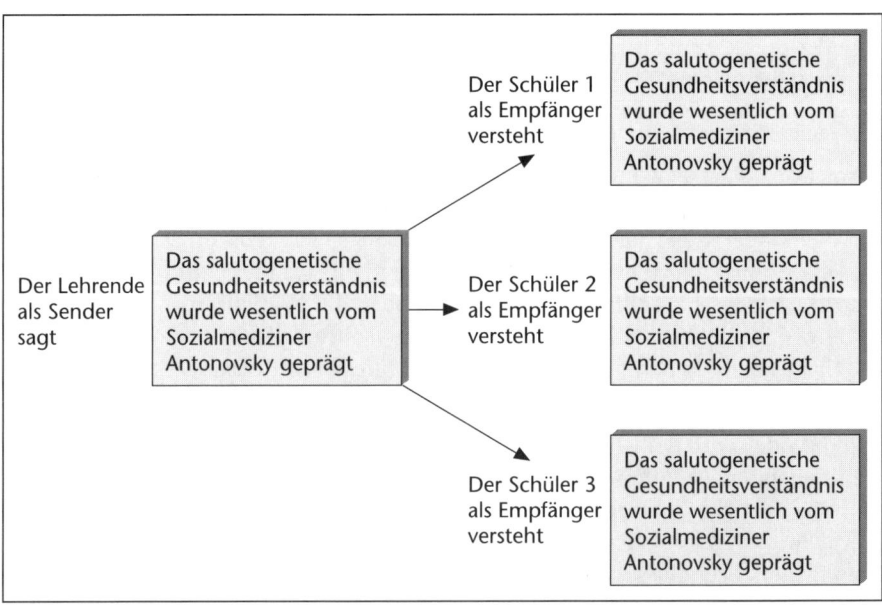

Abb. 3.1 Einheitliche Informationsverarbeitung

ziert oder zumindest stillschweigend geduldet wird. Entspricht ein Pflegeschüler, wenn es viel zu tun gibt, nicht den Erwartungen an die Priorität einer Satt-Und-Sauber-Pflege vor einem ganzheitlichen Umgang mit Klienten, wird sein Verhalten sowohl von der Station als auch von der Schule oft als falsch kritisiert, statt wenigstens die Absicht der Durchführung einer salutogenetisch ausgerichteten Handlung unter schwierigen Bedingungen positiv zu bewerten. Beschwert sich die Stationsleitung zum Beispiel über einen Schüler, welcher einer sehbehinderten älteren Frau auf deren Wunsch hin zur Abwechslung mal etwas aus der Zeitung vorliest, anstatt sie wie sonst jeden Morgen zu waschen, wird ihr unter Umständen von Seiten des Lehrers beigepflichtet.

Unter Lehren im althergebrachten Sinne des Wortes versteht man nun einen geordneten, normierten und regulierten Vorgang der Unterweisung, bei welchem vor allem die sorgfältige Planung als passende Lehrzielformulierung, Stoffreduktion und Methodenauswahl die Erreichung der angestrebten Resultate garantiert. Arnold in „Betriebliche Weiterbildung" (📖 2) und Heinze in „Praxisforschung" (📖 10) sprechen hier von Planungs- und Methodenfixiertheit. Unbehagen rufen dabei alle chaotisierenden Elemente hervor, das, was die Planung stören könnte, sprich unberechenbare Lernende, unzuverlässige technische Geräte, unkonzentrierte Lehrende, usw. (📖 2, S. 53 u. 📖 10, S. 15).

Um Chaos gar nicht erst entstehen zu lassen, gibt es im herstellungsdidaktisch konzipierten Unterricht eine eindeutige Hierarchie zwischen den Beteiligten. Legitimiert wird diese, so Reich in „Systemisch-konstruktivistische Pädagogik" (📖 19), durch die Annahme einer grundsätzlich gegebenen persönlichen und fachlichen Überlegenheit des Lehrenden gegenüber dem Lernenden. Die Aufgabe des einen besteht dann darin, dem anderen in wohl dosierten Einheiten etwas von seinem umfassenden Wissen und Können mitzuteilen und nachzuprüfen, wie erfolgreich er in seinen Bemühungen war – „Eine symmetrische Beziehung, in der beide gleichberechtigt miteinander umgehen könnten, scheint durch den Wissens- und Informationsvorsprung des Pädagogen selbst ausgeschlossen. Deshalb kommt ihm auch die Kontrolle des Wissens und Verhaltens zu" (📖 19, S. 260).

Das agierende Subjekt eines derartigen Unterrichts ist der Lehrende. Dieser wähnt sich, Arnold zufolge, im Besitz von wirklichkeitsadäquatem Wissen und gedenkt, die Lerngruppe als „Planungs-, Methoden- und Reduktionsexperte" (📖 2, S. 54) sicheren Schrittes durch den Informationsdschungel der heutigen Welt zu führen. Die von ihm ausgehenden Impulse sollen das Unterrichtsgeschehen entscheidend prägen, seine Ordnungsvorstellungen haben sich durchzusetzen. In diesem Zusammenhang fallen bei Arnold und Heinze die Stichwörter „vorplanender, steuernder, alles kontrollierender und dominierender Unterrichtsstil" (📖 2, S. 55) und „Unterrichtspraxis als Herrschaftspraxis" (📖 10, S. 17). An bundesdeutschen Pflegeschulen ist der Angst einflößende, autoritäre Lehrer alter Schule sicherlich ein auslaufendes Modell. Trotzdem findet dort weiterhin in hohem Maße lehrerzentrierter Frontalunterricht statt.

Die reagierenden Objekte des herkömmlichen Unterrichts sind die Lernenden. Nach Kösels „Modellierung von Lernwelten. Eine Möglichkeit für lebendiges Lehren und Lernen" (📖 12) werden sie entsprechend einer „mechanistischen Bildungsauffassung" wie „triviale Maschinen" behandelt, „die Inputs der Außenwelt abbilden

Gesetzliche und didaktische Grundlagen zur Umsetzung von Burnoutprävention in der Pflegeausbildung

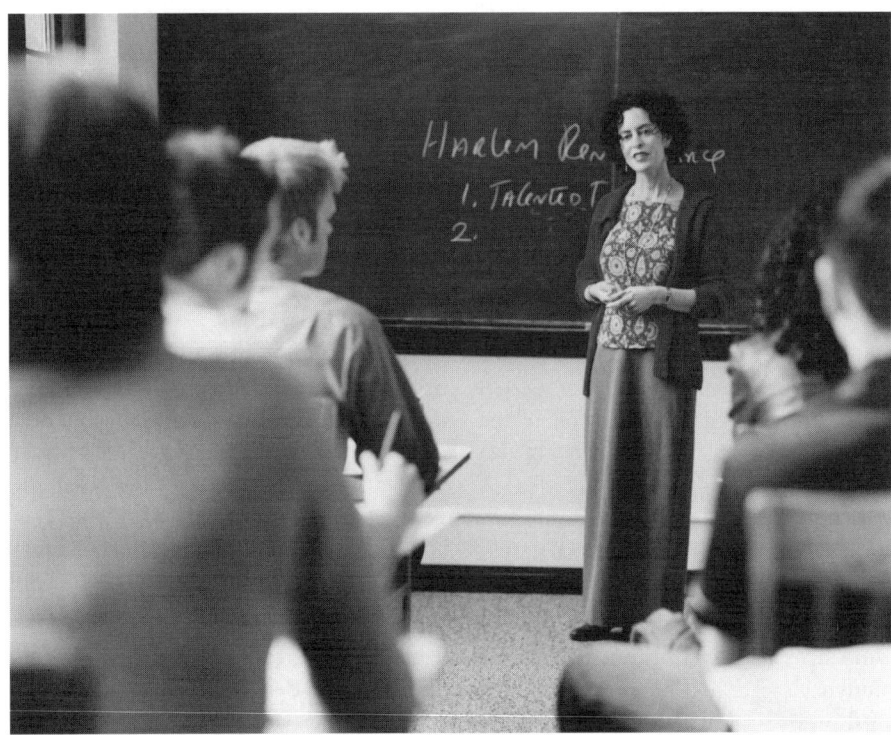

Abb. 3.2 Lehrerzentrierter Frontalunterricht [J666]

können und müssen" (📖 12, S. 89). Laut Foerster sollen sie wie leere Trichter mit Inhalt gefüllt bzw. aus dem mangelhaften Zustand der Unwissenheit und Unbeholfenheit in den zufrieden stellenden Zustand des Wissens und Könnens versetzt werden (📖 8, S. 70–71).

Heinze gemäß halten Herstellungsdidakten Lernende für Seelen ohne jede Erfahrung und dieser Einschätzung folgend versuchen sie, in einem „beim Punkt Null einsetzenden Qualifikationsprozess in planmäßig gelenkten Schritten Fertigkeiten aufzubauen" (📖 10, S. 16). Arnold sieht sie allein im stillen Kämmerlein an ihrem Schreibtisch sitzen, um stellvertretend Bildungsinhalte zu erschließen, Stoffe zu reduzieren und nach Vermittlungsmethoden zu suchen (📖 2, S. 52). Dabei orientieren sie sich, nach Heinze, einerseits an abstrakten und allgemeinen gesellschaftlichen Anforderungen und andererseits an ihrem eigenen methodischen Repertoire, keineswegs jedoch an der konkreten und besonderen Lebenssituation der Lernenden. Wichtig erscheinen ihnen der altbewährte Wissenskanon und dessen Vermittelbarkeit, nicht das, was ihre Zielgruppe tatsächlich aktuell interessiert (📖 10, S. 15–17).

Die einzelnen werden an dieser Stelle nicht als gleichwertige und kompetente Gesprächspartner angesehen, die bereits Erfahrungen und Wissen gesammelt haben und ihre eigenen Anliegen in den Lehr/Lern-Prozess einbringen möchten, stattdessen wird ihnen die Rolle von inkompetenten Lernenden zugeschrieben, die es an die Hand zu nehmen gilt, um sie kenntnisreicher und handlungsfähiger zu machen, was paradox ist, denn wie kann etwa ein Pflegeschüler entsprechend der gesetzlichen

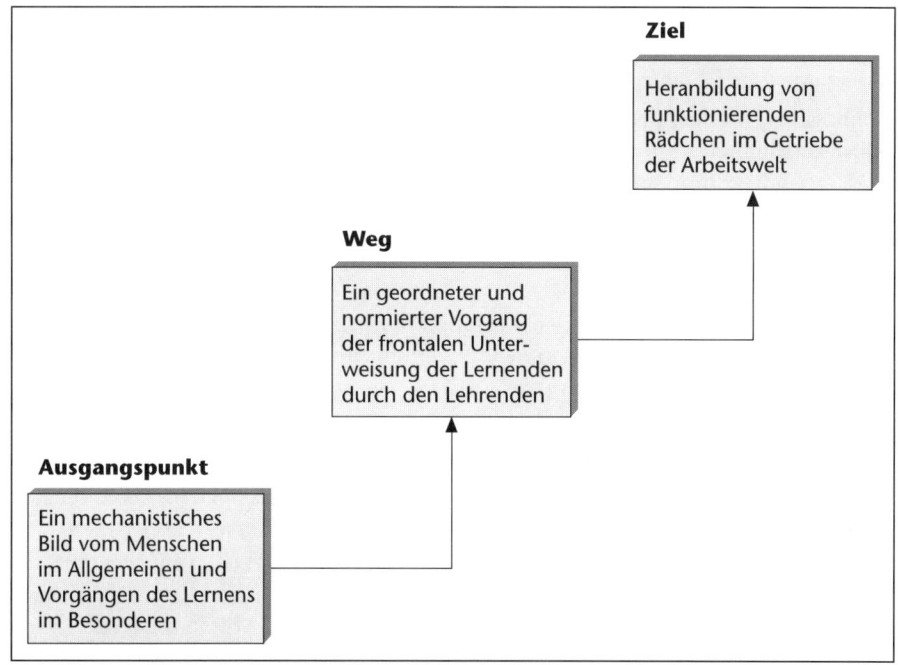

Abb. 3.3 Herstellungsdidaktik

Vorgaben für seine spätere berufliche Praxis eigenständiges Handeln lernen, geschweige denn lernen, Klienten auf ihrem Weg zu mehr Selbständigkeit zu begleiten, wenn man ihm dazu im Verlauf der Ausbildung keinen Freiraum lässt oder, wie Arnold es auf den Punkt bringt, „Selbstorganisation kann gerade nicht im Rahmen eines didaktisch vorweg geplanten Unterrichtsentwurfs eingeübt oder gelernt werden" (📖 2, S. 52).

Die Herstellungsdidaktik löst also, Heinze zufolge, den Lehr/Lern-Prozess aus dem Lebenskontext der einzelnen heraus. Sie schafft mittels des „standardisierten Lehrens und Lernens" (📖 10, S. 16) eine an theoretischem Fachwissen ausgerichtete künstliche Welt, in welcher die Lernenden, zum Beispiel in der Pflegeausbildung, nicht um ihrer selbst Willen orientiert an lebens- und berufspraktischem Handlungswissen lernen, sondern in der sie lernen müssen, um Leistungsnachweise und Schulabschlüsse, von Kösel als „Wissensaktien" (📖 12, S. 90) bezeichnet, erwerben zu können, die sie für den Zugang zu Beruf und Karriere benötigen.

3.2.2 Systemisch-konstruktivistische Lerntheorien

Fragen wir uns nun im Besonderen, ob sich Prozesse des Lernens tatsächlich nach dem Input-Output-Prinzip oder dem Sender-Empfänger-Modell richten, wie es die Herstellungsdidaktik voraussetzt. Arnold, Kösel und Siebert begründen unter Verweis auf die systemisch-konstruktivistische Theorien, warum hier ein gezielter Input keineswegs den beabsichtigten Output gewährleistet und eine Nachricht wohl kaum unverfälscht vom Sender zum Empfänger gelangt. Dazu bringen sie Lernen in einen engen Zusammenhang mit Erkennen, Wahrnehmen und Kommunizieren.

Von Nietzsche, einem der Impulsgeber konstruktivistischen Denkens, und Foerster, dem Vertreter eines naturwissenschaftlich begründeten Konstruktivismus', wissen wir (Kapitel 2.1 u. 2.5.1): Beim Erkennen handelt es sich um aktives Gestalten, nicht um passives Abbilden. Es wird einem darüber keine Welt zugänglich, wie sie an sich selbst, unabhängig vom Beobachter, objektiv ist, sondern eine Welt, wie jeder sie für sich, aus seiner ihm spezifischen Perspektive, rein subjektiv erfährt. Der einzelne schafft oder erfindet seine Welt.

Auch Lernen, so Siebert in „Lernen als Konstruktion von Lebenswelten. Entwurf einer konstruktivistischen Didaktik" (📖 22), ereignet sich weder in einem passiven noch in einem rein aufnehmenden Vorgang, vielmehr vollzieht es sich als aktiver und kreativer Prozess – „Ebenso wenig wie Erkennen Abbildung einer äußeren Realität ist, ist Lernen lediglich rezeptive Informationsverarbeitung. Lernen ist eine Selbsttätigkeit" (📖 22, S. 44).

Reich nennt drei wesentliche Bestandteile dieses Prozesses: Erstens konstruieren wir als Erfinder Wirklichkeit, kommen auf Gedanken, die vor uns noch niemand gedacht hat und tun Dinge, die vor uns noch niemand getan hat; zweitens rekonstruieren wir als Entdecker Wirklichkeit, eignen uns bereits vorhandenes Wissen an, gehen bereits betretene Wege; drittens dekonstruieren wir als Enttarner Wirklichkeit, stellen Theorien und Verhalten von anderen und uns selbst in Frage – „Mit dem Dreiklang von Erfinden, Entdecken und Enttarnen beziehen wir uns direkt auf Selbsttätigkeit und Selbstbestimmung in pädagogischen Prozessen" (📖 19, S. 121).

Des Weiteren findet Wahrnehmung aus Sicht der Konstruktivisten und ihrer Impulsgeber selektiv und strukturbedingt statt. Mit anderen Worten werden Informationen gemäß des jeweiligen Aufbaus eines Erkenntnisapparates gefiltert. Bei diesem Vorgang handelt es sich jedoch keineswegs um eine Einbahnstraße. Die Struktur, welche festlegt, wie dem einzelnen die Welt da draußen erscheint, kann selbst wiederum prozesshaft durch äußere Faktoren verändert und weiterentwickelt werden (📖 7, S. 39–60).

Bereits von Antonovsky haben wir vernommen, dass jeder auf seine spezielle Art und Weise Reize filtert und in ihnen, je nach Entwicklungsstand seines durch Lebenserfahrungen geprägten Kohärenzgefühls, Stressoren sieht oder nicht (Kapitel 2.1). Arnold spricht von individuellen Deutungsrastern, mit denen wir Eindrücke aufnehmen (📖 3, S. 720), Kösel vom subjektiven Zugang zu entsprechenden Sachverhalten (📖 11, S. 58), Siebert davon, dass die Reizverarbeitung zunächst genetisch festgelegt ist, im Laufe der Zeit aber ebenso durch Umwelteinflüsse, funktions- und situationsspezifische Interessen bestimmt wird – „Unser Wahrnehmen und Erkennen ereignet sich jedoch nicht in einem Vakuum, nicht in einem geschichtslosen Raum, sondern ist geprägt durch die gattungsgeschichtliche Evolution, kulturelle, gesellschaftliche Muster, lebensgeschichtliche Erfahrungen, Anforderungen und Erwartungen" (📖 22, S. 42–43). Je weniger wir miteinander verwandt sind, gleiche Erfahrungen sammeln und ähnliche Rollen spielen, desto mehr weichen unsere Informationsfilterungen und somit auch unsere Lernstrukturen voneinander ab.

Laut Siebert lernen schon Kinder und Jugendliche unterschiedlich – „Die Information, dass die Erde eine Kugel sei, wurde von Kindern im Sachkunde-Unterricht sehr individuell und originell verarbeitet" (📖 22, S. 71–72). Mit voranschreitendem Alter oder genauer zunehmendem Erfahrungsschatz wird Lernen in immer stärkerem Maße biographisch beeinflusst – „Je älter wir sind, desto größer sind die individuellen Differenzen und Variationen der Aufmerksamkeit und der kognitiven Prozesse" (📖 22, S. 43). Aufgrund dessen lassen sich vor allem die Erwachsenen als „lernfähig, aber unbelehrbar" (📖 22, S. 46) bezeichnen. Gerade in der Pflegeausbildung sollte dieser Umstand berücksichtigt werden, da es dort immer wieder zur Behandlung von Grundthemen des Lebens wie Krankheit, Tod, Sucht, Gewalt usw. kommt, zu denen Pflegeschüler aufgrund unterschiedlicher Lebenserfahrungen sehr voneinander abweichende Zugänge haben können.

Schließlich vollziehen sich Erkennen, Wahrnehmen, Kommunizieren und Lernen aus konstruktivistischer und systemtheoretischer Sicht beim einzelnen zugleich in Abhängigkeit und Unabhängigkeit von seiner Umwelt:

Foerster zufolge ist unser Nervensystem angewiesen auf Impulse von außen, aber die Regelung der Reizverarbeitung spielt sich letztlich nach ihren eigenen Gesetzen ab, sie organisiert sich selbst. Die Nervenzellen des Körpers sind derart miteinander verbunden, dass sich die Empfänglichkeit für Impulse und die Reaktion auf Reize beidseitig beeinflussen und steuern (📖 7, S. 56–58). So verliert ein bettlägeriger Mensch mit der Zeit immer mehr seine Wahrnehmungsfähigkeit für den Auflagedruck des Bettes und sein Empfinden für den eigenen Körper. Die Empfänglichkeit für diese im Grunde gleich bleibenden Reize nimmt umso mehr ab, je weniger er auf diese reagiert.

Nach Luhmann kreist der einzelne in seinem Denken weitgehend um sich selbst. Zum Vorgang der zwischenmenschlichen Kommunikation leistet er zwar hin und wieder einen Beitrag, aber in erster Linie um dadurch Informationen zu erhalten, welche er zum eigenen Vor-Sich-Hin-Denken benötigt. Über Kommunikation anderen mitzuteilen, was er wirklich fühlt und meint, ist ihm nahezu unmöglich. Scheint doch Sprache vieldeutig und Kommunikation somit eher von Missverständnissen als von gelingender Verständigung geprägt (📖 13, S. 117–131). Fragt beispielsweise ein Pflegender einen Klienten nach dessen Befinden, könnte der Gefragte das als aufrichtiges Interesse an ihm als Person interpretieren, obwohl der Fragende eventuell nur eine rein floskelhafte Bemerkung machen wollte.

Siebert gemäß sind Vorgänge des Lehrens und Lernens in ähnlicher Weise verknüpft wie Denken und Kommunikation. Aus dem Kommunikationsgeschehen Unterricht sucht sich der Lernende das heraus, was ihm brauchbar erscheint, um weiter seinen eigenen Gedanken nachzuhängen. Dabei ist es nicht auszuschließen, dass der ursprünglich intendierte Sinn und Zweck einer Mitteilung des Lehrenden völlig außer acht gerät oder falsch verstanden wird. Was auch immer ein Lehrender im Rahmen des Unterrichts sprachlich artikuliert, die Verarbeitung seiner Äußerungen durch den Lernenden vermag er nicht zu steuern, denn, so Siebert, „Lehren und Lernen sind zwei gekoppelte, aber selbständige, selbstreferentielle Prozesse" (📖 22, S. 44–45). Versucht ein Pflegelehrer Pflegeschüler mittels eines Vortrags auf die Gefahr des Burnouts aufmerksam zu machen und ihnen Präventionsstrategien gegen das Ausbrennen zu vermitteln, schaltet der eine Schüler vielleicht ab, weil ihn das Vorgetragene langweilt, der andere überlegt unter Umständen angesichts der düsteren Schilderung des Pflegealltags, die Ausbildung abzubrechen, ein weiterer will sich wohl künftig intensiver mit dem dargestellten Problem auseinandersetzen. Nach außen

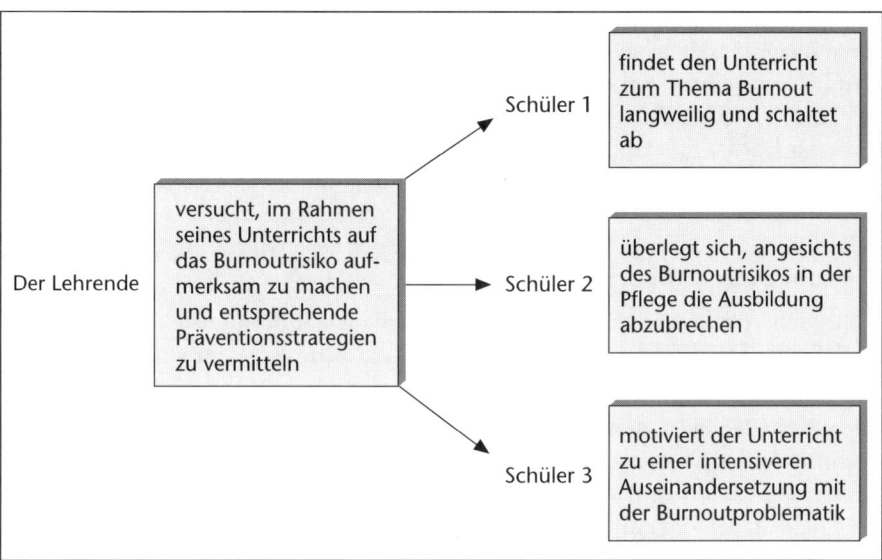

Abb. 3.4 Individuelle Informationsverarbeitung

hin machen sie jedoch auf den Lehrer eventuell alle drei einen interessierten Eindruck.

Auch wenn viele in einer Lerngruppe in ihrem Denken und Handeln vor allem auf die eigenen Anliegen und Ansichten fixiert sind, bricht in ihr nicht gleich das Chaos aus. So wie die einzelnen Pflegenden auf einer Station doch als Team arbeiten können, sind auch Lernende durchaus dazu in der Lage, zusammen zu agieren, sich parallel weiterzuentwickeln und gegenseitig in ihrer Entwicklung zu unterstützen. In „Konstruktivistische Erwachsenenbildung. Von der Deutung zur Konstruktion von Wirklichkeit" (📖 4) bezeichnen Arnold und Siebert dieses Phänomen als Koevolution – „Gelungene soziale, zirkuläre Lernsituationen lassen sich mit einer Fußballmannschaft vergleichen. Jeder Spieler ist ein [selbstorganisiertes] System. Die Mannschaft ist nur erfolgreich, wenn alle miteinander spielen. Die Mannschaftsleistung ist eine koevolutive Leistung" (📖 4, S. 108).

Auf der Basis konstruktivistischen und systemtheoretischen Denkens vertreten Arnold, Kösel und Siebert also die Auffassung, dass Lernen keineswegs aus einer nach dem Input-Output-Prinzip oder dem Sender-Empfänger-Modell erfolgenden fremdgesteuerten und normierten, annähernd umfassenden und zutreffenden Aufnahme, Speicherung und Wiedergabe an uns gesendeter Daten besteht, sondern aus einem weitgehend selbstorganisierten und vielfältigen, veranlagungs-, erfahrungs- und situationsbedingten, kreativen und wählerischen Umgang mit dem uns jeweils zur Verfügung stehenden Datenmaterial.

Da Lernen nicht machbar ist und Wissen nicht hergestellt werden kann, fordert unter anderem Arnold die Abkehr von der belehrenden fachwissenorientierten Herstellungsdidaktik, bei welcher der Lehrende den Plan verfolgt, den Lernenden seine Vorstellungen einzurichten, und die Hinwendung zur animierenden handlungsorientierten Ermöglichungsdidaktik, bei welcher der einzelne Bedingungen für eigenverantwortliches Lernen mitgestaltet – „Die planungsfixierten Ansätze einer Herstellungsdidaktik müssen deshalb erweitert werden, wenn Selbstorganisation im Lernprozess wirklich gelingen und ein Vertrauen in die eigene Kraft entstehen soll. Dabei zeichnet sich in Umrissen das Konzept einer Ermöglichungsdidaktik ab" (📖 3, S. 722).

Bleibt zu fragen, warum wir überhaupt lernen. Arnold und Siebert antworten hierauf unter Zuhilfenahme der konstruktivistischen Grundbegriffe Viabilität und Reframing. Wir lernen, um in der Welt da draußen zu überleben – Viabilität – und um dort überleben zu können, müssen wir uns dann, wenn sich die Umgebung verändert und bisherige Lebensbewältigungsstrategien nicht mehr greifen, mittels eines Umdeutungsvorgangs auf die neuen Gegebenheiten einstellen – Reframing (📖 4, S. 103–105 u. 115–119).

Bereits Nietzsche geht davon aus, dass unsere Art und Weise der Erkenntnisgewinnung dem Überleben dient. Bei der Aneignung von Daten und Fakten kommt es uns, auch Arnold und Siebert gemäß, letztlich nicht in erster Linie darauf an, inwiefern etwas an sich wahr, gut oder schön ist, sondern inwiefern etwas für uns viabel zu sein vermag und „ein Wissen ist viabel, wenn es zu mir und meiner Umwelt passt und die Erreichung meiner Ziele erleichtert" (📖 4, S. 103).

Laut Antonovsky ist Lernen im Sinne der ungewohnten Anwendung oder ergänzenden Erweiterung der eigenen Widerstandsressourcen nicht erforderlich, solange sich jemand mit seiner Sicht der Dinge zurechtfindet und ein Gleichgewicht zwischen den eigenen Gewohnheiten und den äußeren Anforderungen herrscht. Erst bei Aufhebung der Stabilität durch das Scheitern selbst zurecht gelegter Überlebensstrategien an den jeweiligen Umweltbedingungen entsteht Handlungsbedarf (Kapitel 2.1).

Wie schon erwähnt, werden Reize, auf welche wir „keine automatischen, angemessenen adaptiven Antworten haben" (📖 1, S. 125) im Modell der Salutogenese als

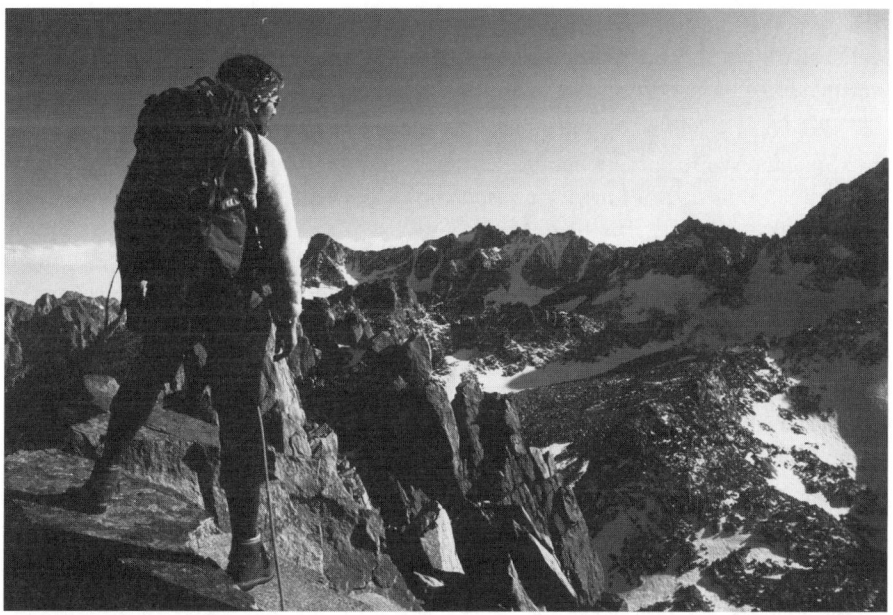

Abb. 3.5 Abenteurer in der Wildnis [J668]

Stressoren bezeichnet. Reich nennt eigene Krankheit und Verlust eines Angehörigen als mögliche Stressoren, die den einzelnen, da sie in der Regel weder gewollt sind, noch exakt vorhergesagt werden, unter Umständen aus der Bahn werfen – „Immer dann, wenn wir unser Leben symbolisch oder imaginär geordnet haben, erscheint ein Reales, um uns Striche durch unsere Rechnungen zu machen. Diese Striche können sehr klein sein, aber sie können auch zum völligen Durchstreichen aller Lebenspläne führen: Krankheit und Tod sind ihre schlimmsten Erscheinungsformen" (📖 19, S. 106). Das hier im Mittelpunkt unseres Interesses stehende Phänomen des Burnouts ist sicherlich von ähnlicher Tragweite.

In „Existenzphilosophie und Pädagogik. Versuch über unstetige Formen der Erziehung" (📖 5) setzt sich Bollnow mit existenzialistischem Gedankengut auseinander und stellt in diesem Zusammenhang die zentrale Bedeutung von Krisen für die menschliche Entwicklung, vor allem während der Pubertät aber auch in der Midlife-Crisis, heraus – „dass in der Tat die Krise notwendig zum Wesen des menschlichen Lebens gehört und dass die höhere Stufe der Reife grundsätzlich nur im Durchgang durch die Krise erreicht werden kann" (📖 5, S. 36).

Nach Bollnow sind Krisen mit Verunsicherungen körperlicher, seelischer und geistiger Art verbundene Unterbrechungen des alltäglichen Einerleis durch Gedanken, Empfindungen und andere Menschen, die eine Entscheidung zwischen Verdrängung und Auseinandersetzung, zwischen Stillstand und Entwicklung erforderlich machen. Entscheidet sich jemand gegen Verdrängung und Stillstand und für Auseinandersetzung und Entwicklung, tritt er zugleich in einen Lernprozess ein (📖 5, S. 24–36).

An solches und konstruktivistisch-systemtheoretisches Gedankengut anschließend definieren Arnold und Siebert Lernen als Reframing – „Wenn ein Weltbild sich als nicht mehr viabel erweist, kann eine Rekonstruktion, eine Umdeutung, ein Reframing erforderlich sein" (📖 4, S. 117). Kommt es zu Ungereimtheiten zwischen unserem Wissen und Können auf der einen Seite und den Herausforderungen des Lebens auf der anderen Seite, verlieren wir an Stabilität, fangen an zu stolpern und versuchen zu lernen, unser Denken und Handeln so lange zu verändern, bis die Widersprüche aufgehoben sind und alles wieder im Lot ist.

In ähnlicher Weise spricht Piaget, den man auch für einen Pionier des Kontruktivismus hält und dessen Entwicklungspsychologie, wie bereits erwähnt, Parallelen zu Antonovskys salutogenetischem Ansatz aufweist (Kapitel 2.1), vom Lernen als Anpassung. Führt das Agieren mit der Außenwelt zu Widersprüchen, wird das innere Gleichgewicht gestört und setzt ein Lernprozess ein, in dessen Verlauf sich die Erkenntnisstrukturen an die neuen Gegebenheiten so anpassen, dass wieder Ordnung herrscht und befriedigende Resultate erzielt werden – „kognitive Veränderungen und Lernen [treten] immer dann auf, wenn ein Schema statt des erwarteten Ergebnisses zu Störungen führt und wenn diese Störungen ihrerseits eine [Anpassung] nach sich ziehen, die ein neues [Gleichgewicht] herstellt" (📖 9, S. 36).

Bollnow warnt davor, derart verunsichernde und kräftezehrende Prozesse bewusst einleiten zu wollen. Vielmehr hat der Lehrende die Aufgabe, Lernende auf Krisen vorzubereiten, sie in Krisen zu begleiten und ihnen bei der Überwindung von Krisen zu helfen – „Jede Krise bleibt Schicksal. Der Erzieher kann sie nicht herbeiführen oder beherrschen, er kann nur helfend dabei sein, wenn schicksalsmäßig ein solches Ereignis den Menschen trifft, er kann zu helfen versuchen, die Krise in ihrem Sinne klar zu begreifen und bis ans Ende durchzuhalten" (📖 5, S. 37–38).

Auch Arnold und Siebert vertreten die Ansicht, dass Umdeutungsarbeit für den einzelnen nicht unbedingt angenehm und leicht zu erledigen ist – „Ein Reframing und entsprechende Lernprozesse sind häufig anstrengend und irritierend, sie haben oft kritische Bilanzierungen der eigenen Biographie zur Folge und führen nicht selten zu psychohygienischen Verunsicherungen" (📖 4, S. 118). Sie halten es deshalb für sinnvoll, in Lehr/Lern-Prozessen die Balance zwischen „Beharrlichkeit und Aufgeschlossenheit" (📖 4, S. 118) zu wahren und sich langsam an neue Sichtweisen heranzutasten. Lehr/Lern-Prozesse sollen Schonräume für das Experimentieren mit Neuem sein und die Chance bieten, „in relativer Distanz zu den Zwängen und Handlungsnotwendigkeiten des Alltags" (📖 4, S. 118) lebenskrisenrelevante Wissensreserven aufzubauen. Bezogen auf den Stationsalltag könnte die Pflegeausbildung ein solcher Ort sein.

In der Pflege stellt die Konfrontation mit Krankheit und Tod neben Faktoren wie Teamkonflikten oder Zeitmangel einen Teil der oft enormen Arbeitsbelastung dar. Fühlen sich Pflegeschüler angesichts einer derartigen Situation überfordert, laufen sie Gefahr auszubrennen und geraten so unter Umständen in eine persönliche Krise hinein. Fühlen sie sich hingegen herausgefordert, stoßen bei ihnen potentiell Stress auslösende schlechte Arbeitsbedingungen die weitere Ausbildung eigener Widerstandsressourcen an, was jedoch mit einem mühevollen Lernprozess verbunden sein kann, bei welchem oftmals liebgewonnene Überzeugungen und Gewohnheiten schmerzvollen Einsichten und Umstellungen weichen müssen.

Je nachdem wie ausgeprägt das Kohärenzgefühl von Pflegeschülern ist, nehmen diese die Probleme im Stationsalltag zum Anlass, die Ausbildung abzubrechen, sie resignierend durchzustehen oder, auf eine konstruktive Lösung hin zielend, die eigenen Fähigkeiten und Fertigkeiten weiter zu entwickeln und zu nutzen, um sich etwa für strukturelle Verbesserungen konkret im Stationsalltag und allgemein im Gesundheitswesen einzusetzen. Unseres Erachtens nach haben Lehrende in der Pflege die Aufgabe, ihre Lernenden zu motivieren, den letztgenannten Weg zu wählen, sprich sie darin zu unterstützen, ein starkes Kohärenzgefühl zu entwickeln und lösungsorientiert an die Bewältigung beruflicher Schwierigkeiten mittels umfassender Erweiterung und flexibler Anwendung beruflicher Handlungskompetenzen heranzugehen. Auf diese Weise können sie im Rahmen ihres Unterrichts einen wichtigen Beitrag zu Burnoutprävention durch kohärente Persönlichkeitsbildung leisten.

3.2.3 Die handlungsorientierte Ermöglichungsdidaktik

Arnold, Kösel und Siebert zufolge vollzieht sich Lernen nicht nach dem Input-Output-Prinzip, sondern als eine voller Überraschungen steckende „selbstorganisierte Deutungsarbeit" (📖 Arnold 1991, S. 52), und die Aufgabe des Pädagogen besteht keineswegs darin, Lernen herzustellen, sondern Lernen zu ermöglichen (📖 22, S. 45). Eine methoden- und planungsfixierte Didaktik halten sie für fehl am Platz. Erforderlich scheint ihnen vielmehr die Arbeit an einer „subjektsensiblen und situationsoffenen" (📖 2, S. 54), realisierungsfixierten Didaktik, welche vor allem die Lernenden und deren Bedürfnisse in den Blick nimmt (📖 2, S. 51–56). Schneider nutzt diese allgemeinen didaktischen Überlegungen zur Ausgestaltung einer den gesetzlichen Vorgaben gemäßen Pflegeausbildung (📖 21, S. 23–43):

Das Ziel einer handlungsorientierten Ermöglichungsdidaktik im Sinne der Alt-PflAPrV und der KrPflAPrV und ihrer Umsetzung in den Länderrichtlinien ist die Einübung berufsrelevanter fachlicher, methodischer, sozialer und personaler Kompetenzen. Schneider definiert diese wie folgt:

- „Personalkompetenz ist die persönliche Disposition, die auf ein Selbstkonzept zielt, zu dessen Entfaltung Selbstlernen und Metakognition gehören. Die Basis für das Selbstkonzept sind z. B. Werthaltungen, Selbstbilder und Motive.
- Methodenkompetenz zeichnet sich dadurch aus, dass der Mensch instrumentell selbstorganisiert handelt und damit auch bestimmte Aufgaben und Probleme durch geistiges Vorwegdenken lösen kann.
- Sozialkompetenz bezieht sich auf die Disposition eines Menschen, die es ihm ermöglichen, sich mit anderen kreativ auseinander- und zusammenzusetzen, sich gruppen- und beziehungsorientiert zu verhalten, um neue Pläne und Ziele zu entwickeln.
- Fachkompetenz ist die Disposition eines Menschen, geistig selbstorganisiert zu handeln, d. h. mit fachlichen Kenntnissen und fachlichen Fertigkeiten kreativ Probleme zu lösen und das Wissen sinnorientiert einzuordnen und zu bewerten" (📖 21, S. 35).

In Verbindung mit den beruflichen Handlungskompetenzen geht es den Ausbildungsrichtlinien für die Pflege unter anderem mehr oder weniger deutlich um die Filterung, Bewertung, Vernetzung und den Transfer von Informationen, um eigenständiges und selbstbestimmtes Handeln und einen toleranten, einfühlsamen und verantwortungsbewussten Umgang miteinander. Wie wir bereits gesehen haben, korrespondiert die Aufgabe der Burnoutprävention durch kohärente Persönlichkeitsbildung, sowohl mit der Einübung beruflicher Handlungskompetenzen als auch mit der Förderung von Selbstständigkeit und Verantwortungsübernahme (Kapitel 2.4 u. 2.6).

Zur Erreichung dieser Ziele hat der Unterricht, laut Schneider, in Zukunft nicht überwiegend theorielastig, fachspezifisch und Fakten vermittelnd zu sein, sondern stärker praxisnah, auf Fallbeispiele aus dem Berufsalltag bezogen und auf das Einstudieren anwendbaren Wissens ausgerichtet zu werden. Dem entsprechend sehen auch die Prüfungsverordnungen für Pflege veränderte Modalitäten vor. Die Abfrage auswendig gelernten Einzelfachwissens wird hier durch eine komplexe fallbezogene Aufgabenstellung abgelöst – „Die neue Qualität der Ausbildung und damit auch der Prüfung findet ihren Ausdruck nicht ausschließlich im vermittelten und abverlangten Wissen und Können, sondern in der Herausbildung und Entwicklung der verschiedenen persönlichen und Handlungskompetenzen, die für die berufliche Tätigkeit entscheidend notwendig sind" (KrPflAPrV zitiert nach 📖 21, S. 30).

Statt nun weiterhin nebeneinanderher einzelne Fächer zu unterrichten, gilt es, einen fächerübergreifenden Unterricht einzuführen, wozu sicherlich eine gute Teamarbeit unter den Lehrenden vonnöten ist. Schneider zufolge kann es zunächst damit beginnen, dass in Einzelfächern parallel zueinander am selben Thema gearbeitet wird, dann so weitergeführt werden, dass es während der Bearbeitung eines Themas zur Auflösung der Fächer kommt und schließlich darin gipfeln, dass die Unterrichts-

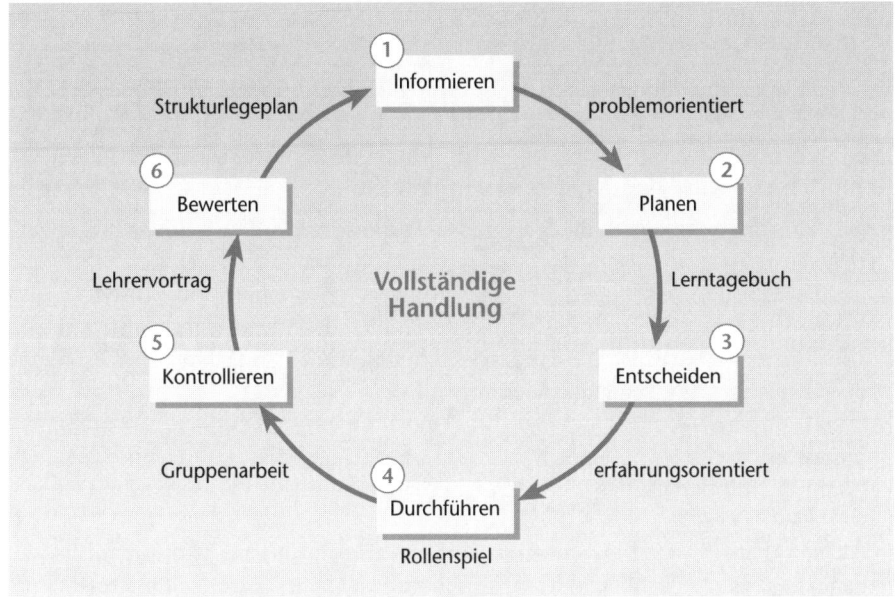

Abb. 3.6 Unterricht nach dem Modell der vollständigen Handlung (📖 21, S. 39)

struktur im Sinne der Handlungsorientierung durch die zu erwerbende Tätigkeit vorgegeben wird.

Hierzu folgt nun ein Beispiel bezogen auf die empfehlende Richtlinie für die Altenpflegeausbildung in NRW: Haben die Lernenden und/oder die Lehrenden bisher wenig Erfahrung mit einer handlungsorientierten Unterrichtsstruktur gesammelt, so könnte im Rahmen des Teillernfeldes 1.3.3 „Alte Menschen mit akuten, nicht infektiösen Erkrankungen pflegen" (📖 14, S. 43) parallel und sehr zeitnah in den Fächern Pflege, Anatomie/Physiologie und Krankheitslehre Unterricht zum Thema „Pflege von Menschen mit koronarer Herzkrankheit" angeboten werden. Inhalte wären etwa „Pflegemaßnahmen nach einem Herzinfarkt", „der Aufbau und die Wirkweise des Herz-Kreislaufsystems" sowie „die Ätiologie, Diagnose und Therapie von Herzinfarkten". Hat sich dies bewährt, so würde auf der nächsten Stufe zur Behandlung eines anderen Themas wie „Pflege von Menschen mit Frakturen" die bisherige Fächerstruktur aufgelöst, indem die Lernenden sich in Kleingruppen weitgehend ihre eigene Bearbeitungsstruktur geben und dabei gleichzeitig von mehreren Fachdozenten in Form eines Teamteachings beraten werden. Auf der dritten Stufe wäre es dann möglich, die Bearbeitung eines weiteren Themas wie „Pflege von Menschen mit Magen-Darm-Erkrankungen" fallbasiert und problemorientiert ganz an der Struktur der Handlung auszurichten, deren Ausübung es unter anderem durch diesen Unterricht zu fördern gilt.

Orientiert an dem von Arnold und Siebert verwendeten Bild des Steinbruchs sollen in einem solchen Unterricht annähernd optimale Voraussetzungen dafür geschaffen werden, damit jeder aus Lehr/Lern-Prozessen etwas mitnimmt, wovon er einen berufspraktischen Nutzen hat – „Der Lehrende präsentiert bzw. moderiert ein offizielles Thema, welches von den Lernenden als Steinbruch genutzt wird, d. h., sie entnehmen

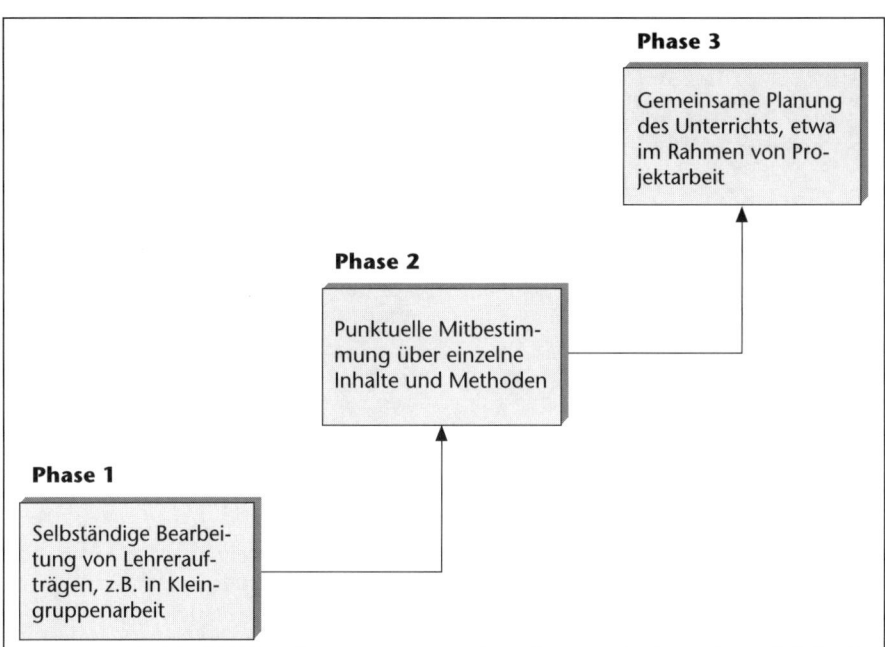

Abb. 3.7 Weg zu zunehmender Mitgestaltung des Unterrichts durch die Lernenden

ihm gewissermaßen die Bausteine bzw. Sinnbestandteile, die sie zur Bearbeitung ihrer eigenen [ausbildungsbezogenen] Lernthemen, d. h., um im Bild zu bleiben, zum Bau bzw. Wiederaufbau ihres eigenen Sinnhauses, benötigen" (📖 4, S. 151). Dabei ist in einem dreifachen Sinn dem Faktor Pluralität Rechnung zu tragen: Durch einen Ausgleich zwischen den Interessen der Lernenden und den Ausbildungsanforderungen, die Einbeziehung sowohl wissenschaftlicher als auch laienhafter Wirklichkeitszugänge und einen abwechslungsreichen und vielfältigen Methodeneinsatz, welcher auf die verschiedenen Lerntypen ebenso eingeht wie auf das Konzept des ganzheitlichen Lernens (📖 22, S. 84–85).

Handlungsorientierter Unterricht stellt in diesem Kontext ein Wagnis dar, welches nur gelingen kann, wenn Lehrende Lernende an wichtigen Entscheidungsprozessen beteiligen und beide Seiten zusammen versuchen, brauchbare Inhalts- und Beziehungsstrukturen aufzubauen. Nach Schneider kann das in drei Phasen erfolgen: In Phase eins berücksichtigt der Lehrende die Bedürfnisse der Lernenden und gewährt ihnen, etwa bei Gruppenarbeiten, erste Freiräume. In Phase zwei bestimmen die Lernenden über einzelne Methoden und Inhalte mit. In Phase drei findet eine gemeinsame Unterrichtsplanung statt.

Ein Beispiel für Phase drei stellt die Projektarbeit dar. So hätte jede Schule für Pflegeausbildung grundsätzlich die Möglichkeit, etwa zum Thema Gesundheitsförderung eine Projektwoche für ihre Auszubildenden anzubieten. Im Rahmen einer solchen Woche könnten sich die Schüler für ein Unterthema ihrer Wahl, zum Beispiel Burnoutprävention, entscheiden und von einem Lehrer bei der weitgehend eigenständigen Erstellung und Umsetzung eines entsprechenden Arbeitsplans so intensiv wie erforderlich begleitet werden.

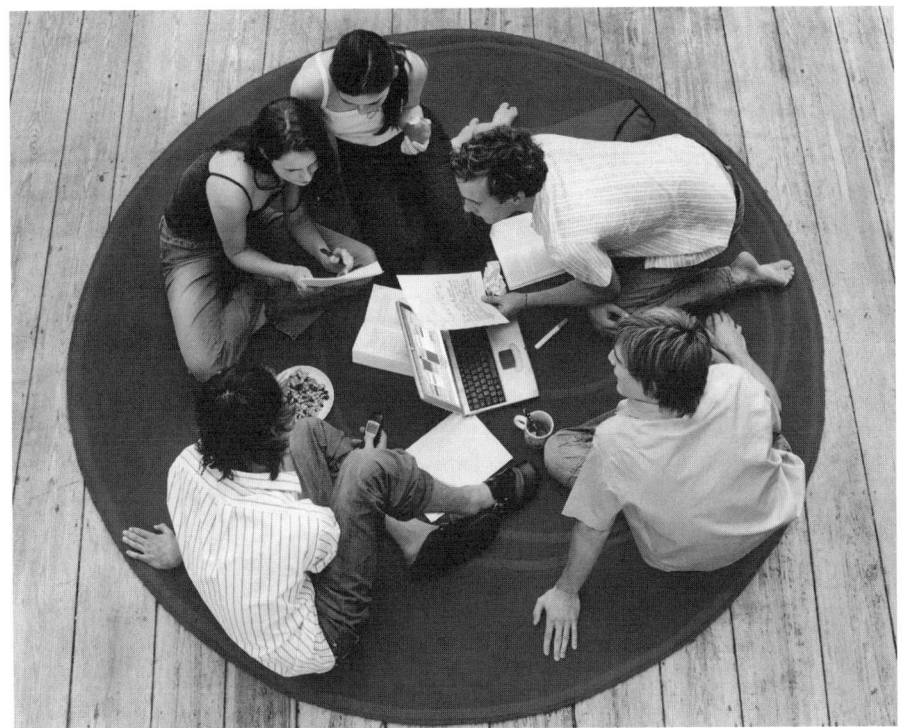

Abb. 3.8 Schülerzentrierte Gruppenarbeit [J666]

Wichtige Bestandteile eines derartigen Unterrichts sind eine teilnehmer- und prozessbezogene Arbeitsweise – sein Wissen und Können situations- und gruppengerecht einbringen – (📖 22, S. 76), ein begleitender und unterstützender Leitungsstil – nicht allein über Themen und Vorgehen entscheiden – (📖 22, S. 76) und Suchmethoden oder systemisch-konstruktivistische Methoden, die einem bei der Interessensbildung helfen und sich auf die in einer Gruppe vorhandenen Fähigkeiten und Potentiale beziehen – „das zirkuläre Fragen, Feedbackinterventionen" (📖 2, S. 54–55).

Des weiteren gehören dazu ein gutes Lernumfeld bzw. ein positives Gruppenklima, sprich eine Atmosphäre des Vertrauens zu sich und anderen – Vertrauen einüben – (📖 22, S. 83), der Anerkennung von anderen und anderem – Individualität und nicht Konformität stärken – (📖 22, S. 81), des Dialogs mit anderen über anderes – eine Verständigung über und keine Eintrichterung von Wissen anstreben – (📖 22, S. 76) und der Offenheit für andere und anderes – neue Denk- und Handlungsspielräume erschließen (📖 22, S. 83).

Lernen als selbstorganisierte Deutungsarbeit aufzufassen und eine handlungsorientierte Ermöglichungsdidaktik zu vertreten, hat Konsequenzen im Hinblick auf das Rollenverständnis von Lehrern und Schülern. Durch Siebert erfahren wir, dass der Lehr/Lern-Prozess ein höchst komplexer Vorgang der Wechselwirkung zwischen sich selbst organisierenden Systemen ist, bei welchem es keineswegs eindeutig zu sein scheint, wer gerade lehrt und/oder lernt, was genau gelehrt und/oder gelernt wird,

69

und wie jemand lehrt und/oder lernt – „Lehren und Lernen vermischt sich also und lässt sich nicht arbeitsteilig bezahlenden Teilnehmern und bezahlten Kursleitern zuordnen" (📖 22, S. 79).

Gerade bei der Behandlung von Themen wie Gewalt, Sucht oder Sterben kann es durchaus sein, dass einzelne Pflegeschüler einen Erfahrungsvorsprung vor ihrem Pflegelehrer haben. Auch wenn letzterer wahrscheinlich in den meisten Fällen über mehr Fakten- und Methodenwissen als erstere verfügen wird, so könnte er doch unter Umständen auch von deren Erfahrungswissen profitieren und selbst etwas dazulernen.

Für Reich behält der Lehrer aufgrund seiner Ausbildung und seines Alters in vielen Bereichen immer noch einen Kompetenzvorsprung gegenüber dem Schüler. Schneider macht in diesem Kontext darauf aufmerksam, dass er selbst im handlungsorientierten Unterricht nicht umhinkommt, hier und da gezielt die Rolle des wissensvermittelnden Experten auszuüben. Auch kann er die Rolle des Bewerters von schülerischen Leistungen nie ganz ablegen. Seinen Wissensvorsprung und seine Notengebungsfunktion darf er jedoch, so Reich, nicht dazu benutzen, so zu tun, als wüsste er tatsächlich alles besser und als könnte er alles korrekt beurteilen – „Der Lehrer als Besserwisser, der für alle Inhalte die richtige Lösung und für alle Beziehungsfragen in der Klasse das optimale Verhalten angeben kann, hat ausgedient" (📖 18, S. 43).

Arnold gemäß hat der Lehrende „Gestalter einer Kultur des selbstgesteuerten Lernens" (📖 2, S. 56) zu sein. Im Rahmen einer solchen Kultur erscheint es kontra-

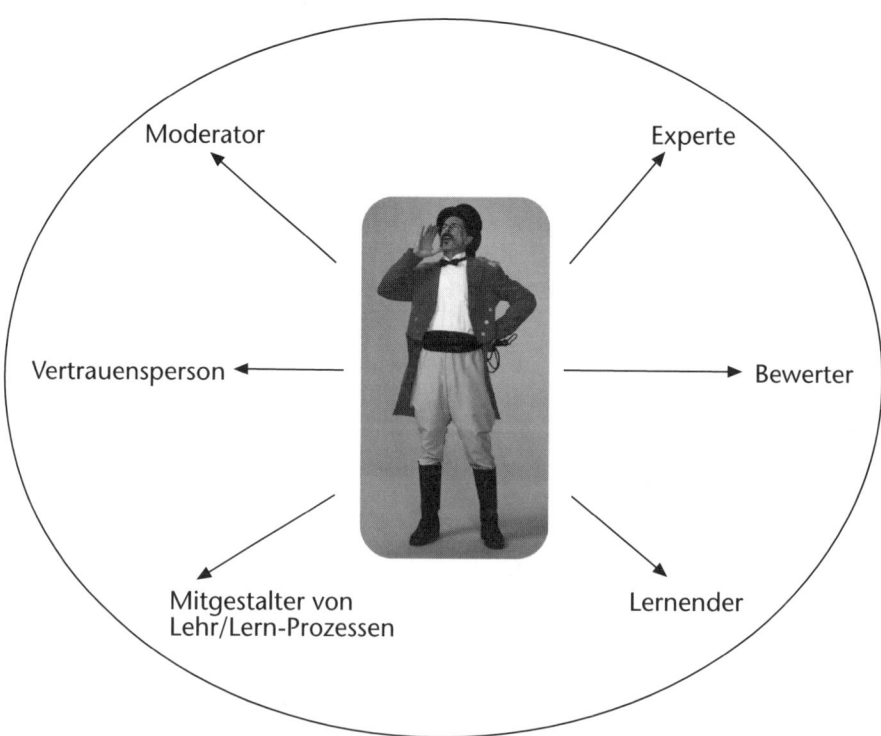

Abb. 3.9 Rollen des Lehrenden in der Ermöglichungsdidaktik

produktiv, von außen auf eine Lerngruppe einwirken zu wollen. Angemessen wäre es hingegen, nach dem Jiu-Jitsu-Prinzip mit den Kräften der Lerngruppe zu arbeiten und Störungen einzubauen statt sie zu bekämpfen (📖 4, S. 72). Da Störungen, laut Reich, in erster Linie auf der Beziehungsebene stattfinden, ist es sinnvoll, dass der Lehrende ein besonderes Augenmerk auf die Beobachtung und Berücksichtigung dieser Ebene legt – „Beziehungen der Schülerinnen bestimmen als Kontext jegliches Inhaltslernen. Insofern gibt es einen Primat der Beziehungen vor den Inhalten" (📖 18, S. 43).

Sicherlich kommt an Pflegeschulen seltener als an allgemeinbildenden Schulen eine destruktive Verweigerungshaltung von Schülern zum Ausdruck, aber auch hier fördert es den Lernerfolg, wenn das Verhältnis der Schüler untereinander und zu ihren Lehrern von Respekt, Toleranz und Vertrauen geprägt ist. Darüber hinaus ist es für Schüler außerdem wichtig, zumindest in einem ihrer Lehrer einen potentiellen Ansprechpartner für ihre Probleme und Sorgen zu finden.

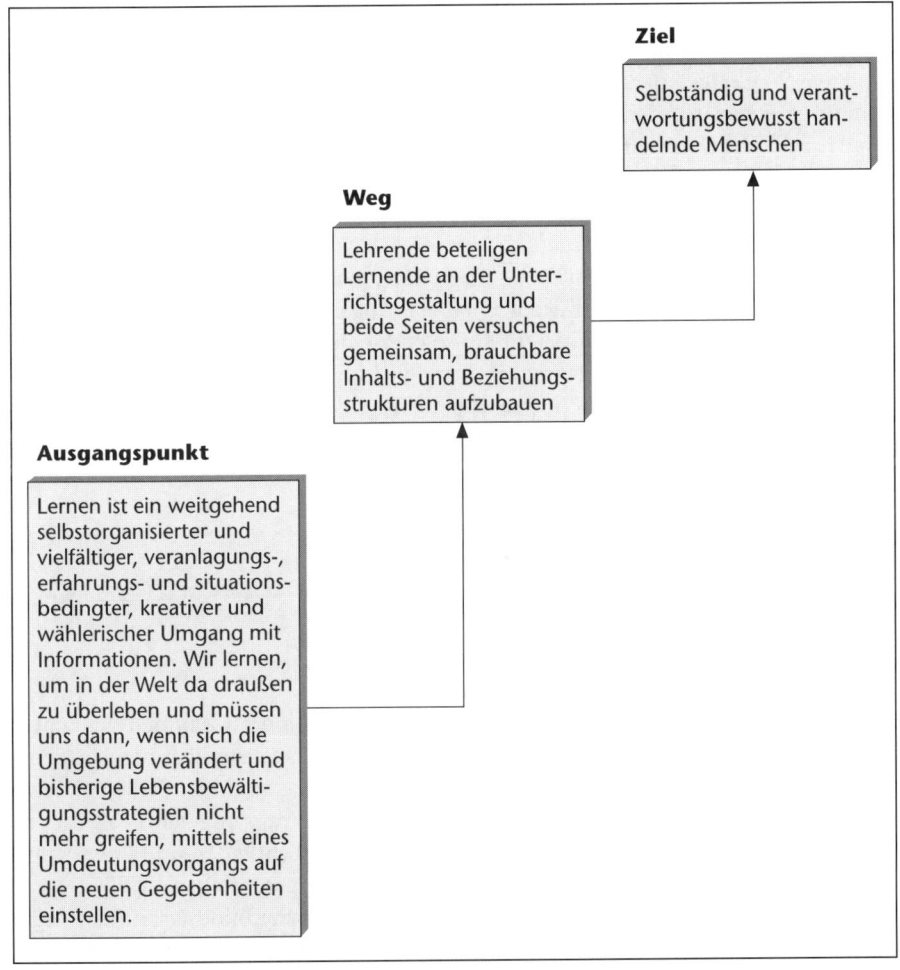

Abb. 3.10 Ermöglichungsdidaktik

In „Die Bedeutung der neueren Systemtheorien für die Entwicklung einer Didaktik der Selbstorganisation" (📖 20) weist Saldern darauf hin, dass die am Lehr/Lern-Prozess beteiligten Lehrenden und Lernenden einerseits in ihrem Denken um sich selbst kreisen, andererseits über Kommunikation miteinander verbunden sind. Selbst der Lehrer ist hier nur eine Einflussgröße im komplexen Geschehen des Unterrichts neben anderen. Folglich sollte er sich nicht dazu verleiten lassen, im trügerischen Glauben an die Herstellbarkeit von Wissen und in der Manier eines Zuchtmeisters den äußerst vielschichtigen Prozess des Lehrens und Lernens so steuern und vereinfachen zu wollen, bis es ihm vorkommt, als habe er alles im Griff und als tanzten alle nach seiner Pfeife (📖 20, S. 37–41). Verstrickt in dieses Spiel mit lauter Unbekannten entspricht es vielmehr seiner Aufgabe, in Teamarbeit mit seinen Kollegen und in Begleitung seiner Schüler immer wieder von neuem seinen Beitrag zu einer guten Gestaltung von Lernbedingungen zu leisten und dabei nicht in die Rolle des Diktators, sondern in die eines Moderators zu schlüpfen (📖 18, S. 45).

Bleibt am Ende noch die Frage zu beantworten, inwiefern handlungsorientierte Ermöglichungsdidaktik eine geeignete Basis für burnoutpräventiven Pflegeunterricht im Sinne kohärenter Persönlichkeitsbildung ist. Wie wir bereits in Erfahrung gebracht haben, ist Kohärenzgefühlsstärkung in Lehr/Lern-Prozessen nur auf indirektem Weg erreichbar (Kapitel 2.4): Der Pflegelehrer vermag in seinem Unterricht Voraussetzungen für den Erwerb von Handlungskompetenzen durch den Pflegeschüler zu schaffen. Erwirbt der Schüler entsprechende Kompetenzen, können diese ihn dabei unterstützen, eigenständig und verantwortungsvoll Herausforderungen im Stationsalltag zu bewältigen und ihm so positive Erfahrungen ermöglichen, welche zur Stärkung seines Kohärenzgefühls beizutragen vermögen. Mithilfe eines ausgeprägteren Kohärenzgefühls fällt es dem Schüler wiederum leichter, sich eine für ihn geeignete Strategie im Umgang mit Belastungen zu überlegen und somit das eigene Burnoutrisiko zu minimieren. Ein solcher Lehr/Lern-Prozess lässt sich besser in Anwendung handlungsorientierter Ermöglichungsdidaktik initiieren, da diese mehr Wert als fachwissenorientierte Herstellungsdidaktik darauf legt, neuere Erkenntnisse über die sinnvolle Gestaltung von Lehr/Lern-Vorgängen umzusetzen und selbstbewusstes und eigenverantwortliches Handeln zu fördern.

3.2.4 Die didaktische Konstruktion von handlungsorientierter und burnoutpräventiver Theorie-Praxis-Vernetzung

Bernd Peschers

Auch wenn der Fokus dieses Buches auf Burnoutprävention im Rahmen des Schulunterrichts liegt, spielt die pädagogische Begleitung des Praxiseinsatzes natürlich eine nicht zu unterschätzende burnoutpräventive Rolle, auf die an dieser Stelle kurz eingegangen werden soll. In den Pflegegesetzen wird die Verknüpfung der theoretischen und praktischen Ausbildung durch Praxisbegleitung der Lehrenden und Praxisanleitung entsprechend qualifizierter Pflegender eindeutig vorgeschrieben (AtPflG, § 4 u. KrPflG, § 4). Der Lernort Praxis ist dabei, wie der Deutsche Bildungsrat für Pflegeberufe feststellt (📖 6, S. 6), für die Entwicklung beruflicher Handlungskompetenz mitverantwortlich.

Eine exemplarische Möglichkeit, die Verbindung zwischen Theorie und Praxis sicherzustellen und dabei Entwicklungsprozesse im Sinne von Burnoutprävention durch kohärente Persönlichkeitsbildung anzustoßen, liegt in der Bearbeitung von Lernaufgaben während der praktischen Ausbildung (📖 15, S. 12). Nach Müller „...unterstützen sie ein aktives Lernen unter authentischen Bedingungen. Vorwissen und neues Wissen werden kombiniert und mit konkreten Handlungssituationen verbunden" (📖 16, S. 1). Lernaufgaben dienen der Entwicklung, Anwendung und Vertiefung von beruflichen Handlungskompetenzen und sollten nicht auf genormte Verhaltensweisen, sondern auf flexible Strategien abzielen, deren passender Einsatz wiederum, darauf weisen wir mehrfach hin (Kapitel 2.4), bei der Bewältigung schwieriger Situationen hilfreich ist und sich somit burnoutpräventiv auswirkt.

Eine solche Lernaufgabe setzt sich zusammen aus Kommentar, Zielen, Annäherung, Durchführung und Erörterung (📖 16, S. 1). Ein Beispiel zeigt *Tabelle 3.11*:

Lernaufgabe zum Thema „Wundversorgung, Behandlung von sekundär heilenden Wunden"

Kommentar:

Großflächige, tiefe, infizierte oder kontaminierte sowie chronische Wunden müssen sekundär heilen.
Es gibt zahlreiche Methoden und Materialien, um sekundär heilende Wunden je nach Ursache, Zustand, Heilungsphase etc. spezifisch zu versorgen. Sowohl zur Informationsweitergabe, als auch aus juristischen Gründen ist dabei eine exakte Wunddokumentation besonders wichtig.

Ziele: Fachliche Kompetenz

Diese Aufgabe soll sie anregen, verschiedene sekundär heilende Wunden zu begutachten, zu versorgen und sich dabei mit unterschiedlichen Behandlungsmöglichkeiten auseinanderzusetzen.

Annäherung:

Warum ist eine Brandblase ein guter, natürlicher Wundverband? Wie sieht eine komplikationslos heilende Wunde aus?

Durchführung:

Teil 1:

Begleiten sie eine(n) examinierte(n) Kollegin(en) bei der Versorgung von zwei sekundär heilenden Wunden. Informieren sie sich vorher in der Wunddokumentation über die Art und die Ursache der Wunde, den aktuellen Zustand sowie über die angeordnete Behandlung. Begutachten sie die Wunde und besprechen sie ihre Einschätzung mit ihrer Mentorin/ihrem Mentor. Beobachten oder assistieren sie bei der praktischen Durchführung des Verbandswechsels und der anschließenden Dokumentation.

Teil 2:

Tauschen sie mit ihrem Mentor/ihrer Mentorin die Rollen, so dass sie erstverantwortlich die Wundversorgung bei mindestens zwei sekundär heilenden Wunden übernehmen (Informationssammlung, Durchführung und Dokumentation).

Erörterung:

Bekommen sie aus der Wunddokumentation ausreichend Informationen um ihre Maßnahmen zu planen?
Nach welchen Kriterien begutachten sie eine Wunde und deckt sich ihre Einschätzung mit der ihrer Mentorin/ihres Mentors?
Ist der Zusammenhang zwischen dem aktuellen Zustand der Wunde und der angeordneten Wundversorgung ersichtlich?
Wie beurteilen sie die Bedeutung einer exakten Wunddokumentation für den Erfolg der Wundbehandlung insgesamt?

Tab. 3.11 Lernaufgabe nach Müller

Kommentar und Ziele sollen die berufliche Relevanz der Aufgabe verdeutlichen und die Auszubildenden zu deren Bewältigung motivieren. Dabei ist unter anderem eine Förderung der Kohärenzgefühlskomponenten Verstehbarkeit und Bedeutsamkeit intendiert. Die Annäherung soll bestehende Vorerfahrungen aktivieren und die Entwicklung möglichst flexibler Handlungsstrategien erleichtern. Im Rahmen der Durchführung des konkreten Arbeitsauftrags wird die Anwendung geübt und das Vorgehen begründet. Bei Annäherung und Durchführung geht es um die Förderung der Kohärenzgefühlskomponenten der Verstehbarkeit und Handhabbarkeit. In der anschließenden Erörterung wird die Handlung zum Abschluss reflektiert (📖 16, S. 1).

Entscheidend bei der Bearbeitung ist zum einen, dass sie zusammen mit den Ausbildenden stattfindet und den Auszubildenden Möglichkeiten zur Reflexion gemachter Erfahrungen sowie Anregungen zum Perspektivwechsel gibt. Zum anderen, dass die Lehrenden keinen erzeugungsdidaktisch einengenden Erwartungshorizont haben und durchblicken lassen, so dass die Lernenden bei der Durchführung freier agieren können.

Im Sinne der Burnoutprävention sollten die Ausbildenden Wert legen auf eine ausführliche Nachbesprechung anhand von Leitfragen – etwa: Wie war die Interaktion zwischen Schülerin/Schüler und Pflegebedürftigem? Welche positiven Erfahrungen wurden gemacht? Gab es emotional belastende Momente, zum Beispiel durch starke Schmerzen (des Erkrankten) oder Ekel (beim Auszubildenden)? Gibt es Mängel in der Zusammenarbeit zwischen Kollegen? Was sind mögliche Strategien zur Lösung von aufgetretenen Problemen? Findet eine intensive Reflexion verbunden mit einer konstruktiven Rückmeldung der Lehrenden an die Lernenden statt, so kann dies für letztere zu einer positiven Erfahrung werden, welche unter Umständen deren Kohärenzgefühl stärkt, was, wie wir gesehen haben (Kapitel 2,4), die Aktivierung von flexiblen Problembewältigungsstrategien erleichtert und dadurch einen erfolgreichen Umgang mit Belastungen wahrscheinlicher macht. So liegt in der Bearbeitung nahezu jeder Lernaufgabe eine burnoutpräventive Chance.

Die vorgestellte Methode ist nur eine von vielen Möglichkeiten, Burnoutprävention auch im Rahmen der praktischen Ausbildung zu betreiben. Die Liste ließe sich um jede Form von Anleitung und Begleitung in der realen Praxissituation, um Reflexionsgespräche nach und während Praxiseinsätzen, um Projektunterricht im klinischen Kontext etc. erweitern. Im Folgenden widmen wir uns aber vornehmlich der Umsetzung unseres burnoutpräventiven Ansatzes im Schulunterricht.

3.2.5 Die didaktische Konstruktion von handlungsorientiertem und burnoutpräventivem Unterricht

Der an dieses Kapitel anschließende Praxisteil unseres Buches umfasst fünf Entwürfe zu richtlinienkonformem, handlungsorientiertem und burnoutpräventivem Pflegeunterricht. Deren Autoren studieren noch Pflegepädagogik oder unterrichten nach Abschluss ihres Studiums bereits an einer Pflegeschule. Für eine Mitarbeit an unserem Projekt konnten wir sie im Rahmen eines von uns durchgeführten Burnoutpräventionsseminars des Fachbereichs Gesundheitswesens an der Katholischen Fachhochschule Köln gewinnen. Bei der Erstellung ihres Entwurfes wurden sie von uns begleitet. Als Orientierungsraster zur didaktischen Konstruktion der Unterrichtsentwürfe legten wir dabei, leicht modifiziert, die Vorlage von Drude/Herrgesell aus Schneiders „Pflegeunterricht konkret" zugrunde, welche im folgenden vorgestellt wird (📖 21, S. 57–65):

Erstens: Die Einleitung führt kurz in das Thema des Unterrichts ein und verweist auf dessen besondere Relevanz hinsichtlich des Risikos auszubrennen und der dagegen zu ergreifenden Maßnahmen.

Zweitens: Die gesetzliche Herleitung verdeutlicht unter den Stichworten Quelle, Themenbereich, Lernbereich, Teilbereich, Lerneinheit, Unterrichtsthema, Zielsetzung, relevante Inhalte für das Unterrichtsthema, Ausbildungsjahr/Zeitrichtwert und beteiligte Fachgebiete die Vereinbarkeit des Unterrichtsthemas mit den gesetzlichen Vorgaben.

> **Hinweis!**
> In den Landesrichtlinien und Rahmenplänen zur Gestaltung sowohl der Gesundheits- und (Kinder)Krankenpflege-, als auch der Altenpflegeausbildung, bestehen erhebliche inhaltliche und strukturelle Unterschiede. Zur besseren Nachvollziehbarkeit werden die folgenden Unterrichtsentwürfe exemplarisch unter Bezug auf die Ausbildungs- und Prüfungsverordnung für die Gesundheits- und (Kinder)Krankenpflege sowie auf die Ausbildungsrichtlinie für die staatlich anerkannten Kranken- und Kinderkrankenpflegeschulen in NRW hergeleitet. Dabei wird stets auf die Entsprechung in der Altenpflegeausbildungs- und Prüfungsverordnung verwiesen. Eine sinnvolle Verortung im Rahmen anderer Richtlinien sowie in den schulinternen Curricula sollte für Kolleginnen und Kollegen in allen Bundesländern ohne Probleme möglich sein.

Drittens: Die Konstruktion von Lernzielen vollzieht sich in drei Schritten. Zunächst wird mittels eines Qualifikationsprofils die Handlung, zu deren Ausübung der Pflegeschüler durch den Unterricht befähigt werden soll, dargestellt und zwar nach kognitiver, sozial-kommunikativer, gegenständlich-materieller und emotionaler Handlungsart und planenden, durchführenden und auswertenden Handlungsschritten unterteilt. Dann findet eine Auseinandersetzung mit dem Thema im Kontext der so genannten 360°-(Bedingungs-)Analyse aus der Perspektive des Klienten, des Lernenden, der Pflegewissenschaft, der Bezugswissenschaften, der zukünftigen Bedeutung und der burnoutpräventiven Möglichkeiten statt. Schließlich kommt es unter den Bereichen Fachkompetenz, Methodenkompetenz, Sozialkompetenz und Personalkompetenz zur Formulierung von beruflichen Handlungskompetenzen, deren Erwerb durch den Unterricht zu fördern ist. Um die burnoutpräventive Relevanz der zu erwerbenden Kompetenzen zu verdeutlichen, erfolgt deren Verknüpfung mit den Komponenten des Kohärenzgefühls, welche es durch jene zu stärken gilt.

Viertens: Die Strukturierungsidee veranschaulicht, welcher allgemeinen Vorstellung gemäß das Thema im Unterricht zu behandeln ist und welcher Hauptweg zur Erreichung der Lernziele zu beschreiten ist, letzteres vor allem im Sinne der Vorbeugung gegen das Problem des Ausbrennens.

Fünftens: Die Unterrichtsreihe im Überblick bietet sortiert nach den Gliederungspunkten übergeordnete Handlungsstruktur, Thema, fächerintegrative Inhalte, Modelle/Konzepte, Kompetenzen, handlungsleitende Prinzipien (in erster Linie Burnoutprävention durch Förderung einzelner Komponenten des Kohärenzgefühls) und Methoden/Sozialformen eine Zusammenschau der gesamten Planung.

Sechstens: Das Planungsraster für die einzelnen Unterrichtsstunden beschreibt, unterteilt in die Rubriken Zeit, Phasen, Methoden/Sozialformen, Zieldimension und Medien/Materialien, den konkreten Unterrichtsverlauf und dessen Beitrag zu Burnoutprävention durch kohärente Persönlichkeitsbildung.

Siebtens: Die Arbeitsvorschläge verdeutlichen dem Lehrenden, wie und wozu er die im Planungsraster vorgeschlagenen Methoden und Sozialformen im Verlauf seines Unterrichts einsetzen kann.

Achtens: Im Literaturnachweis ist das zur Unterrichtsvorbereitung genutzte Text- und Bildmaterial aufgelistet.

Neuntens: Die Methodensammlung beinhaltet eine ausführliche Beschreibung der für den Unterricht entscheidenden Methoden nach den Stichpunkten Beschreibung, Phaseneinsatz, Handlungsempfehlung für Lehrende, Handlungsempfehlung für Lernende, benötigtes Material/benötigte Zeit und Tipps, Tricks, Fallen.

Zehntens: Unter Arbeitsmaterialien finden sich die für die Unterrichtsdurchführung relevanten Arbeitsblätter, -folien, und -vorlagen.

Literaturnachweis

1. Antonovsky, A. (1997): Salutogenese. Zur Entmystifizierung der Gesundheit. Franke, A. (Hrsg.). Tübingen: DGVT

2. Arnold, R. (1991): Betriebliche Weiterbildung. Bad Heilbrunn

3. Arnold, R. (1996): Deutungslernen in der Erwachsenenbildung. Grundlinien und Illustrationen zu einem konstruktivistischen Lernbegriff. In: Zeitschrift für Pädagogik Jg. 42, S. 719–730

4. Arnold, R. / Siebert, H. (1995): Konstruktivistische Erwachsenenbildung. Von der Deutung zur Konstruktion von Wirklichkeit. Hohengehren: Schneider Verlag

5. Bollnow, O. F. (1959): Existenzphilosophie und Pädagogik. Versuch über unstetige Formen der Erziehung. Stuttgart: Kohlhammer Verlag

6. Deutscher Bildungsrat für Pflegeberufe (2004): Positionspapier. Vernetzung von theoretischer und praktischer Ausbildung. Paderborn: Bonifatius

7. Foerster, H. (1991): Das Konstruieren einer Wirklichkeit. In: Watzlawick (Hrsg.). Die erfundene Wirklichkeit. München: Pieper, S. 39–60

8. Foerster, H. v. / Pörksen, B. (1998): Wahrheit ist die Erfindung eines Lügners. Gespräche für Skeptiker. Heidelberg: Carl-Auer-Systeme Verlag

9. Glasersfeld, E. v. (1994): Piagets konstruktivistisches Modell: Wissen und Lernen. In: Rusch/Schmidt (Hrsg.): Piaget und der radikale Konstruktivismus. Frankfurt am Main: Delfin, S. 16–42

10. Heinze, T. (1981): Praxisforschung: Wie Alltagshandeln und Reflexion zusammengebracht werden können. München: Urban und Schwarzenberg

11. Kösel, E. (1997): Die Modellierung von Lernwelten: Ein Handbuch zur subjektiven Didaktik. Elztal-Dallau, Laub

12. Kösel, E. (1996): Modellierung von Lernwelten. Eine Möglichkeit für lebendiges Lehren und Lernen. In: Lebendiges Lernen. Arnold (Hrsg.). Hohengehren: Schneider Verlag, S. 88–104

13. Luhmann, N. (1993): Die operative Geschlossenheit psychischer und sozialer Systeme. In: Fischer/Retzer/Schweitzer (Hrsg.): Das Ende der großen Entwürfe. Frankfurt a. M.: Suhrkamp, S. 117–131

14. Ministerium für Gesundheit, Soziales, Frauen und Familie des Landes Nordrhein-Westfalen (2003): Ausbildung und Qualifizierung in der Altenpflege. Empfehlende Richtlinie für die Altenpflegeausbildung

15. Ministerium für Gesundheit, Soziales, Frauen und Familie des Landes Nordrhein-Westfalen (2003): Richtlinie für die Ausbildung in der Gesundheits- und Krankenpflege sowie in der Gesundheits- und Kinderkrankenpflege

16. Müller, K.: Die Arbeit mit Lernaufgaben. Unter: www.integrierte-pflegeausbildung.de/pdf/Arbeit_mit_Lernaufgaben.pdf. Letzter Zugriff: 18.09.06

17. Pätzold, G.: Wenn alles schläft und einer spricht. Zur Dominanz des Frontalunterrichts in den Berufsschulen. Unter: http://cms.fb.uni-dortmund.de/BP/index.php?module = pagesetter&func = viewpup&tid = 1&pid = 14. Letzter Zugriff: 25.09.06

18. Reich, K. (1998): Die Ordnung der Blicke. Perspektiven des interaktionistischen Konstruktivismus Bd. 1 u. 2. Neuwied: Luchterhand

19. Reich, K. (2000): Systemisch-konstruktivistische Pädagogik. Einführung in die Grundlagen einer interaktionistisch-konstruktivistischen Pädagogik. Neuwied: Luchterhand

20. Saldern, M. v. (1996): Die Bedeutung der neueren Systemtheorien für die Entwicklung einer Didaktik der Selbstorganisation. In: Lebendiges Lernen. Arnold (Hrsg.). Hohengehren: Schneider Verlag, S. 31–42

21. Schneider, K. / Herrgesell, S. / Drude, C. (2005): Pflegeunterricht konkret. Grundlagen, Methoden, Tipps. München: Elsevier

22. Siebert, H. (1994): Lernen als Konstruktion von Lebenswelten. Entwurf einer konstruktivistischen Didaktik. Frankfurt a. M.: VAS Verlag

4

Unterrichtsentwurf: Kritik empfangen und verarbeiten – Rahmenbedingungen und Ablauf von Kritikgesprächen

Erstellt von **Kathrin Morgenstern**,
Krankenschwester, Diplom-Berufspädagogin (FH)
Betreut durch Gregor Raddatz

4.1 Einleitung

Das grundsätzliche Vorgehen bei der didaktische Konstruktion von Lernsituationen nach Schneider (📖 10) besteht darin, zunächst einen Abgleich zwischen einer Lernsituation und den Inhalten der in Curricula vorgegebenen Lernfelder bzw. Lernbereichen sowie den gesetzlichen Bestimmungen vorzunehmen. Anschließend werden beruflich relevante Handlungen aus betrieblicher und schulischer Perspektive differenziert betrachtet. Schneider bietet dazu verschiedene Analyseraster an, die bei der Entwicklung des folgenden Unterrichtsentwurfs zum Thema Kommunikation kurz erklärt werden. Sie werden jeweils durch Aspekte des Modells der Salutogenese nach Antonovsky ergänzt, mit dem Ziel bereits im Unterricht eine Burnoutprävention durch kohärente Persönlichkeitsbildung zu unterstützen.

Die Arbeit in pflegerischen Berufen findet im Team statt. Neben den fachlichen Anforderungen ist somit auch die Fähigkeit, sich mit den Kollegen konstruktiv auseinandersetzen zu können, eine Voraussetzung zur Ausübung dieses Berufes. Die konstruktiven Aspekte in Stresssituationen nicht aus den Augen zu verlieren, fällt dabei erfahrungsgemäß besonders schwer. Umso wichtiger ist es deshalb, die Auszubildenden in entspannter Atmosphäre auf solche Konfliktsituationen vorzubereiten bzw. diese mit ihnen aufzuarbeiten.

Die Auseinandersetzung über die Gestaltung konfliktgeladener Gespräche kann zudem in besonderer Weise dazu beitragen, einer Burnoutsymptomatik vorzubeugen. Indem man sich intensiv mit den Rollen der Beteiligten auseinandersetzt, wird deren Verhalten nachvollziehbar, das Kohärenzgefühl im Sinne Antonovskys wird somit durch eine bessere Verstehbarkeit unterstützt. Zudem erleben die Auszubildenden, dass sie Konfliktsituationen nicht machtlos gegenüberstehen müssen, sondern diese aktiv und zielgerichtet beeinflussen können. Das Kohärenzgefühl erfährt so durch das Gefühl der Handhabbarkeit eine weitere Ausprägung.

4.2 Gesetzliche Herleitung des Unterrichtsthemas

Die Bedeutung dieser Inhalte zeigt sich unter anderem dadurch, dass sie Eingang in die Richtlinie für die Ausbildung in der Gesundheits- und Krankenpflege sowie der Gesundheits- und Kinderkrankenpflege des Landes Nordrhein-Westfalen gefunden haben. Dort sind unter der Lerneinheit I.22 insgesamt 20 h zum Themenkomplex „Gespräche mit Kolleginnen und Vorgesetzen führen" vorgegeben.

Die folgende Tabelle zeigt exemplarisch eine Einordnung des Unterrichtsthemas in die Struktur der Richtlinie (Tab. 4.1). Selbstverständlich lässt sich der Unterrichtsentwurf auch in jedem anderen Bundesland mit den entsprechenden Richtlinien und Curricula umsetzen (vgl. dazu auch Kapitel 3.2.5).

In der Altenpflegeausbildung könnte ein entsprechender Unterricht wie folgt verortet werden (AltPflAPrV, Anlage 1): Lernbereich 1: Aufgaben und Konzepte in der Altenpflege; Lernfeld 1.4: Anleiten, Beraten und Gespräche führen; Teillernfeld: Kommunikation und Gesprächsführung.

Quelle	Ministerium für Gesundheit, Soziales, Frauen und Familie des Landes Nordrhein-Westfalen
	Richtlinie für die Ausbildung in der Gesundheits- und Krankenpflege sowie der Gesundheits- und Kinderkrankenpflege
Themenbereich	12. In Gruppen und Teams zusammenarbeiten
Lernbereich der Richtlinie	I. Pflegerische Kernaufgaben
Teilbereich	Gespräche führen, beraten und anleiten
Lerneinheit	I.22 Gespräche mit Vorgesetzten und Kollegen führen
Unterrichtsthema	Kritik empfangen und verarbeiten, Rahmenbedingungen und Ablauf von Kritikgesprächen
Zielsetzung	„Diese Lerneinheit zielt besonders auf die Förderung von Konflikt- und Kritikfähigkeit ab. Im Rahmen von Gesprächsübungen sollen Schülerinnen nach Möglichkeiten suchen, Ärger, Unmut, Kritik an anderen zunächst lediglich zu artikulieren – und dann eine konstruktiven Weg hierfür zu finden. Auch der Frage, wie all dies zu verarbeiten ist, wenn es die eigene Person betrifft, ist entsprechender Raum zu geben."
Relevante Inhalte für das Unterrichtsthema	• Rahmenbedingungen und Ablauf von Kritikgesprächen • Gefühle ansprechen (z. B. Enttäuschung, Wut, Angst in Bezug auf Kolleginnen und Vorgesetzte) • Kritik empfangen und verarbeiten
Ausbildungsjahr/ Zeitrichtwert	Erstes Ausbildungsjahr 5 h / gesamte Lerneinheit 20 h
Beteiligte Fachgebiete	Psychologie, Sozialwissenschaften

Tab. 4.1 Gemäß der Richtlinie für die Ausbildung in der Gesundheits- und Krankenpflege sowie der Gesundheits- und Kinderkrankenpflege des Landes Nordrhein-Westfalen (📖 6, S. 38)

Im Weiteren wird im Rahmen dieser Vorgaben ein Unterrichtentwurf mit dem thematischen Focus „Kritik empfangen und verarbeiten" vorgestellt, der 5 der 20 veranschlagten Stunden beansprucht wird. Diese Schwerpunktsetzung wurde gewählt, weil eine Auseinandersetzung mit diesem Thema zur Bildung einer kohärenten Persönlichkeit im Sinne Antonovskys beiträgt, indem die drei Komponenten des Kohärenzgefühls Verstehbarkeit (das Gefühl, sich die Welt erklären zu können), Handhabbarkeit (das Gefühl, in der Welt souverän handeln zu können) und Bedeutsamkeit (das Gefühl, dem eigenen Tun einen Sinn abgewinnen zu können) gefördert werden.

4.3 Didaktische Konstruktion der Zieldimensionen

Nachdem die Inhalte gesetzlich abgesichert sind, beginnt die eigentliche didaktische Konstruktion von Lernsituationen. Diese wird durch zwei wesentliche Schritte eingeleitet: Zum einen wird ein Qualifikationsprofil erstellt, indem die berufliche Realität mittels Handlungsprozessraster differenziert analysiert und um schulische Aspekte ergänzt wird. Zum anderen wird eine umfassende Reflektion unterschiedlicher Perspektiven der beruflichen Handlung mit Hilfe der 360°-Bedingungsanalyse vorgenommen. Um dem Anliegen der Förderung einer kohärenten Persönlichkeitsbildung zu entsprechen, wurde die 360°-Bedingungsanalyse um den Aspekt der Burnoutprävention ergänzt. Beide Schritte dienen dazu, notwendige Kompetenzen zur Bewältigung der beruflichen Handlung zu ermitteln.

4.3.1 Qualifikationsprofil

Zur Analyse der betrieblichen Realität wird die vollständige berufliche Handlung – im Rahmen dieses Unterrichtsentwurfs als „Kritikgespräche mit Kollegen und Vorgesetzten führen" bezeichnet – unter den Aspekten Handlungsarten und Prozessschritte betrachtet und einander zugeordnet. *Tabelle 4.2* zeigt eine übersichtliche Darstellung, wobei die Handlungsarten waagerecht und die Prozessschritte senkrecht aufgeführt werden.

	Kognitiv	Sozial – kommunikativ	Gegenständlich – materiell	Emotional
Planung	Geeignete Kommunikationstheorien auswählen, Gesprächsleitfaden erstellen (Inhalte)	Erwartungen an das Gespräch transparent machen, Kommunikationsregeln aufstellen	Formular zur Gesprächsführung erstellen (Struktur), angenehme Raumatmosphäre schaffen, Störungen vermeiden	Positive bzw. fördernde Bedeutung von Kritik reflektieren
Durchführung	Gesprächsablauf an ausgewählter Kommunikationstheorie orientieren	Respektvoll und wertschätzend miteinander umgehen, z. B. durch Einhalten von Kommunikationsregeln	Gesprächsprotokoll erstellen	Authentisch verhalten, Bemühen, Gefühlswelt des Gegenübers zu erfassen bzw. nachzuvollziehen
Evaluation	Auswahl der Kommunikationstheorie reflektieren	Erleben der Gesprächssituation austauschen	Formular verändern bzw. verbessern, Ort und Zeitpunkt verändern	Veränderte Sichtweise auf eine Situation reflektieren

Tab. 4.2 Gemäß dem Qualifikationsprofil nach Schneider (📖 10, S. 59)

4.3.2 360°-Bedingungsanalyse

Die 360°-Bedingungsanalyse dient dazu, eine berufliche Handlung systematisch aus möglichst vielen Blickwinkeln zu betrachten. Die gewählten Perspektiven beziehen dabei sowohl Gesichtspunkte der betrieblichen Realität als auch Ansprüche der theoretischen Ausbildung mit ein. Die bei Schneider so nicht vorkommende Orientierung an der Burnoutprävention wurde ergänzt, um die Förderung der kohärenten Persönlichkeit bewusst in den Unterricht zu integrieren und zu betonen. Durch Leitfragen zu den einzelnen Perspektiven wird eine jeweils umfassende Betrachtungsweise unterstützt. Aus der Beantwortung dieser Leitfragen lassen sich für die berufliche Handlung notwendige Kompetenzaspekte ableiten (*Tabelle 4.3*).

4.3.3 Konkretisierung der beruflichen Handlungs-kompetenzen

Nach diesen vorbereitenden Maßnahmen werden abschließend Zieldimensionen für die Kompetenzentwicklung formuliert und den vier Kompetenzbereichen zugeordnet, die sich im Rahmen der Pflegeausbildung etabliert haben (*Tabelle 4.4*). Zusätzlich wird in der *Tabelle 4.4* die Bedeutung der einzelnen Zieldimensionen für Burnoutprävention durch kohärente Persönlichkeitsbildung gekennzeichnet. Dabei steht V für Verstehbarkeit, H für Handhabbarkeit und B für Bedeutsamkeit. Die Zuordnung bleibt nicht auf die personalen Kompetenzen beschränkt, da die Ausprägung dieses Kompetenzbereiches durch Erfahrungen in den anderen Kompetenzbereichen zusätzlich unterstützt wird.

Um Missverständnissen vorzubeugen sei an dieser Stelle noch einmal betont, dass die Komponenten des Kohärenzgefühls durch den Unterricht nur mittelbar gefördert werden können (s.a. Kapitel 2.3).

Unterrichtsentwurf: Kritik empfangen und verarbeiten – Rahmenbedingungen und Ablauf von Kritikgesprächen

Perspektive	Leitfragen	Antworten	Handlungsarten für Kompetenzaspekte
Orientierung am Klienten (hier: Kritikempfänger – KE)	Was sind die Bedürfnisse, Ängste und Gefühle des Klienten?	Bedürfnisse: • Respektvoller Umgang • Eindeutige Aussagen • Verbesserungsvorschläge • Lob Ängste: • Negative Konsequenzen (z. B. schlechtes Zeugnis, Entzug von Kompetenzen) • Missverständnisse • Keine Gelegenheit haben, eigene Sicht der Dinge zu erklären Gefühle: • Angst • Unbehagen • Anspannung	• Wertschätzung vermitteln • Erwartungen an Gegenüber klar und eindeutig formulieren • Gegenüber eigenen Standpunkt darstellen lassen • Gegenüber differenziert wahrnehmen • Lösungswege gemeinsam erarbeiten • Empathie für Anspannung des Gegenüber empfinden • Entspannte Atmosphäre schaffen
Orientierung am Lernenden (zum einen KE – siehe oben, hier – Kritiker)	Was sind die Erfahrungen, Bedürfnisse und Wünsche des Lernenden und was benötigen sie aus Sicht des Lehrerteams?	Erfahrungen: • Überwiegend Kritikempfänger, unterschiedliche Erfahrungen • Machtlosigkeit, durch Hemmung bei Kritik an Vorgesetzten Bedürfnisse: • Über Kritik Veränderung erreichen • Keine negativen Konsequenzen bei Anbringen von Kritik Wünsche: • Feste Regeln	• Eigene Erfahrungen und deren Auswirkung auf Kritikgespräche (positive und negative) reflektieren • Erleben der Machtlosigkeit reflektieren • Kritikgespräche evaluieren • Gesprächsleitfäden entwickeln und anwenden • Frustrationstoleranz bzgl. der bedingten Steuerbarkeit von Gesprächen und Gesprächsergebnissen entwickeln • Kommunikationsregeln kennen • Empathiefähigkeit entwickeln • Perspektive wechseln: Kritik als Chance statt Kritik als Strafe begreifen

	Bedarf der Lernenden laut Lehrendem: • Vorgehensweisen finden, um Kritik schadlos und angemessen zu vermitteln • Situation aller Beteiligten eines Kritikgespräches reflektieren können • Kritikgespräche als Instrument zur Situationsverbesserung ansehen • Kritik als etwas Positives ansehen	• Wissenschaftliche Aussagen durchdringen
Orientierung an der Pflegewissenschaft Welche Erkenntnisse bzw. Inhalte aus der Pflegewissenschaft sind zentral für begründetes Handeln und fördern somit den Erwerb der beruflichen Handlungskompetenz?	• Wenig direkter Bezug zu Pflegewissenschaften, da es sich nicht um ein explizites Pflegeproblem handelt • Studien zu Stationsteamsystemen	
Orientierung an den Bezugswissenschaften Welche Erkenntnisse bzw. Inhalte aus den Bezugswissenschaften tragen verstärkt zum Erwerb der beruflichen Handlungskompetenz bei?	• Psychologie: Kommunikationstheorie • Soziologie: Hierarchieverhalten	• Wissenschaftliche Aussagen durchdringen • Ergebnisse aus Bezugswissenschaften auf die eigene Situation übertragen
Orientierung an der Zukunft Wie wird diese berufliche Handlung zukünftig aussehen?	• Schlechtere Rahmenbedingungen (weniger Zeit für längere Gespräche) • Komplizertere Ausgangslage: angespannte Situation durch Aufschieben von Klärungsbedarf (z. B. wg. Zeitmangel) • Höherer Druck bei Kritikempfängern, aufgrund schlechter Arbeitsmarktsituation • Mögliche Entwicklung: Änderung der Rolle, vermehrt auch Kritiker, statt wie bisher eher Kritikempfänger	• Stressbewältigung • Rechtzeitiges Erkennen von und Eingreifen bei kritischen Situationen • Empathie entwickeln a) für Ausgangslage des Gegenübers und b) für jeweilige Rolle des Gegenübers (siehe unten) • Fähigkeit zum ständigen Perspektivwechsel zwischen Kritiker und Kritikempfänger entwickeln
Orientierung an der Burnoutprävention Welche beruflichen Kompetenzen können gefördert werden, um zu Burnoutprävention durch kohärente Persönlichkeitsbildung beizutragen?	• Förderung der Verstehbarkeit (über Auseinandersetzung mit anderen, deren Beweggründe für eine Handlungsweise verstehen) • Förderung der Handhabbarkeit (schwierige Situationen als gestaltbar erleben)	• Empathiefähigkeit entwickeln • Mut entwickeln, auch schwierige Situationen anzugehen, weil man das Gefühl hat, etwas bewegen zu können

Tab. 4.3 Gemäß der 360°-Bedingungsanalyse nach Schneider (📖 10, S. 60f.)

Fachkompetenz	Sozialkompetenz	Personale Kompetenz	Methodenkompetenz
• Gesprächsleitfäden anwenden (H) • Theorien zu Kommunikation nachvollziehen und Erkenntnisse aus Theorien zu Kommunikation auf die eigenen Situation übertragen (V) • In Stresssituationen überlegt handeln (H) • Kritikwürdige Situationen rechtzeitig erkennen (V)	• Einfühlendes Verstehen für die Situation des KE zeigen bzgl. Rolle, Ausgangslage, Anspannung und individueller Vorerfahrungen (V) • Situation des KE individuell einschätzen (V) • Wertschätzung vermitteln (H) • Für entspannte Gesprächsatmosphäre sorgen (H) • Kritik als Hilfe zur Verbesserung vermitteln (H) • Kritik als etwas Positives vermitteln (H)	• Auswirkung eigener Erfahrungen mit Kritikgespräch reflektieren (V) • Andere Standpunkte akzeptieren und aushalten (H) • Kritik als etwas Positives erkennen (B) • Die Unterschiedlichkeit zwischen KE und Kritiker und die jeweils eigenen Rolle reflektieren (V)	• Bei der Erarbeitung von Lösungswegen strukturiert vorgehen (H) • Für ungestörten Raum und Zeit bei/für Kritikgespräche/n sorgen (H) • Kritikgespräche evaluieren (V) • Gesprächsleitfäden entwickeln (H) • Systematisches Eingreifen bei kritikwürdigen Situationen (H)

Berufliche Handlungskompetenz: Situationen erkennen, in denen Bedarf besteht, Teammitglieder auf unangemessenes Verhalten aufmerksam zu machen. Durch angemessene Rückmeldungen und Unterstützungsangebote eine Verhaltensänderung der Teammitglieder herbeiführen. Kritik so vermitteln, dass sie positiv erlebt wird. Konflikte, die sich dabei aus eigenen Erfahrungen mit Kritikgesprächen sowie vorgegebenen Strukturen und Rollenzuteilungen ergeben, situationsabhängig reflektieren und auf diese Weise eine Verstehbarkeit der Situation zu erreichen. Handhabbarkeit schwieriger Situationen erleben. Die Bedeutsamkeit positiver Aspekte von Kritik erkennen.

Tab. 4.4 Gemäß dem Raster zur Konkretisierung der beruflichen Handlungskompetenz nach Schneider (📖 10, S. 63)

4.4 Übergeordnete Strukturierungsidee für den Unterricht

Die Strukturierung der Inhalte richtet sich an den Eckpunkten der Themenzentrierten Interaktion nach Ruth Cohen aus (📖 4): Ich – Es – Wir – Umwelt. Diese Orientierung bietet sich an, da die Lernsituation schwerpunktmäßig durch den Bereich Kommunikation bestimmt ist. Es sei aber darauf hingewiesen, dass es aufgrund der Komplexität der Thematik nicht möglich sein wird, trennscharf innerhalb der einzelnen Struktureinheiten zu verbleiben. Unter anderem aus diesem Grunde bietet es sich an, die auf 5 x 45 Minuten angelegte Unterrichtseinheit in Seminarform anzubieten. Zudem kann auf diese Weise je nach Bedarf der Gruppe individuell auf die Vertiefung eines Themenpunktes eingegangen werden. Die gewählte Reihenfolge begründet sich zum einen aus dem logischen Aufbau einer Wissensstruktur und zum anderen aus gruppendynamischen Gesichtspunkten. So sollte sinnvoller Weise zunächst theoretisches Wissen über Kommunikationsstrukturen vermittelte werden, bevor Überlegungen zur Strukturierung von Gesprächen angestellt werden. Die Auseinandersetzung mit sachlichen Aspekten erleichtert zudem den Zugang zu einem Thema, bei dem mit persönlicher Betroffenheit gerechnet werden muss. Der folgende Unterrichtsentwurf gestaltet sich im Hinblick auf diese Gesichtspunkte.

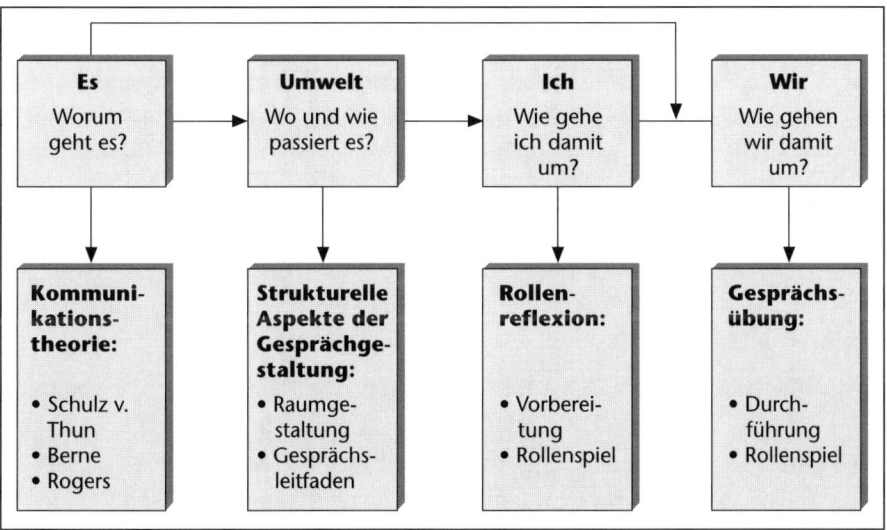

Abb. 4.5 Gemäß der Wissensstruktur der Lernsituation nach Schneider (📖 10, S. 78)

4.5 Die Unterrichtsreihe im Überblick

Tabelle 4.6 zeigt die Verteilung der Unterrichtsinhalte auf die einzelnen Unterrichtseinheiten.

Unterrichtsentwurf: Kritik empfangen und verarbeiten – Rahmenbedingungen und Ablauf von Kritikgesprächen

	U1	U2	U3	U4
Pflegewissenschaftliche Ebene				
Übergeordnete Handlungsstruktur	Es	Umwelt	Ich/Wir	Wir/Ich
Thema/Motto	Worum geht es?	Wo und wie passiert es?	Wie gehe ich damit um?	Wie gehen wir damit um?
Fächerintegrative Inhalte	Kommunikationstheorien	Rahmenbedingungen und Ablauf von Kritikgesprächen	Gefühle ansprechen (z. B. Enttäuschung, Wut, Angst in Bezug auf Kolleginnen und Vorgesetzte)	Kritik empfangen und verarbeiten.
Modelle/Konzepte	Explizit: • Quadrat der Nachricht nach Schulz von Thun • Transaktionsanalyse nach Burne • Klientenzentrierte Gesprächsführung nach Rogers	Implizit: • Quadrat der Nachricht nach Schulz von Thun • Transaktionsanalyse nach Burne • Klientenzentrierte Gesprächsführung nach Rogers	Implizit: • Quadrat der Nachricht nach Schulz von Thun • Transaktionsanalyse nach Burne • Klientenzentrierte Gesprächsführung nach Rogers	Implizit: • Quadrat der Nachricht nach Schulz von Thun • Transaktionsanalyse nach Burne • Klientenzentrierte Gesprächsführung nach Rogers
Geschäfts-/Arbeitsprozesse		Standarderstellung		Evaluation
Berufsdidaktische Ebene				
Kompetenzen	Fachkompetenz: • Theorien zu Kommunikation, nachvollziehen (V)	Methodenkompetenz: • Bei der Erarbeitung von Lösungswegen strukturiert vorgehen (H) • Gesprächsleitfäden entwickeln (H) • Für ungestörten Raum und Zeit bei/für Kritikgespräche/n sorgen (H)	Fachkompetenz: • Erkenntnisse aus Theorien zu Kommunikation auf die eigene Situation übertragen (V) • In Stresssituationen überlegt handeln (H) • Kritikwürdige Situationen rechtzeitig erkennen (V)	Fachkompetenz: • Gesprächsleitfäden anwenden (H) Soziale Kompetenz: • Einfühlendes Verstehen für die Situation des KE zeigen bzgl. Rolle, Ausgangslage, Anspannung und individueller Vorerfahrungen (V) • Wertschätzung vermitteln (H) • Für entspannte Gesprächsatmosphäre sorgen (H)

			Soziale Kompetenz: • Einfühlendes Verstehen für die Situation des KE zeigen bzgl. Rolle, Ausgangslage, Anspannung und individueller Vorerfahrungen (V) • Wertschätzung vermitteln (V) • Kritik als Hilfe zur Verbesserung vermitteln (H) • Kritik als etwas Positives vermitteln (H) Personale Kompetenz: • Auswirkung eigener Erfahrungen mit Kritikgespräch reflektieren (V) • Die Unterschiedlichkeit zwischen KE und Kritiker reflektieren können und die jeweils eigenen Rolle reflektieren (V) • Kritik als etwas Positives erkennen (V) • Umgang mit anderen Standpunkten: Akzeptieren und Aushalten (H)	• Kritik als Hilfe zur Verbesserung vermitteln (H) • Kritik als etwas Positives vermitteln (H) • Situation des KE individuell einschätzen (V) Personale Kompetenz: • Auswirkung eigener Erfahrungen mit Kritikgespräch reflektieren (V) • Kritik als etwas Positives erkennen (B) • Die Unterschiedlichkeit zwischen KE und Kritiker und die jeweils eigene Rolle reflektieren (V) Methodenkompetenz: • Kritikgespräche evaluieren (V) • Systematisches Eingreifen bei kritikwürdigen Situationen (H) • Umgang mit anderen Standpunkten: Akzeptieren und Aushalten (H)
Handlungsleitende Prinzipien		Inhalte selbstständig erarbeiten und darüber Selbstkompetenz fördern – Verstehbarkeit fördern	Strukturelles Denken fördern – Verstehbarkeit fördern	Berufsweltbezug herstellen – Handhabbarkeit fördern	Handlungspraxis vermitteln – Handhabbarkeit fördern
Methoden und Sozialformen		Impulsgedanke, Gruppenpuzzle	Praxisbeispiel, Gruppenarbeit	Gruppenarbeit	Rollenspiel, Eigenreflexion

Tab. 4.6 Gemäß des Rasters zum Wochenplan nach Schneider ([📖 10, S. 201ff.)

4.6 Planungsraster für die einzelnen Unterrichtsstunden

Bei der Gestaltung der Unterrichtseinheit wurde im Sinne eines handlungsorientierten Unterrichts auf zwei Gesichtpunkte besonderen Wert gelegt: Zum einen sollen die Lernenden einen direkten Bezug der Inhalte zu und deren Nutzen für ihre berufliche Tätigkeit erkennen. Zum andern sollen sie möglichst häufig aktiv in den Unterricht einbezogen werden und erlerntes Wissen praktisch umsetzen. Um dem ersten Aspekt zu entsprechen, wird auf ein konstruiertes Fallbeispiel verzichtet. Stattdessen wird nach einem kurzen Einleitungsimpuls eine von den Lernenden in der Praxis tatsächlich erlebte Situation zum Ausgangpunkt der Unterrichtseinheit gemacht und eigenständig zum Fallbeispiel umgearbeitet. Auf diese Weise soll erreicht werden, dass auch tatsächlich die Problemstellungen thematisiert werden, die für die Lernenden relevant sind. Durch die Anwendung der Methode des Gruppenpuzzles ist auch bei der Erarbeitung neuer theoretischer Inhalte eine hohe Eigenaktivität der Lernenden gefordert. Da die neuen theoretischen Inhalte selbstständig auf das Beispiel aus der eigenen Praxis bezogen werden, wird die Bedeutung für das Praxisfeld deutlich. Im Rollenspiel haben die Lernenden die Gelegenheit zur praktischen Anwendung im geschützten Rahmen.

Zeit	Phasen	Methoden und Sozialform	Zieldimensionen	Medien und Materialien
5'	Einstieg	• Zitat als Impuls an die Wand projizieren → AV 1 • Planoffenlegung und Begründung des Unterrichtsablaufes	• Lernende erleben Unterrichtsinhalte als sinnhaft (B) • Lernende können sich auf das Thema einstimmen (H)	• Arbeitsblatt: Platonzitat → AM 1 • Flipchart mir Inhalten und Pausenzeiten
40'	Einstieg/ Erarbeitung	• Rollenspiel in Gruppenarbeit: Erstellung einer Anleitung zum Rollenspiel auf der Grundlage von problematisch erlebten Gesprächssituationen mit Kollegen → AV 2, M 1 • Lehrender als Begleiter	• Die Lernenden haben die Möglichkeit, eigene Erfahrungen mit Kritikgespräch zu reflektieren und diese besser nachvollziehen zu können (V) • Die Lernenden reflektieren die Unterschiedlichkeit zwischen KE und Kritiker und der jeweils eigenen Rolle (V) • Rollenverhalten wird verstehbar (V) • Lernende werden sensibilisiert für das Erkennen kritikwürdiger Situationen (V)	• Arbeitsauftrag: Erstellung einer Rollenspielanleitung → AM 2
5 Minuten Pause				
45'	Erarbeitung/ Sicherung	• Gruppenpuzzle zu Schultz von Thun, Burne, Rogers → AV 3, M 2 • Lehrender als Begleiter	• Lernende lernen unterschiedliche theoretische Ansätze zur Kommunikation kennen und können diese nachvollziehen (V) • Lernende kommunizieren untereinander (H) • Lernende sind aktiv in den Unterricht einbezogen (H)	• Arbeitsauftrag zum Gruppenpuzzle → AM 3 • Arbeitsblätter zu Schulz von Thun, Burne und Rogers → AM 4–6
30 Minuten Pause				
45'	Erarbeitung	• Gruppenarbeit zur Erstellung eines Gesprächsleitfadens für Kritikgespräche → AV 4 • Lehrender als Begleiter	• Lernende setzen zuvor erworbenes theoretisches Wissen aktiv praktisch um (H) • Lernende üben, bei der Erarbeitung von Lösungswegen strukturiert vorzugehen (H) • Lernende erleben Unterrichtsinhalte als sinnhaft (B)	• Arbeitsauftrag: Erstellung eines Gesprächsleitfadens zu Kritikgesprächen → AM 7
30'	Sicherung	• Vorstellung der Gruppenarbeiten im Plenum • Lehrender als Moderator	• Die Lernenden erleben, dass ihre Arbeit anerkannt wird (B) • Die Lernenden lernen mehrere Möglichkeiten kennen, die Aufgabe zu erfüllen (H)	• Ergebnisse der Lernenden

Tab. 4.7 Gemäß dem Artikulationsschema nach Schneider (📖 10, S. 64)

Planungsraster für die einzelnen Unterrichtsstunden

Unterrichtsentwurf: Kritik empfangen und verarbeiten – Rahmenbedingungen und Ablauf von Kritikgesprächen

Zeit	Phasen	Methoden und Sozialform	Zieldimensionen	Medien und Materialien
15 Minuten Pause				
45'	Vertiefung	• Rollenspiel in Gruppenarbeit: Durchführung eines Rollenspiels nach der Anleitung einer anderen Gruppe; Aufteilung: Kritiker, Kritisierender, Beobachter; dann Auswertung der Gesprächsführung auf Grundlage des zuvor erarbeiteten Gesprächsleitfadens → AV 2, M 1; Ggf. (je nach zeitlichen Ressourcen) Rollentausch innerhalb der Dreiergruppe mit anderem Rollenspiel • Lehrender als Begleiter	• Lernende übertragen Erkenntnisse aus Theorien zu Kommunikation auf die eigene Situation (V) • Die Lernenden wenden den Gesprächsleitfaden an und überprüfen die Wirksamkeit der selbst erarbeiteten Instrumente zur Gesprächsführung (H) • Lernende entwickeln einfühlendes Verstehen für die Situation des KE (V) • Lernende üben, die Situation des KE individuell einzuschätzen (V) • Lernende üben Wertschätzung zu vermitteln und für eine entspannte Gesprächsatmosphäre zu sorgen (H) • Lernende üben, Kritik als etwas Positives bzw. Als Hilfe zur Verbesserung zu vermitteln (H) • Lernende üben den Umgang mit anderen Standpunkten: Akzeptieren und Aushalten (H) • Lernende erhalten Impulse, wie sie in Stresssituationen systematisch reagieren können (H) • Lernende üben, Kritikgespräche zu evaluieren (H) • Lernende erfahren Kritik als etwas Positives (B)	• Erarbeitete Anleitungen zu Rollenspielen → AM 2 • Erarbeitete Gesprächsleitfäden → AM 7 • Arbeitsauftrag: Durchführung von Rollenspielen → AM 8
15'	Reflexion/Abschluss	• Zitat vom Beginn der Einheit als Impuls an die Wand projizieren → AV 1 • Nach einer Zeit der Stille im Plenum zu spontanen Äußerung auffordern	• Die Lernenden haben Gelegenheit, den Unterricht zu reflektieren (V) • Die Lernenden haben Gelegenheit, sich über den Unterricht zu äußern (H)	• Arbeitsblatt: Platonzitat → AM 1

Tab. 4.7 (Fortsetzung) Gemäß dem Artikulationsschema nach Schneider (📖 10, S. 64)

4.7 Arbeitsvorschläge

4.7.1 Arbeitsvorschlag: Impuls durch Platonzitat (AV 1)

Zieldimension: Bedeutsamkeit

Das Zitat von Platon wird mit einem Overheadprojektor für alle gut lesbar an die Wand projiziert (→ AM 1) und den Teilnehmern als Thema der folgenden Unterrichtsreihe vorgestellt. Den Teilnehmern wird Zeit gelassen, den Text in ungewohntem Sprachgebrauch nachzuvollziehen und auf sich wirken zu lassen. Ggf. kann das Zitat kurz erörtert werden. Als Impuls zur Abschlussrunde im Plenum wird das Zitat erneut präsentiert und – ggf. mit einer einleitenden Frage, z. B. „Können Sie Platon voll zustimmen?" – zur Diskussion gestellt.

4.7.2 Arbeitsvorschlag: Rollenspiel in Eigenregie (AV 2)

Zieldimension: Verstehbarkeit, Handhabbarkeit, Bedeutsamkeit

Die Teilnehmer tauschen sich in Kleingruppen über als problematisch erlebte Gesprächssituationen mit Kollegen oder Vorgesetzten aus. Anschließend formulieren sie die Anweisung zu einem Rollenspiel (→ M 1), das die von allen als besonders schwierig erlebten Aspekte aufgreift. Diese Vorlagen werden später untereinander ausgewechselt und zu Übungszwecken im Rollenspiel umgesetzt (→ AM 2 u. 8).

4.7.3 Arbeitsvorschlag: Gruppenpuzzle (AV 3)

Zieldimension: Verstehbarkeit, Handhabbarkeit

Es werden Kleingruppen gebildet, die sich anhand vorbereiteter Informationsmaterialien die wesentlichen Aussagen zu je einem der Modelle von Schulz von Thun, Burne oder Rogers erarbeiten (→ AM 3–6). Die Mitglieder einer Themengruppe werden zu „Experten" für dieses Modell. Anschließend mischen sich die Gruppen neu, so dass in jeder Gruppe mindestens ein Experte zu einem Modell ist. Die Teilnehmer informieren sich dann gegenseitig über die verschiedenen Modelle (→ M 2).

4.7.4 Arbeitsvorschlag: Erstellung eines Leitfadens für Kritikgespräche (AV 4)

Zieldimension: Verstehbarkeit, Handhabbarkeit, Bedeutsamkeit

Nach der eher abstrakten Auseinandersetzung mit den unterschiedlichen Kommunikationsmodellen, sollen die Teilnehmer diese Informationen nun für ihr berufliches Handeln nutzbar machen. Dazu sollen konkrete Anweisungen zum Verhalten bei Kritikgesprächen formuliert werden. Die Anwendung dieser Gesprächsleitfäden wird bei der Durchführung von Rollenspielen geübt (→ AM 7).

4.8 Literaturnachweis

1. Burne, E. (1988): Spiel der Erwachsenen. Psychologie der menschlichen Beziehung. Reinbek bei Hamburg: Rowohlt Verlag GmbH

2. Christmann, B / Leis, Dr. M. (2005): Kommunikationsmodelle. Schulen ans Netz. Unter: http:// www. Lehrer-online.de/url/kommunikationsmodelle. Letzter Zugriff: 18.05.2006

3. Huber, A. (2004): Die Gruppenpuzzelmethode. In: Huber, A. A. (Hrsg.): Kooperatives Lernen? Kein Problem! Effektive Methoden der Partner- und Gruppenarbeit für Schule und Erwachsenenbildung. Stuttgart: Klett (ab Herbst 2004 erhältliche, bisher unveröffentlichte Seminarunterlagen zum Kontaktstudium Erwachsenenbildung an der Pädagogischen Hochschule Weingarten)

4. Langmaack, B. (2003): Einführung in die themenzentrierte Interaktion. Leben rund ums Dreieck. Weinheim und Basel: Beltz Verlag

5. Ministerium für Gesundheit, Soziales, Frauen und Familie des Landes Nordrhein-Westfalen (2003): Ausbildung und Qualifizierung in der Altenpflege. Empfehlende Richtlinie für die Altenpflegeausbildung

6. Ministerium für Gesundheit, Soziales, Frauen und Familie des Landes Nordrhein-Westfalen (2003): Richtlinie für die Ausbildung in der Gesundheits- und Krankenpflege sowie in der Gesundheits- und Kinderkrankenpflege

7. Rogers, R.C. (1998): Klientenzentrierte Psychotherapie. In: Rogers, C.R. / Schmid, P. F. (Hrsg.): Personenzentriert. Grundlagen von Theorie und Praxis. Mit einem kommentierten Beratungsgespräch von Carl. R. Rogers. Mainz: Matthias-Grünwald-Verlag

8. Sander, K (1999): Personenzentrierte Beratung. Ein Arbeitsbuch für Ausbildung und Praxis. Köln: GwG Verlag; Weinheim und Basel: Beltz Verlag

9. Schewior-Popp, S. (2005): Lernsituationen planen und gestalten. Handlungsorientierter Unterricht im Lernfeldkontext. Stuttgart

10. Schneider, K. et al (2005): Pflegeunterricht konkret. München Jena: Elsevier

11. Schulz von Thun, F. (1981): Miteinander reden 1 – Störungen und Klärungen. Reinbek bei Hamburg: Rowohlt

12. Stangel, W. (2006): Transaktionsanalyse. Unter: http://larbeitsblaetter.stangl-taller.at/ KOMMUNIKATION/Transaktionsanalyse.shtml. Letzter Zugriff: 18.05.2006

4.9 Methodensammlung

4.9.1 Methode: Rollenspiel in Eigenregie (M 1)

Beschreibung

Beim Rollenspiel werden potentielle Alltagsituationen szenisch dargestellt. Dabei gibt es kein festgelegtes Skript, die Beteiligten bekommen lediglich Hinweise zu ihrer Rolle und den Rahmenbedingen der Situation. Über eine spontane Entwicklung der Szene soll eine möglichst realistische Situation entstehen, die jedoch im geschützten Rahmen erlebt und reflektiert werden kann. Beim Rollenspiel in Eigenregie liegt zu Beginn der Unterrichtseinheit lediglich das Thema der Szene fest, die Szenen- und Rollenbeschreibung werden im Laufe der Einheit in Kleingruppen durch die Lernenden erstellt. Dadurch soll erreicht werden, dass Themenbereiche und Settings zum Gegenstand der Auseinandersetzung werden, die für die Lernenden relevant sind. Im weiteren Verlauf werden die Rollenspielanweisungen untereinander ausgetauscht und dargestellt, wobei immer ein Gruppenmitglied die Rolle des Beobachters übernimmt. Der Hauptteil der Auswertung findet ebenfalls im Austausch durch die Kleingruppe statt.

Phaseneinsatz

Bei dieser Form des Rollenspiels erstreckt sich die Anwendung auf die Phase der Erarbeitung (Erarbeitung der Rollenbeschreibungen) als auch auf die Phase der Vertiefung (Durchführung und Reflexion des Rollenspiels).

Handlungsempfehlungen für Lehrende

Der Lehrende gibt einen Themenbereich vor. Er erinnert an Rollenspielregeln oder entwickelt diese mit den Teilnehmern (keine persönlichen Wertungen, Recht zum Abbruch für Lehrer und Spieler, Hinweis auf Unterschied zwischen gespielter Rolle und spielender Person). Er ermuntert Lernende, sich auf das Rollenspiel einzulassen. Er hält sich während der Darstellungen mit eingreifenden Maßnahmen zurück. Er besucht die Kleingruppen in der Auswertungsphase und stellt sich als Moderator zur Verfügung.

Handlungsempfehlungen für Lernende

Die Lernenden formulieren die Rollenbeschreibungen und die Rahmenbedingungen der Situation. Sie formulieren Beobachtungsaufträge bzw. Impulsfragen oder Bewertungskriterien zur Auswertung des Rollenspiels. Sie stellen sich als Darsteller oder Beobachter zur Verfügung. Sie erarbeiten ggf. die Rollenspielregeln und halten sich daran. Sie beteiligen sich an der Auswertung.

Benötigtes Material/Benötigte Zeit

Ggf. Utensilien zur szenischen Darstellung. Mindestens 90 Minuten. Es sollte die Möglichkeit zur Verlängerung bestehen, falls sich brisante Themen ergeben.

Tipps, Tricks, Fallen

Bei der Suche nach einer geeigneten Szene innerhalb einer Gruppe kann es – je nach Brisanz des Themenbereichs – zu zeitaufwändigen Diskussionen kommen. Hier sollte als Lehrender unterstützend eingegriffen werden. Um die Bereitschaft zur Teilnahme an Rollenspielen zu unterstützen, ist es hilfreich, in Neigungsgruppen zu arbeiten.

4.9.2 Methode: Gruppenpuzzle (M 2)

(📖 3)

Beschreibung

In einer ersten Phase erarbeiten die Lernenden sich in Gruppen eine Wissensgrundlage zu einem bestimmten Themenbereich. In einer zweiten Phase werden neue Gruppen gebildet, wobei eine Gruppe sich aus jeweils einem Mitglied der vorherigen Gruppen zusammensetzt. Die Mitglieder informieren sich gegenseitig über die von ihnen erarbeiteten Wissensgebiete.

Phaseneinsatz

Das Gruppenpuzzle erstreckt sich auf die Erarbeitungsphase und die Vertiefungsphase.

Handlungsempfehlungen für Lehrende

Der Lehrende formuliert den Arbeitsauftrag zu dieser Lernmethode schriftlich. Er gibt die Gruppenarbeitszeiten vor. Er übernimmt ggf. die Gruppenzuteilungen (Karten mit jeweils einem Symbol für die Gruppe in Phase 1 und einem Symbol für die Gruppe in Phase 2). Er unterstützt in der Erarbeitungsphase je nach Lernstand der Auszubildenden (z. B. Bearbeitung eines Textes mit Leitfragen oder offene Aufgabenstellung) und bereitet die entsprechenden Materialien vor.

Handlungsempfehlungen für Lernende

Die Lernenden setzen sich gründlich mit dem Themenbereich auseinander. Sie klären Verständnisfragen innerhalb der Gruppe von Phase 1. Sie bestimmen innerhalb der Gruppe der Phase 1, welche Themenschwerpunkte sie wie vermitteln wollen.

Benötigtes Material/Benötigte Zeit

Sowohl Zeit als auch Material richten sich nach dem Grad der Unterstützung. Bei sehr engen Themenvorgaben mit vorgegebenem Informationsmaterial ist die Durchführung innerhalb einer Doppelstunde möglich, die Vorbereitung des Materials aufwändig. Die Arbeitsphase kann sich bei selbstständiger Erarbeitung des Themas durch die Lernenden aber auch über einen wesentlich längeren Zeitraum erstrecken.

Tipps, Tricks, Fallen

Um eine optimal Unterstützung zu gewährleisten, sollte dem Lernstand der Gruppe besondere Aufmerksamkeit gewidmet werden.

4.10 Arbeitsmaterial

4.10.1 Arbeitsblatt: Platonzitat (AM 1)

„Und von welchen bin ich einer? Von denen, die sich gerne überführen lassen, wenn sie etwas Unrichtiges sagen, auch gern selbst überführen, wenn ein anderer etwas Unrichtiges sagt; nicht unlieber jedoch jenes als dieses. Denn für ein größeres Gut halte ich jenes um so viel, als es ja besser ist, selbst von dem größten Übel befreit zu werden, als einen anderen davon zu befreien." (Platon, Gorgias 458a)

4.10.2 Arbeitsauftrag: Erstellung einer Rollenspielanleitung (AM 2)

Finden Sie sich in Dreiergruppen zusammen.

Tauschen Sie sich über erlebte Kritikgespräche mit Kollegen und Vorgesetzten aus.

Erarbeiten Sie auf dieser Grundlage die Anleitung zu einem Rollenspiel, indem sie zunächst die Rahmenbedingungen beschreiben (beteiligte Personen, Gesprächsanlass, räumliche Situation, Atmosphäre…).

Schildern Sie dann auf jeweils getrennten Zetteln die Anweisungen, Charaktereigenschaften bzw. Hintergründe für die unterschiedlichen Rollen.

Zu einem späteren Zeitpunkt werden Sie Ihre Rollenspielanweisungen mit denen anderer Gruppen austauschen und die Rollenspiele durchführen.

Zur Erstellung der Rollenspielanleitung haben Sie 40 Minuten Zeit.

4.10.3 Arbeitsauftrag zum Gruppenpuzzle: Kommunikationsmodelle (AM 3)

Bei diesem Arbeitsauftrag geht es darum, zunächst innerhalb einer Kleingruppe die wesentlichen Aussagen zu verschiedenen Kommunikationsmodellen zu erfassen und diese dann wiederum in Kleingruppen an die anderen Seminarteilnehmer zu vermitteln.

Vorgehen
Finden Sie sich in den Gruppen 1, 2 und 3 zusammen. Ihre Gruppennummer finden Sie links oben auf den ausgeteilten Texten.

Lesen Sie den Text, klären Sie Verständnisfragen und stellen Sie wesentliche Merkmale der Kommunikationsmodelle heraus (20 Min.).

Finden Sie sich so in Dreiergruppen zusammen, dass jeweils ein Mitglied aus den Gruppen 1, 2 und 3 vertreten ist. Erklären Sie sich gegenseitig die unterschiedlichen Kommunikationstheorien (25 Min.).

4.10.4 Arbeitsblatt: Das Kommunikationsmodell nach Schulz von Thun (AM 4)

Gruppe 1: Quadrat der Nachricht nach Schulz von Thun (📖 11)

Der Psychologe Friedemann Schulz von Thun hat sich damit beschäftigt, was unter einer geglückten Kommunikation zu verstehen ist und unter welchen Bedingungen diese zustande kommt bzw. wodurch Kommunikation gestört werden kann. Er bedient sich dazu aus dem Vokabular der Nachrichtentechnik. Diese technisch orientierte Darstellungsweise unterstreicht den Anspruch, den er an Informationen stellt: Einfachheit. Zudem sollen sie deutlich und logisch nachvollziehbar sein, sowie in kurzer, prägnanter Darstellung vermittelt werden. Entsprechend ist sein Kommunikationsmodell aufgebaut: Er unterscheidet grundsätzlich zwischen Sender und Empfänger einer Nachricht. Jede Nachricht hat dabei vier Seiten oder, um im Jargon der Nachrichtentechnik zu bleiben, eine Nachricht kann jeweils auf vier Kanäle gesendet und empfangen werden (Abb. 4.8):

1. Sachinhalt Der Sachaspekt enthält die sachlichen Informationen über Dinge und Vorgänge, eben wie sie sind.

2. Selbstkundgabe Durch den Selbstkundgabeaspekt teilt der Sender etwas über sich persönlich mit.

3. Beziehungshinweis Durch den Beziehungshinweis gibt der Sender zu erkennen, was er vom Empfänger hält bzw. wie er die Beziehung sieht.

4. Appell Durch den Appell möchte der Sender Einfluss in eine bestimmte Richtung nehmen. Der Empfänger möge in bestimmter Weise denken, fühlen oder handeln.

Kommunikation wird von v. Thun dann als geglückt bezeichnet, wenn eine Information auf dem Kanal empfangen wird, von dem aus sie gesendet wurde:

Sender, Kanal Sachinhalt: „Die Ampel zeigt grün" / Empfänger, Kanal Sachinhalt: „Stimmt, nicht gelb, nicht rot, – grün!"

Er bezeichnet eine solche Nachricht als „kongruent". „Inkongruent" ist eine Nachricht dann, wenn Sender und Empfänger unterschiedliche Kanäle nutzen. Die Information des Gegenübers kann dann nicht mehr richtig verstanden werden, es kommt zum „Rauschen":

Sender, Kanal Sachinhalt: „Die Ampel ist grün" / Empfänger, Kanal Selbstkundgabe: „Er ist wieder sehr ungeduldig" / Empfänger, Kanal: Beziehungshinweis. „Du sollst mich nicht immer verbessern, ich kann alleine Auto fahren!" / Empfänger, Kanal Appell: „Ja, ja, ich fahre ja schon."

Gelingt es nicht, Sender und Empfänger wieder auf einen Kanal einzustellen, werden die beiden Gesprächspartner aneinander vorbei reden. Das Kommunikationsmodell nach Schulz v. Thun wird noch erweitert durch drei Systeme der Nachrichtenübermittlung (verbal, non-verbal, para-verbal) und persönliche Kommunikationsstile, auf die an dieser Stelle jedoch nicht weiter eingegangen werden soll.

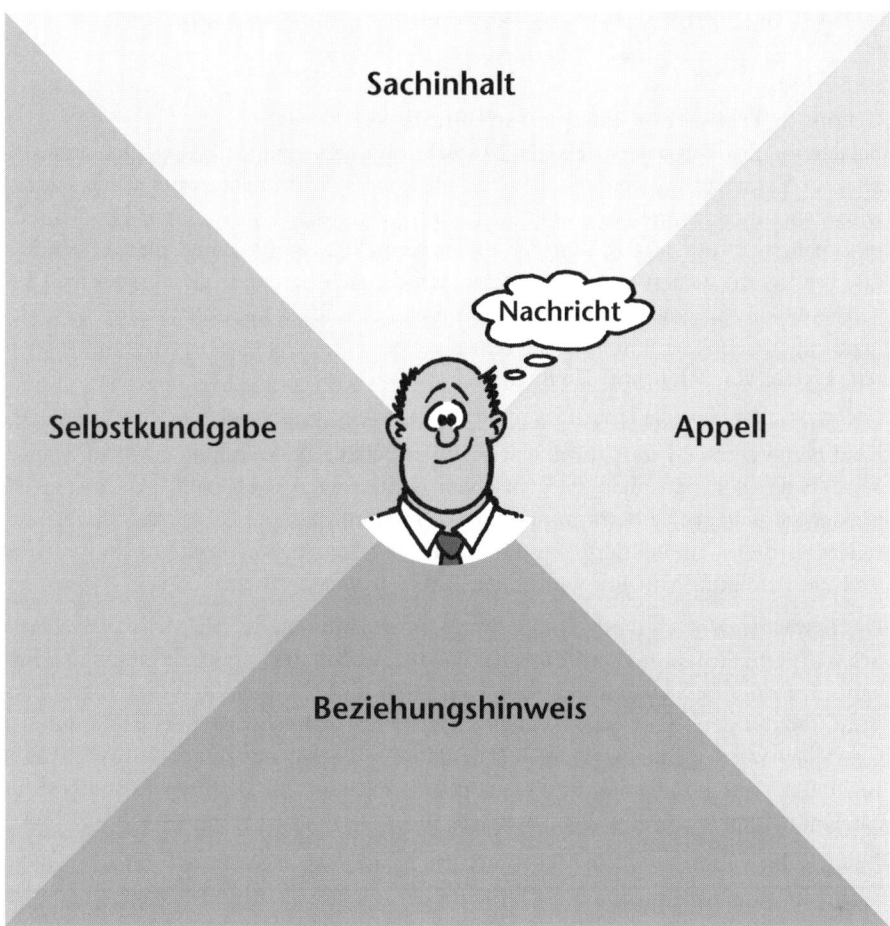

Abb. 4.8 Die 4 Seiten einer Nachricht.

4.10.5 Arbeitsblatt: Das Kommunikationsmodell nach Burne (AM 5)

Gruppe 2: Transaktionsanalyse nach Burne (📖 1)

Bei der von Eric Burne entwickelten Transaktionsanalyse handelt es sich um ein Konzept zur Verbesserung der zwischenmenschlichen Kommunikation. Als Transaktion wird dabei die Grundeinheit aller sozialen Verbindungen verstanden: Der Kontakt zwischen zwei Individuen. Wie sich dieser Kontakt gestaltet, hängt maßgeblich von den innerpersönlichen Grundstrukturen ab, die sich bereits in den ersten fünf Lebensjahren ausprägen. Er geht dabei davon aus, dass jeder Mensch aus drei verschiedenen „Personen" besteht und drei verschiedene „Ich-Zustände" in sich trägt: Eltern-Ich, Erwachsenen-Ich und Kindheits-Ich.

Das **Eltern-Ich** entwickelt sich durch Anforderungen, die in früher Kindheit an das Kind heran getragen werden, in erster Linien Befehle und Verhaltensregeln. Da das Kind in dieser Lebensphase zu kritischem Hinterfragen noch nicht in der Lage ist, werden sie ungeprüft übernommen und können im späteren Leben nicht mehr korrigiert werden. Unreflektierte, klischeehafte Äußerungen, Vorurteile sowie Passivität und die Befolgung von Regeln können Indizien für ein Eltern-Ich sein.

Das **Erwachsenen-Ich** wird geprägt durch Informationen, die der Mensch sich aktiv beschafft und Situationen, in denen der Mensch erlebt, dass er aktiv Einfluss nehmen kann. Informationen – auch die aus Eltern-Ich und Kindheits-Ich – werden überprüft und mit den selbst aktiv beschafften Informationen abgeglichen. Erst auf dieser Grundlage werden Entscheidungen getroffen. Aufmerksames Zuhören, sowie Äußerungen, die durch Reflexion und Logik gekennzeichnet sind, können als Indizien für das Erwachsenen-Ich angesehen werden.

Das **Kindheits-Ich** entwickelt sich aus Reaktionen des Kindes auf das von außen Wahrgenommene. Da Kinder noch nicht über sprachliche Mittel verfügen, bestehen

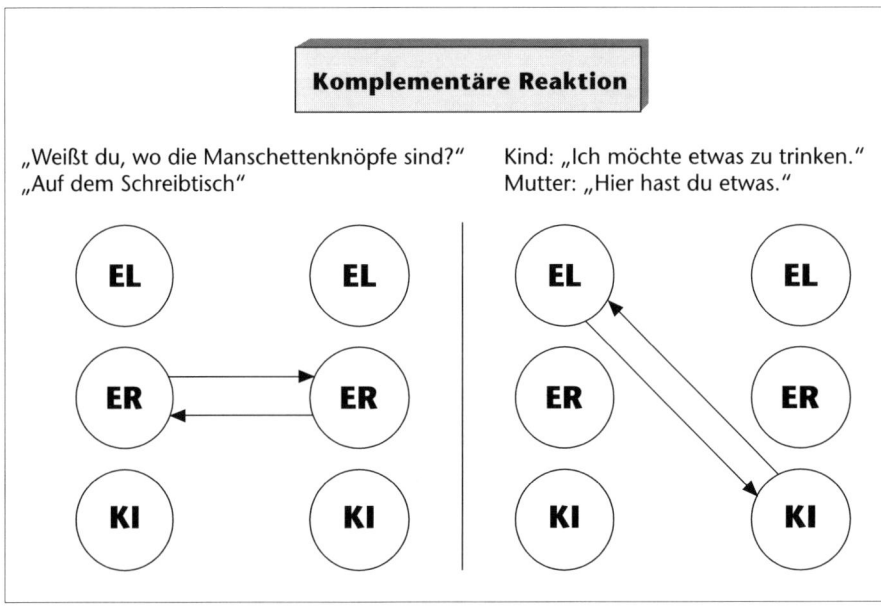

Komplementäre Reaktion

„Weißt du, wo die Manschettenknöpfe sind?"
„Auf dem Schreibtisch"

Kind: „Ich möchte etwas zu trinken."
Mutter: „Hier hast du etwas."

die meisten Reaktionen aus Gefühlen. Häufig sind diese Gefühle von Hilflosigkeit geprägt. Indizien für das Kindheits-Ich sind in diesem Falle Gefühlsäußerungen jeder Art, unterstrichen durch eine gefühlsbetonte Wortwahl mit Adjektiven wie traurig, glücklich etc. sowie Äußerungen wie ich will, ich wünsche und dem Gebrauch von Superlativen.

Diese Zustände des Bewusstseins verkörpern aber nicht etwa Rollen sondern Realitäten. In dem Moment, in dem man sich im Kindheits-Ich befindet, ist man wirklich ein Kind von fünf Jahren. Gerät man später in eine ähnliche Situation, wie man sie schon in dieser frühen Zeit erlebt hat, erlebt man die ursprüngliche Situation noch einmal.

Burne unterscheidet zwischen komplementären und Überkreuz-Transaktionen (Abb. 4.9 und 4.10). Komplementär-Transaktionen folgen der natürlichen Ordnung zwischenmenschlicher Kommunikation, d. h. die Reaktionen sind angemessen und erwartet, z. B. zwischen Kindheits-Ich und Eltern-Ich, wenn ein fieberkrankes Kind um ein Glas Wasser bittet und die Mutter es bringt oder die Frage im Zustand des Erwachsenen-Ichs nach der Bewertung einer Situation sachlich und begründet von jemand anderem auch auf der Ebene des Erwachsenen-Ichs beantwortet wird. Die Kommunikation wird fortgesetzt.

Bei Überkreuz-Tanzaktionen bricht die Kommunikation ab. In diesem Fall wird bei einer Aktion nicht durch den erwarteten Ich-Zustand reagiert und somit ist das eigentliche Anliegen des Agierenden nicht das Thema. Ein Beispiel wäre, wenn jemand im Zustand des Erwachsenen-Ichs nach einem Gegenstand fragt und erwartet, auch auf der Ebene des Erwachsenen-Ichs die Antwort zu bekommen, wo der Gegenstand sich befindet. Der Angesprochenen reagiert jedoch aufbrausend und beschwert sich darüber, vom anderen immer nur kritisiert zu werden, also aus dem Kindheits-Ich. An dieser Stelle können nur Auszüge des sehr viel komplexeren Modells vorgestellt werden:

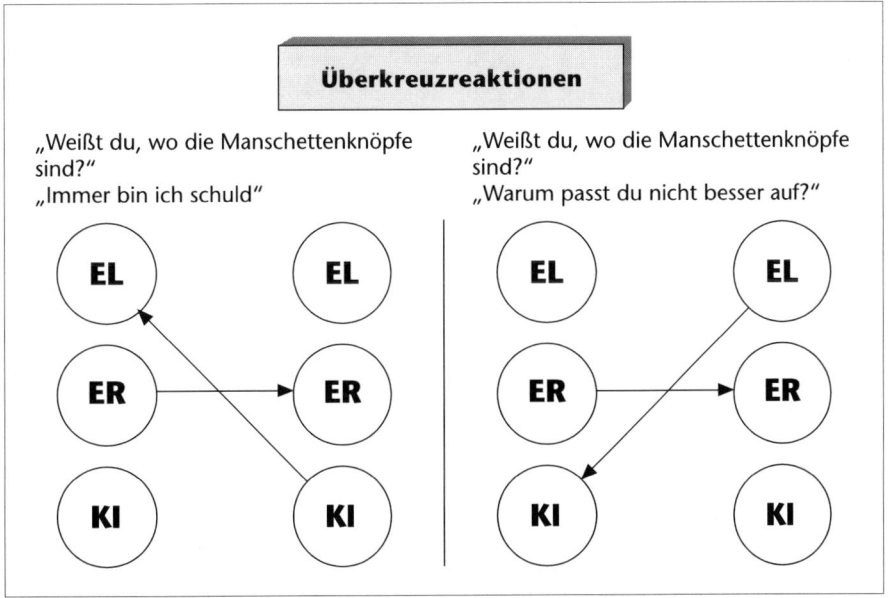

Überkreuzreaktionen

„Weißt du, wo die Manschettenknöpfe sind?"
„Immer bin ich schuld"

„Weißt du, wo die Manschettenknöpfe sind?"
„Warum passt du nicht besser auf?"

4.10.6 Arbeitsblatt: Klientenzentrierte Gesprächsführung nach Rogers (AM 6)

Gruppe 3: Klientenzentrierte Gesprächsführung nach Rogers (📖 7)

Klientenzentrierten Gesprächsführung. Dabei geht es darum, den hilfesuchenden Menschen dabei zu unterstützen, seine Probleme selbst zu lösen. Die Fähigkeit und der Wille zu selbstständigen Entscheidungen wird dem Menschen grundsätzlich zugetraut.

Rogers setzt dem humanistischen Menschenbild entsprechend voraus, dass Autonomie und Selbstständigkeit Grundbedürfnisse des Menschen sind und er das Bestreben hat, sich ständig weiter entwickeln zu wollen.

Deshalb vermeidet der Therapeut es, Ratschläge zu geben, sondern ist stattdessen darum bemüht, über das Schaffen einer angenehmen Gesprächsatmosphäre offen mit dem Klienten über seine Probleme ins Gespräch zu kommen. Dadurch soll erreicht werden, dass der Mensch sich verstanden und akzeptiert fühlt und aus diesem Gefühl heraus Veränderungen zulassen oder sogar aktiv gestalten kann.

Rogers hat nachweisen können, dass der Aufbau einer solchen von Vertrauen geprägten Beziehung im Wesentlichen von drei Basisvariablen abhängt: Empathie, Akzeptanz und Authentizität.

Mit **Authentizität** ist gemeint, eigene Gefühle in eigener Weise auszudrücken. Voraussetzung dazu ist, sich seiner eigenen Empfindungen – negative eingeschlossen – bewusst zu werden. Indem der Berater seine Empfindungen nach außen bringt, wird sein Verhalten für den Beratenen transparent und Verunsicherungen über nicht nachvollziehbare Reaktionen können vermieden werden.

Akzeptanz bedeutet in diesem Zusammenhang die bedingungslose Annahme der Person um ihrer selbst willen. Verhaltensweisen, Äußerungen und Einstellungen der Person werden nicht bewertet, sondern so, wie sie sind, als gegebene Umstände anerkannt, die es während der Beratung zu berücksichtigen gilt. Es geht nicht darum, diese Basisvariablen als starre Ausführung von Regeln umzusetzen. Sie sind vielmehr Ausdruck einer Grundhaltung, die dem Gegenüber bedingungslose Annahme vermitteln soll. Eine solche Atmosphäre nimmt dem Gegenüber die Angst, sich „falsch" verhalten zu können und ermöglicht ihm auf diese Weise sich ohne Versagensängste ausprobieren zu können.

Empathie bezeichnet das einfühlsame Verstehen des Gegenübers. Angestrebt wird, über das kognitive Verstehen hinaus der Erlebniswelt des Gegenübers möglichst nahe zu kommen. Dies gelingt nicht immer, kann jedoch über aktives Zuhören forciert werden.

Es geht nicht darum, diese Basisvariablen als starre Ausführung von Regeln umzusetzen. Sie sind vielmehr Ausdruck einer Grundhaltung, die dem Gegenüber bedingungslose Annahme vermitteln soll. Eine solche Atmosphäre nimmt dem Gegenüber die Angst, sich „falsch" verhalten zu können und ermöglicht ihm auf diese Weise sich ohne Versagensängste ausprobieren zu können.

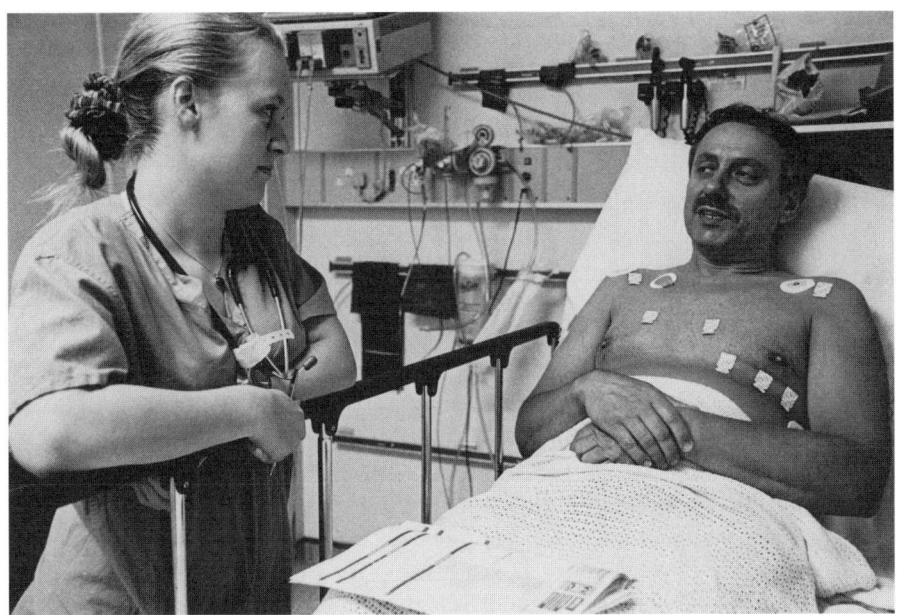

[J668]

4.10.7 Arbeitsauftrag: Erstellung eines Gesprächsleitfadens zu Kritikgesprächen (AM 7)

Arbeiten Sie in Dreiergruppen.

Erstellen Sie einen Leitfaden zur Durchführung von Kritikgesprächen.

Beziehen Sie dabei sowohl Ihre eigenen Erfahrungen als auch die Erkenntnisse aus den vorgestellten Modellen und Theorien zu Kommunikation mit ein.

Gehen Sie sowohl auf die Rahmenbedingungen als auch auf die konkrete Durchführung des Gespräches ein.

Sie haben dazu 45 Minuten Zeit.

Zu einem späteren Zeitpunkt werden Sie diese Leitfäden im Rahmen der von Ihnen vorbereiteten Rollenspiele anwenden.

4.10.8 Arbeitsauftrag: Durchführen von Rollenspielen (AM 8)

Tauschen Sie die von Ihnen erarbeitete Anleitung zum Rollenspiel mit einer andern Gruppe.

Führen Sie das Rollenspiel nach den vorgegebenen Anweisungen durch. Ein Mitglied Ihrer Gruppe übernimmt die Rolle des Beobachters.

Nach Beendigung des Gespräches reflektieren Sie untereinander das Erleben des Rollenspiels. Der Beobachter gibt eine Rückmeldung über das Verhalten im Gespräch, wobei er Bezug auf den zuvor erstellten Leitfaden zur Durchführung von Kritikgesprächen nehmen soll.

Besorgen Sie sich noch mindestens zwei weitere Anleitungen zum Rollenspiel und übernehmen Sie jeweils eine andere Rolle (Kritiker, Kritisierter, Beobachter).

5

Unterrichtsentwurf: Voraussetzungen, Möglichkeiten und Grenzen interdisziplinärer Zusammenarbeit aus Sicht der Pflege

Erstellt von **Frank Heller**, Fachkrankenpfleger für Onkologie, Dipl.-Berufspädagoge (FH)

Betreut durch Bernd Peschers

5.1 Einleitung

Büssing und Schmitt (📖 3, S. 310f.) konnten in einem Vergleich der Arbeitsbelastungen zwischen Modell- und Kontrollstationen im Längsschnitt sieben zu emotionaler Erschöpfung und drei zu Depersonalisation führende, relevante Arbeitsbelastungen herausarbeiten.

Emotionale Erschöpfung:
- Soziale Stressoren: Ärzte
- Soziale Stressoren: Kollegen
- Soziale Stressoren: Patienten
- Überforderung durch Krankheiten/Patienten
- Widersprüche zwischen den Aufgabenzielen
- Zeitdruck
- Arbeitsumgebung/Arbeitsplatz

Depersonalisation:
- Soziale Stressoren: Patienten
- Fehlhandlungen/Riskantes Handeln
- Zusätzlicher Handlungsaufwand

Bezogen auf den Unterrichtsentwurf sind hier die Punkte „Soziale Stressoren: Ärzte" und „Widersprüche zwischen den Aufgabenzielen" besonders interessant. Bei der Zusammenarbeit mit anderen Berufsgruppen nimmt die Zusammenarbeit der Pflege mit der Berufsgruppe Arzt einen großen Raum ein. Natürlich zeigt sich die Zusammenarbeit abhängig von der Institution (Altenheim, Krankenhaus, ambulante Versorgung) unterschiedlich. Der Vermeidung von sozialem Stress durch die Zusammenarbeit der Pflege mit der Berufsgruppe Arzt und die Klärung der Aufgabenbereiche zwischen der Berufsgruppe Pflege und der Berufsgruppe Arzt kommt somit im Umkehrschluss ein hoher burnoutpräventiver Charakter zu.

5.2 Gesetzliche Herleitung des Unterrichtsthemas

Die Ausbildungs- und Prüfungsverordnung für die Berufe in der Krankenpflege verweist in Bezug auf das Unterrichtsthema auf den Themenbereich 8: „Bei der medizinischen Diagnostik und Therapie mitwirken. Die Schülerinnen und Schüler sind zu befähigen,

- in Zusammenarbeit mit Ärztinnen und Ärzten sowie den Angehörigen anderer Gesundheitsberufe die für die jeweiligen medizinischen Maßnahmen erforderlichen Vor- und Nachbereitungen zu treffen und bei der Durchführung der Maßnahmen mitzuwirken,
- Patientinnen und Patienten bei Maßnahmen der medizinischen Diagnostik und Therapie zu unterstützen,
- ärztlich veranlasste Maßnahmen im Pflegekontext eigenständig durchzuführen und die dabei relevanten rechtlichen Aspekte zu berücksichtigen." (KrPflAPrV 2003).

Auch der Themenbereich 12 der KrPflAPrV ist von Bedeutung:

„In Gruppen und Teams zusammenarbeiten. Die Auszubildenden sind zu befähigen,

- pflegerische Erfordernisse in einem intra- sowie in einem interdisziplinären Team zu erklären, angemessen und sicher zu vertreten sowie an der Aushandlung gemeinsamer Behandlungs- und Betreuungskonzepte mitzuwirken,
- die Grenzen des eigenen Verantwortungsbereiches zu beachten und im Bedarfsfall die Unterstützung und Mitwirkung durch andere Experten im Gesundheitswesen einzufordern und zu organisieren, ..."

„In der mündlichen Prüfung hat der Prüfling anwendungsbereite berufliche Kompetenzen nachzuweisen" schreibt die KrPflAPrV. In § 14 Abs. 1 Punkt 3 heißt es „Bei der medizinischen Therapie und Diagnostik mitwirken und in Gruppen und Teams zusammenarbeiten".

Im nächsten Schritt wird die Lerneinheit I.27 „Mit anderen Berufsgruppen arbeiten" aus der Richtlinie für die Ausbildung in der Gesundheits- und Krankenpflege sowie der Gesundheits- und Kinderkrankenpflege des Landes Nordrhein-Westfalen vorgestellt. Tabelle 5.1 zeigt exemplarisch eine Einordnung des Unterrichtsthemas in die Struktur der Richtlinie. Selbstverständlich lässt sich der Unterrichtsentwurf auch in jedem anderen Bundesland mit den entsprechenden Richtlinien und Curricula umsetzen (vgl. dazu auch Kapitel 3.2.5).

In der Altenpflegeausbildung könnte ein entsprechender Unterricht wie folgt verortet werden (AltPflAPrV, Anlage 1): Lernbereich 4: Altenpflege als Beruf; Lernfeld 4.1: Berufliches Selbstverständnis entwickeln; Teillernfeld: Teamarbeit und Zusammenarbeit mit anderen Berufsgruppen.

Die Ausbildungsrichtlinie NRW betont unter dem Stichwort „Veränderte Strukturen des Gesundheits- und Sozialwesens" die erhöhten Anforderungen an ein eigenständiges, selbstverantwortliches Handeln ebenso wie die an ein koordinierendes, kooperierendes interdisziplinäres Arbeiten. Selbstverantwortliches und interdisziplinäres Arbeiten setzt das Wissen und Verstehen des eigenen Verantwortungsbereiches und des Verantwortungsbereiches der kooperierenden Berufsgruppe voraus. Diese Wissens- und Verstehensleistungen (Verstehbarkeit) sind also als Voraussetzung zu begreifen. Zu einem selbstverantwortlichen und interdisziplinären Arbeiten gehört auch die Kompetenz, mit Problemen in der Zusammenarbeit mit anderen Berufsgruppen umgehen und diese meistern zu können (Handhabbarkeit) sowie zu guter letzt das Gefühl, dem eigenem Arbeiten und dem Zusammenarbeiten mit anderen Berufsgruppen einen Sinn bzw. eine Bedeutung abgewinnen zu können (Bedeutsamkeit). Im Sinne der Burnoutprävention durch kohärente Persönlichkeitsbildung geht es meinem Verständnis nach in der Unterrichtsgestaltung darum, die Komponenten des Kohärenzgefühls nach Antonovsky bei den SchülerInnen am Beispiel der Zusammenarbeit mit anderen Berufsgruppen zu fördern.

Quelle	Ministerium für Gesundheit, Soziales, Frauen und Familie des Landes Nordrhein-Westfalen
	Richtlinie für die Ausbildung in der Gesundheits- und Krankenpflege sowie der Gesundheits- und Kinderkrankenpflege
Themenbereich der KrPflAPrV	12. In Gruppen und Teams zusammenarbeiten
Lernbereich der Richtlinie	I. Pflegerische Kernaufgaben
Teilbereich	Organisieren, planen und dokumentieren
Lerneinheit	I.27: Mit anderen Berufsgruppen zusammenarbeiten
Unterrichtsthema	Voraussetzungen, Möglichkeiten und Grenzen interdisziplinärer Zusammenarbeit aus Sicht der Pflege
Zielsetzung	„Die SchülerInnen sollen einen Überblick darüber erhalten, welche Sozial- und Gesundheitsberufe es in Deutschland gibt, welches Aufgaben- und Kompetenzprofil die Angehörigen dieser Berufe haben und wie sie dafür ausgebildet werden. Darauf aufbauend sollen sie sich mit Kooperationsmöglichkeiten und -problemen zwischen Angehörigen dieser Berufsgruppen und denen der Pflegeberufe auseinandersetzen. Zur Förderung des gegenseitigen Verständnisses erscheint ein direkter Erfahrungsaustausch mit Auszubildenden/Angehörigen der anderen Gesundheits- und Sozialberufe sinnvoll."
Relevante Inhalte für das Unterrichtsthema	Inhalte der Gesundheits- und Krankenpflege, der Gesundheits- und Kinderkrankenpflege sowie der Pflege- und Gesundheitswissenschaften:
	• Pflegeüberleitung und Schnittstellenmanagement: Herstellen von Kontakten zu anderen Berufsgruppen, Überleitungskonzepte, z. B. Casemanagement
	Pflegerelevante Inhalte der Geistes- und Sozialwissenschaften:
	• Stichwort „Multiprofessionelles Team": Was ist das? Was setzt es voraus? Welche Probleme und Chancen birgt es?
	• Erfahrungsaustausch und/oder Interviews mit Auszubildenden/Angehörigen anderer Gesundheits- und Sozialberufe
	Pflegerelevante Inhalte aus Recht, Politik und Wirtschaft:
	• Berufsgruppen des (deutschen) Gesundheits- und Sozialwesens, deren Ausbildungsschwerpunkte, Aufgaben- und Kompetenzbereiche
	• Aufgaben- und Kompetenzabgrenzungen bzw. -überschneidungen zwischen Pflegeberufen und anderen Gesundheits- und Sozialberufen
Ausbildungsjahr/Zeitrichtwert	Zweites Ausbildungsjahr: 6 h/gesamte Lerneinheit: 26 h
Beteiligte Fachgebiete	Pflege, Sozialwissenschaften, Recht, Politik, Wirtschaft

Tab. 5.1 Gemäß der Richtlinie für die Ausbildung in der Gesundheits- und Krankenpflege sowie der Gesundheits- und Kinderkrankenpflege des Landes Nordrhein-Westfalen (7, S. 42)

5.3 Didaktische Konstruktion der Zieldimensionen

In diesem Kapitel wird die didaktische Konstruktion der Zieldimensionen in einem vierschrittigen Prozess vorgenommen.

5.3.1 Vollständige berufliche Handlung und Teilhandlungen

In einem ersten Schritt der Unterrichtsplanung nach Schneider (📖 9, S. 58) soll eine vollständige berufliche pflegerische Handlung beschrieben und in ihre Teilhandlungen zerlegt werden, um anschließend eine Lernsituation zu konstruieren. Damit wird eine handlungsorientierte Perspektive eingenommen und an den Beginn der didaktischen Konstruktion der Zieldimensionen gesetzt.

Arbeitstitel für die Lernsituation	Vorrausetzungen, Möglichkeiten und Grenzen interdisziplinärer Zusammenarbeit aus Sicht der Pflege
Vollständige berufliche Handlung	• Interdisziplinäre Zusammenarbeit im Rahmen der Patientenvisite/ der Durchführung diagnostischer und therapeutischer Maßnahmen
Teilhandlungen	• Den eigenen Aufgabenbereich kennen und verstehen • Den Aufgabenbereich der beteiligten Berufsgruppe kennen und verstehen • Rahmenbedingungen und Abläufe gestalten können • Eigene Rolle reflektieren • Eigene Gefühle/ Befindlichkeiten reflektieren • Kritik empfangen und verarbeiten • Kritik geben

Tab. 5.2 Gemäß der vollständigen beruflichen Handlung und Teilhandlungen nach Schneider (📖 9, S. 58)

5.3.2 Qualifikationsprofil

In einem zweiten Schritt wird ein so genanntes Qualifikationsprofil erstellt. Bei der Erstellung eines Qualifikationsprofils wird eine vollständige berufliche Handlung hinsichtlich ihrer vier Handlungsarten (kognitiv, sozial-kommunikativ, gegenständlich-materiell und emotional) in den Prozessschritten Planung, Durchführung und Evaluation untersucht. Dieses Qualifikationsprofil ist für die Erstellung einer Lernsituation wichtig, da die betriebliche Situation des Lernenden hier „eingefangen" wird.

	Kognitiv	Sozial – kommunikativ	Gegenständlich – materiell	Emotional
Planung	Welche Aufgaben habe ich als Pflegender bei dieser beruflichen Handlung? Welche Aufgabe hat das an der beruflichen Handlung beteiligte Mitglied einer anderen Berufsgruppe (z. B. der Arzt)?	Absprache der jeweiligen Aufgaben für die berufliche Handlung, Aufgabengebiet klären	Benötigte Materialien vorbereiten	Eigene Rolle und Einstellung zur interdisziplinären Zusammenarbeit und zu den beteiligten Berufsgruppen reflektieren
Durchführung	Jeder Beteiligte nimmt seinen Auftrag wahr	Absprachen bei der Durchführung einhalten, Betreuung des Patienten	Durchführung der Maßnahme	Auf die eigene Befindlichkeit und die Befindlichkeit des Anderen während der Durchführung der beruflichen Handlung achten
Evaluation	Haben die Beteiligten ihre Aufgaben wahrgenommen? Wo war die Aufgabenverteilung und die Aufgabe selbst unklar/nicht eindeutig genug beschrieben?	Reflexion/Austausch über die Zusammenarbeit während des interdisziplinären Arbeitens, Wechselseitige konstruktive Kritik	Dokumentation der Maßnahme und der Ergebnisse	Reflexion/Aufarbeitung der eigenen Emotionen und Befindlichkeiten sowie der Emotionen und Befindlichkeiten der anderen Beteiligten

Tab. 5.3 Gemäß dem Qualifikationsprofil nach Schneider (📖 9, S. 59)

5.3.3 360°-Bedingungsanalyse

In einem dritten Schritt wird mittels einer 360°-Bedingungsanalyse eine Bestimmung von Kompetenzschwerpunkten für diese berufliche Handlung vorgenommen. Sinn und Ziel der Durchführung einer 360°-Bedingungsanalyse ist es, durch das Einnehmen und Denken aus unterschiedlichen Perspektiven heraus Handlungen zu ermitteln und aus ihnen Kompetenzaspekte zu formulieren, die bei der didaktischen Konstruktion der Lernsituation berücksichtigt werden sollten (📖 9, S. 60).

Voraussetzungen, Möglichkeiten und Grenzen interdisziplinärer Zusammenarbeit aus Sicht der Pflege

Perspektiven	Leitfragen	Antworten	Handlungsaspekte/Hinweise zu Kompetenzschwerpunkten
Orientierung am Pflegenden (hier auch Lernenden), **Beteiligten aus einer anderen Berufsgruppe** (z. B. Arzt)	Was ist meine Aufgabe bei dieser konkreten beruflichen Handlung? Was ist die Aufgabe der anderen Berufsgruppe(n)? Wie ist mein Rollenverständnis? Wie soll mit mir, wie möchte ich mit Anderen in der interdisziplinären Zusammenarbeit umgehen?	Möchte klares Aufgabenprofil haben. Möchte das Aufgabenprofil der anderen Berufsgruppen genau kennen. Möchte respektvoll behandelt werden. Möchte auf Vorgehen Einfluss nehmen, gestalten bzw. mitgestalten bei der Umsetzung einer konkreten beruflichen Handlung	• Rechtliche, fachliche und institutionelle Vorgaben kennen, verstehen und umsetzen, • Eigenen Standpunkt begründen und vertreten, • Rückmeldungen zur eigenen Tätigkeit einfordern, • Konstruktive Kritik annehmen und geben, • Pflegeverständnis und Verständnis der Zusammenarbeit formulieren, • Selbstverständnis der Beteiligten der anderen Berufsgruppen nachvollziehen, • Gesprächssituationen und dessen Rahmen gestalten, • Schnittstellen im Aufgabenbereich der beteiligten Berufsgruppen verstehen und erklären
Orientierung an der Wissenschaft	Welche Erkenntnisse und Inhalte aus den Pflege- und Bezugswissenschaften tragen zum Erwerb beruflicher Handlungskompetenz bei?	Psychologie: Kommunikationsmodelle Soziologie: Hierarchie, Rolle, Rollenverständnis, Macht Philosophie und Ethik: Denkstile und Menschenbilder Pflegewissenschaft: Pflegetheorien	• Kennen und Anwenden von Kommunikationsmodellen, • Kennen des eigenen Menschenbildes, der eigenen Rolle, des eigenen Rollenverständnisses, der Macht- und Hierarchiestrukturen im Gesundheitswesen (Krankenhaus) usw.

Orientierung an der Zukunft	Wie wird die Zusammenarbeit der Pflege mit anderen Berufsgruppen zukünftig aussehen?	Die Bedeutung der interdisziplinären Zusammenarbeit wird weiter zunehmen, aufgrund veränderter und sich weiter verändernder Strukturen im Gesundheitswesen	• Mögliche zukünftige pflegerische Aufgaben im Entlassungs- und Überleitungsmanagement
Orientierung an Burnoutprävention durch kohärente Persönlichkeitsbildung	Welche Kompetenzen sind beim Lernenden vorhanden bzw. sollten herausgebildet werden, damit die Zusammenarbeit mit anderen Berufsgruppen als verstehbar, handhabbar und bedeutsam erlebt wird?	Verstehbarkeit = Auseinandersetzung mit den Aufgaben und Vorstellungen der eigenen und der anderen Berufsgruppen. Verstehen der Handlungen und Beweggründe der eigenen und der anderen Berufsgruppe Handhabbarkeit = Analyse und Ausbau der Fähigkeit zur Kommunikation mit Mitgliedern anderer Berufsgruppen. Fähigkeit zur Gestaltung von Situationen und Rahmenbedingungen Bedeutsamkeit = kann ich meine Aufgaben und meine Rolle akzeptieren? Bin ich mit dem, was ich tue, zufrieden/ einverstanden? Empfinde ich dies als sinnvoll? Kann ich mich sinnvoll einbringen?	• Selbstbewusstsein haben, eigene Ansprüche/Anliegen zu vertreten, • Kompetenzüberschneidungen zu anderen Berufsgruppen und eingeschränkte Kompetenzen respektieren, aber auch konstruktiv die pflegerische Bedeutung und Kompetenz verständlich machen und diese im interdisziplinären Team einfordern und einbringen

Tab. 5.4 Gemäß der 360°-Bedingungsanalyse nach Schneider (📖 9, S. 61)

5.3.4 Konkretisierung der beruflichen Handlungs-kompetenzen

Nach dem dritten Schritt der Erarbeitung, soll nun ein Raster zur Konkretisierung der beruflichen Handlungskompetenz für eine konkrete berufliche Handlung stehen. Dabei werden die notwendigen fachlichen, sozialen, personalen und methodischen Kompetenzen dargestellt und in Bezug zu den Komponenten des Kohärenzgefühls Verstehbarkeit (V), Handhabbarkeit (H) und Bedeutsamkeit (B) gesetzt ($\square$ 9, S. 59–61). Es sei an dieser Stelle noch einmal betont, dass eine Stärkung des Kohärenzgefühls durch Unterricht nur mittelbar gefördert werden kann (s.a. Kapitel 2.3).

Fachkompetenz	Sozialkompetenz	Personale Kompetenz	Methodenkompetenz
• Rechtliche, und institutionelle Vorgaben kennen und verstehen (V) • pflegerisches Fachwissen zu konkreten Handlung z. B bei der Vor- und Nachbereitung und Durchführung medizinischer Maßnahmen (V, H)	• Empathische Kompetenz (V) • Kritik annehmen und geben (H) • Konfliktfähigkeit (H) • Arbeitsbeziehungen gestalten (H) • mit den Strukturen (Macht, Hierarchie) in der Institution umgehen (H)	• Aufbau und Reflexion der eigenen Haltung (und des dahinter stehenden Menschenbildes) zur Zusammenarbeit mit anderen Berufsgruppen (V, B) • Selbstvertrauen/ Selbstbewusstsein haben, eigene Ansprüche/Anliegen im interdisziplinären Team vertreten und sich in diesem engagieren und einbringen (H, B) • Frustrationstoleranz (V, H, B)	• Analyse- und Problemlösungsfähigkeit (V, H) • Pflege prozesshaft gestalten (H)

Berufliche Handlungskompetenz:

Die Schülerinnen sollen in der Zusammenarbeit mit anderen Berufsgruppen ihren Aufgabenbereich genau kennen, ebenso kennen sie den Aufgabenbereich der anderen beteiligten Berufsgruppen (V). Sie erachten ihre pflegerische Aufgabe innerhalb des multiprofessionellen Teams als sinnvoll (B). Sie können ihre Tätigkeit sicher und kompetent durchführen und beachten dabei rechtliche und institutionelle Vorgaben (H). Sie sind dabei selbstbewusst, können ihren eigenen Standpunkt vertreten, konstruktiv Kritik üben und auch annehmen (H). Sie können tragfähige Arbeitsbeziehungen aufbauen und erhalten (H) und besitzen empathische Fähigkeiten, um die Situation der Mitglieder anderer Berufsgruppen verstehen und nachvollziehen können (V).

Tab. 5.5 Gemäß dem Raster zur Konkretisierung der beruflichen Handlungskompetenz nach Schneider ($\square$ 9, S. 63)

5.4 Übergeordnete Strukturierungsidee für den Unterricht

Das Ziel der Burnoutprävention durch kohärente Persönlichkeitsbildung im Sinne der Förderung von Verstehbarkeit, Handhabbarkeit und Bedeutsamkeit soll im Rahmen der gesamten Lerneinheit I.27, inklusive der Teillerneinheit „Voraussetzungen, Möglichkeiten und Probleme der interdisziplinären Zusammenarbeit aus der Sicht der Pflege" verfolgt werden. Dabei dient die eigentliche Strukturierungsidee von allgemein zu konkret als roter Faden für die gesamte Unterrichtseinheit.

1. Unterrichtsabschnitt – Sachbezug:
Über die Vermittlung allgemeiner Inhalte (siehe Richtlinie NRW: Berufsgruppen des Gesundheits- und Sozialwesens, Aufgaben- und Kompetenzbereiche, Multiprofessionelles Team usw.) wird die Komponente Verstehbarkeit angesprochen.

2. Unterrichtsabschnitt – Sachbezug:
Nach der Vermittlung allgemeiner Inhalte wird auf dem Weg zum Konkreten nun ein Blick auf eine Abteilung einer Institution im Gesundheitswesen (z. B. neurologische Station im Krankenhaus) geworfen. Die Schülerinnen sollen Interviews mit den in dieser Abteilung beschäftigten Mitgliedern der unterschiedlichen Berufsgruppen führen. Inhalte: Aufgaben- und Kompetenzbereiche, Aufgaben- und Kompetenzüberschneidungen. Auch bei diesem Unterrichtsabschnitt steht die Förderung der Verstehbarkeit im Vordergrund.

3. Unterrichtsabschnitt – Selbstbezug:
Die SchülerInnen haben nun die Gelegenheit, über ihre eigenen Erfahrungen zum Thema „Mit anderen Berufsgruppen zusammenarbeiten" nachzudenken und sich auszutauschen. Dabei sind ihre eigenen Einstellungen und Verständnisse von Zusammenarbeit von Bedeutung und deshalb herauszuarbeiten. Die Schülerinnen sollen ihre Idealvorstellung über die Zusammenarbeit mit anderen Berufsgruppen skizzieren und in ein Verhältnis zu ihren gemachten Erfahrungen und den Hinweisen der bisherigen Unterrichte setzen. Der Schwerpunkt dieses Unterrichtsabschnittes liegt auf der Förderung der Bedeutsamkeit.

4. Unterrichtsabschnitt – Bezug zur konkreten Pflegepraxis:
Konkrete Situationen der Zusammenarbeit der Berufsgruppen in einer Abteilung einer Institution im Gesundheitswesen werden im Unterricht betrachtet. Dabei sind unter dem Titel der Teillerneinheit „Voraussetzungen, Möglichkeiten und Probleme aus der Sicht der Pflege" an konkreten Fallbeispielen die Voraussetzungen, Möglichkeiten, Probleme und Grenzen der Zusammenarbeit der Pflege mit anderen Berufsgruppen (z. B. Arzt) zu thematisieren. Neben der Förderung der Verstehbarkeit und der Bedeutsamkeit bietet sich hier die Möglichkeit, durch Austausch und Diskussion von Problemen und Lösungen der konkreten Situation die Förderung der Handhabbarkeit in den Vordergrund zu stellen.

Strukturierungsidee „Vom Allgemeinen zum Besonderen"

1. Schritt: Sachbezug fördert Verstehbarkeit
Vermittlung von Wissen über die Aufgaben, Ausbildungen und Kompetenzen der einzelnen Berufsgruppen, Darstellung: Was ist das multiprofessionelle Team?

2. Schritt: Sachbezug fördert Verstehbarkeit
Interviews mit Mitgliedern der unterschiedlichen Berufsgruppen, Auswertung der Interviews

3. Schritt: Selbstbezug fördert Bedeutsamkeit
Reflexion über die eigenen Erfahrungen und Vorstellungen der Schülerinnen zur Zusammenarbeit mit anderen Berufsgruppen

4. Schritt: Bezug zur konkreten Pflegepraxis fördert Handhabbarkeit (Schwerpunkt), aber auch Verstehbarkeit und Bedeutsamkeit
Konkrete Situationen der Pflegepraxis werden analysiert. Danach sollen Strategien des Umganges besprochen und diskutiert werden.

Abb. 5.6 Gemäß der Wissensstruktur der Lernsituation nach Schneider (📖 9, S. 78)

5.5 Die Unterrichtsreihe im Überblick

Als Strukturierungshilfe für die Lernsituation wird die Strukturierungsidee „Vom Allgemeinen zum Besonderen" gewählt. Mit dieser Strukturierungsidee soll gewährleistet werden, dass sowohl das Grundlagenwissen zu den Berufen im Gesundheits- und Sozialwesen vermittelt wird als auch ein direkter Bezug zur beruflichen Praxis hergestellt wird, um konkrete Situationen des Berufsalltages aus burnoutpräventiver Perspektive zu betrachten. Dabei werden alle Kompetenzaspekte beachtet und die Förderung der beruflichen Handlungskompetenz in Angriff genommen. Die *Tabelle 5.7* zeigt die gesamte Unterrichtsreihe/Lernsituation im Überblick. Der in dieser Tabelle in der rechts außen stehenden Spalte dargestellte Unterricht wird dann unter 5.6 in einem Planungsraster noch einmal genauer beschrieben.

Voraussetzungen, Möglichkeiten und Grenzen interdisziplinärer Zusammenarbeit aus Sicht der Pflege

	Mo	Di	Mi	Do	Fr
Pflegewissenschaftliche Ebene					
Übergeordnete Handlungsstruktur	vom Allgemeinen				zum Besonderen
	4 h	6 h	8 h	2 h	6 h
Thema/Motto	Berufe im Gesundheits- und Sozialwesen allgemein	Aufgaben der einzelnen Berufsgruppen in einer Abteilung einer Institution im Gesundheitswesen		Erfahrungen und Verständnisse von der Zusammenarbeit mit anderen Berufsgruppen	Analyse und Lösung von Problemen aus dem Berufsalltag
Fächer-integrative Inhalte	Welche Berufe im Gesundheits- und Sozialwesen gibt es? Ausbildungs- und Studieninhalte dieser Berufe, Tätigkeitsfelder und -profile dieser Berufe, multiprofessionelle Teams, interdisziplinäres Arbeiten	Aufgaben, Kompetenzen und Tätigkeitsprofile der einzelnen Berufsgruppen, die in einer Abteilung einer Institution im Gesundheitswesen an der Therapie, Pflege und Betreuung von Patienten beteiligt sind		Eigene Erfahrungen der SchülerInnen, Idealvorstellung und Verständnis von der Zusammenarbeit mit anderen Berufsgruppen	Burnoutsyndrom, Arbeitsbelastungen in der Pflege – Zusammenhang Burnout und Zusammenarbeit mit anderen Berufsgruppen, Konzept der Salutogenese, Kernbegriff Kohärenzgefühl mit seinen 3 Komponenten, Eigene Erfahrungen der SchülerInnen mit dem Kohärenzgefühl, Fallbeispiele
Modelle/Konzepte	Multiprofessionelles Team, interdisziplinäres Arbeiten				Burnout als Prozess, Salutogenese
Berufsfelddidaktische Ebene					
Kompetenzen	Fachkompetenz: • Arbeitsbeziehungen analysieren (H) • Rechtliche, und institutionelle Vorgaben kennen und verstehen (V)	Sozialkompetenz: • Mit den Strukturen (Macht, Hierarchie) in der Institution umgehen (H) • Rechtliche, und institutionelle Vorgaben kennen und verstehen (V) • Empathische Kompetenz (V)		Personale Kompetenz: • Selbstvertrauen/Selbstbewusstsein haben, eigene Ansprüche/Anliegen im interdisziplinären Team vertreten und sich in diesem engagieren und einbringen (H, B)	Fachkompetenz: • Arbeitsbeziehungen analysieren (H) • Pflegerisches Fachwissen zu konkreten Handlungen, z. B bei der Vor- und Nachbereitung und Durchführung medizinischer Maßnahmen (V, H)

	Personale Kompetenz: • Reflexion der eigenen Haltung (und des dahinter stehenden Menschenbildes) zur Zusammenarbeit mit anderen Berufsgruppen (V, B)		• Eigene Rolle, eigene Erfahrungen und Einstellungen reflektieren	Sozialkompetenz: • Kritik annehmen und geben (H) • Konfliktfähigkeit (H) • Empathische Kompetenz (V) Methodenkompetenz: • Analyse- und Problemlösungsfähigkeit (V, H) • Pflege prozesshaft gestalten (H) Personale Kompetenz: • Frustrationstoleranz (V, H, B)
Handlungsleitende Prinzipien	Wissen erweitern – Schwerpunkt der Förderung der Verstehbarkeit	Verstehen der Aufgaben anderer Berufsgruppen, Einnehmen einer dialogische Haltung – Schwerpunkt der Förderung der Verstehbarkeit	Zur Reflexion fähig sein, Einstellungen und Haltungen thematisieren – Schwerpunkt der Förderung der Bedeutsamkeit	Kompetent sein in Analyse und Problemlösung – Schwerpunkt der Förderung der Handhabbarkeit
Methoden und Sozialformen	Brainstorming, Lehrervortrag, Gruppenarbeit, Schülervortrag	Vorbereitung und Durchführung der Interviews mit Mitgliedern der unterschiedlichen Berufsgruppen einer Abteilung im Gesundheitswesen 6 Gruppen à 4 SchülerInnen interviewen in sechs unterschiedlichen Abteilungen jeweils ein Mitglied aller an der Betreuung des Patienten beteiligten Berufsgruppen Anschließend Auswertung der Interviews in der Großgruppe	Reflexion der eigenen Erfahrungen zur Zusammenarbeit mit anderen Berufsgruppen – SchülerInnen halten in Einzelarbeit ihre Erfahrungen schlagwortartig fest. Anschließend Austausch in der Großgruppe Skizzieren einer Idealvorstellung von der Zusammenarbeit mit anderen Berufsgruppen in Einzelarbeit, Erarbeitung eines Verständnisses für die Zusammenarbeit mit anderen Berufen in den sechs Schülergruppen Anschließend Vorstellung in der Großgruppe	Vortrag, Einzelarbeit, Unterrichtsgespräch, Gruppenarbeit, Präsentation, Diskussion, kollegiale Beratung, Blitzlicht

Tab. 5.7 Gemäß dem Raster zum Wochenplan nach Schneider (□ 9, S. 201–203)

5.6 Planungsraster für die einzelnen Unterrichtsstunden

Im folgenden Planungsraster für die letzten 6 Stunden der gesamten Lerneinheit wird die Teillerneinheit „Voraussetzungen, Möglichkeiten und Grenzen interdisziplinärer Zusammenarbeit aus Sicht der Pflege" dargestellt. Nachdem in den bis zum Planungsraster geplanten Unterrichtsstunden in den Schritten 1 bis 3 (siehe *Tabelle 5.6*) der Sach- und Selbstbezug im Vordergrund stand, soll in den Unterrichtsstunden des Planungsrasters der Bezug zur Pflegepraxis im Vordergrund stehen.

Stunden 1 und 2

Zeit	Phasen	Methoden und Sozialformen	Zieldimensionen	Medien und Materialien
3'	Einstieg	Vorstellung des Programms für die nächsten 3 x 90 min. / Großgruppe	SchülerInnen erhalten Überblick und Orientierung (V)	Flip-Chart
2'	Einstieg	Tafelanschrieb: „Sven Hannawald (Skispringer), Sebastian Deisler (Fußballspieler) und wie viele Krankenschwestern und Krankenpfleger?" → AV 1, Hinweis auf Burnout als ein Prozess in Phasen	Interesse wecken, Aufmerksamkeit herstellen (B)	Tafel
15'	Erarbeitung	Lesen der Beschreibung in Einzelarbeit: „Das Burnout-Syndrom. Drei Dimensionen nach Maslach", anschließend Besprechung in der Großgruppe	SchülerInnen kennen und verstehen das Phänomen Burnout (V)	Arbeitsblatt: Die drei Dimensionen des Burnout-Syndroms nach Maslach → AM 1
15'	Erarbeitung	Vortrag und Unterrichtsgespräch: Burnout als Prozess, SchülerInnen stellen während des und nach dem Vortrag Fragen	SchülerInnen kennen und verstehen Burnout als Prozess (V)	Arbeitsblatt: Burnout – ein Prozess in Phasen → AM 2
5'	Erarbeitung	Folie zu: Vergleich der Arbeitsbelastungen zwischen Modell- und Kontrollstationen (Soziale Stressoren: Ärzte, Widersprüche zwischen Arbeitszielen)	Zusammenhang Burnout und „mit anderen Berufsgruppen zusammenarbeiten" herstellen (V)	Arbeitsfolie: Arbeitsbelastung auf Pflegestationen → AM 3, Overhead-Projektor
10'	Erarbeitung	Vortrag und Unterrichtsgespräch: Konzept der Salutogenese nach Antonovsky mit dem Kernbegriff Kohärenzgefühl und den Komponenten Verstehbarkeit, Handhabbarkeit, Bedeutsamkeit.	SchülerInnen kennen und verstehen die Bedeutung einer Förderung des Kohärenzgefühls als eine Möglichkeiten zur Burnoutprävention (V)	Arbeitsblatt: Salutogenese → AM 4
35'	Vertiefung	Die SchülerInnen reflektieren in der Klasse ihre Erfahrungen aus der Pflege und finden Beispiele, in denen sie ihre Tätigkeit als kohärent erlebt haben. Die Aussagen werden schlagwortartig auf Karten an einer Stellwand (Zeitungswand) festgehalten/ Großgruppe → AV 2	SchülerInnen wird die Bedeutung des Kohärenzgefühls bewusst (V, B)	Karten, Stellwand
5'		Zusammenfassung – Lehrervortrag	Orientierung und Verdeutlichung (V)	

Tab. 5.8 Gemäß dem Artikulationsschema nach Schneider (📖 9, S. 64)

Planungsraster für die einzelnen Unterrichtsstunden

Voraussetzungen, Möglichkeiten und Grenzen interdisziplinärer Zusammenarbeit aus Sicht der Pflege

Stunden 3 und 4

Zeit	Phasen	Methoden und Sozialformen	Zieldimensionen	Medien und Materialien
2'	Einstieg	Vortrag: Darstellung des Ablaufes und Inhaltes der Stunden 3 und 4 / Großgruppe	Orientierung (V)	Flip-Chart
3'	Bearbeitung	Lesen des Fallbeispiels und der Fragen / Großgruppe		Arbeitsblatt: Vorgegebenes Fallbeispiel → AM 5
50'	Bearbeitung	Gruppenarbeit. In Arbeitsgruppen (4 TN) wird das Fallbeispiel mittels der 3 Komponenten des Kohärenzgefühls und der Fragen auf dem Arbeitsblatt bearbeitet, Ergebnisse werden auf Flip-Chart in Ampelform festgehalten → AV 3	Analysieren (V) und Problem lösen (H)	Flip-Chart
30'	Vertiefung und Austausch	Die einzelnen Arbeitsgruppen stellen ihre Arbeitsergebnisse in der Großgruppe vor, die anderen SchülerInnen stellen Fragen	Ergebnisse werden diskutiert, SchülerInnen argumentieren und tauschen sich aus (V, H)	Flip-Chart
5'		Zusammenfassung – Lehrervortrag	Orientierung und Verdeutlichung (V)	

Planungsraster für die einzelnen Unterrichtsstunden

Stunden 5 und 6

Zeit	Phasen	Methoden und Sozialformen	Zieldimensionen	Medien und Materialien
2'	Einstieg	Vortrag: Darstellung des Ablaufes und Inhaltes der Stunden 5 und 6 / Großgruppe	Orientierung (V)	Flip-Chart
30'	Erarbeitung	Kollegiale Beratung: Ein TN stellt in seiner Arbeitsgruppe (4 TN) ein Beispiel einer problematischen Zusammenarbeit mit anderen Berufsgruppen aus der eigenen Berufspraxis vor. Bearbeitung der Beispiele mittels der 3 Komponenten des Kohärenzgefühls und der Fragen des Arbeitsblattes nach der Placemat Activity Methode → AV 3, 4, 5 und M 1	Durch die kollegiale Beratung werden sowohl die Analyse- und Problemlösungsfähigkeit als auch die kommunikative Fähigkeit gefördert (V, H)	Arbeitsblatt: Erarbeitung eines Fallbeispiels → AM 6
30'	Vertiefung und Austausch	Die einzelnen Arbeitsgruppen stellen ihre Arbeitsergebnisse in der Großgruppe vor, die anderen SchülerInnen stellen Fragen	Ergebnisse werden diskutiert, SchülerInnen argumentieren und tauschen sich aus (V, H)	
20'	Vertiefung	Blitzlicht: Jeder TN gibt eine Rückmeldung zur eigenen Burnoutprävention, orientiert sich dabei an den Fragen des Blitzlicht- Arbeitsblattes → AV 6	Jeder TN gibt sich selber eine Rückmeldung über sein burnoutpräventives Rüstzeug (V, H, B)	Arbeitsblatt: Blitzlicht → AM 7
5'		Zusammenfassung – Lehrervortrag	Orientierung und Verdeutlichung (V)	

Tab. 5.8 *(Fortsetzung)* Gemäß dem Artikulationsschema nach Schneider (□ 9, S. 64)

5.7 Arbeitsvorschläge

5.7.1 Arbeitsvorschlag: Tafelanschrieb Hannawald, Deisler (AV 1)

Zieldimension: Förderung der Bedeutsamkeit

Der Lehrende schreibt den Satz „Sven Hannawald, Sebastian Deisler und wie viele Krankenschwestern und Krankenpfleger?" an die Tafel. Der Lehrende kann Wortmeldungen der Lernenden aufgreifen oder er stellt selber den Zusammenhang „Sportler – Pflegende – Burnout kann jeden treffen" her.

5.7.2 Arbeitsvorschlag: Zeitungswand – Titelzeilen (AV 2)

Zieldimension: Förderung der Verstehbarkeit und Bedeutsamkeit

Die SchülerInnen denken über Beispiele und Situationen nach, in denen sie das Gefühl der Kohärenz erlebt haben. Dieses Gefühl formulieren sie zu einer Zeitungsschlagzeile. Dadurch wird jedem TN eine Hilfestellung für die Formulierung gegeben. Des Weiteren fordert diese formulierte Schlagzeile die SchülerIn zu einer Erklärung auf und die MitschülerInnen zu Nachfragen. Außerdem entsteht eine prägnante Sammlung und gute Übersicht über die Kohärenzerfahrungen der SchülerInnen

5.7.3 Arbeitsvorschlag: Ampel (AV 3)

Zieldimension: Förderung der Handhabbarkeit

Das Fallbeispiel wird mittels der drei Komponenten des Kohärenzgefühls analysiert. Die Ergebnisse der Arbeitsgruppe soll auf Flip-Chart festgehalten werden. Dabei werden die Arbeitsergebnisse in der Ampelform strukturiert.

Sinn: 1. Jede Gruppe präsentiert die Ergebnisse in der gleichen Struktur, die Ausführungen sind besser zu verstehen. 2. Die Farben rot, gelb und grün verdeutlichen die Komponenten des Kohärenzgefühls visuell und sinnhaft.

Rot = Verstehbarkeit: Das muss ich beachten, um zu verstehen.

Gelb = Bedeutsamkeit: Asiatische Philosophen wie Konfuzius fragen nach Sinn und Bedeutung.

Grün = Machbarkeit: Bei Grün darf ich gehen. Alle Dinge sind geklärt, dadurch machbar.

Sinn und Inhalt der Ampel werden den Schülerinnen mündlich dargelegt, danach starten die Schülerinnen in die Gruppenarbeit.

5.7.4 Arbeitsvorschlag: Kollegiale Beratung (AV 4)

Zieldimension: Förderung der Handhabbarkeit und Verstehbarkeit

Bei der kollegialen Beratung gehen die SchülerInnen bei der Analyse und Problemlösung nach der ihnen mittlerweile bekannten Struktur der Ampel vor. Dies gibt Sicherheit und schafft Transparenz. Die kollegiale Beratung bringt die SchülerInnen dazu, Beispiele aus der eigenen Berufspraxis zu thematisieren. Des weiteren tauschen sie sich mit „Gleichkompetenten" aus, sind dadurch (erstens) hoffentlich mutiger in ihren Beratungsempfehlungen und (zweitens) eher bereit, Beratung von einem Mitschüler als von einem Experten (der alles besser weiß) anzunehmen.

5.7.5 Arbeitsvorschlag: Placemat Activity (AV 5)

Zieldimension: Förderung der Handhabbarkeit

Nachdem sich alle vier Gruppenmitglieder (auch die Schülerin, die gerade beraten wird) auf dem entsprechenden Arbeitsblatt (→ M1, AM 6) ihre Notizen gemacht haben, kleben sie ihre Arbeitsblätter in Kreuzform auf einem Flip-Chart Bogen, wobei in der Mitte des Kreuzes Platz gelassen wird. In einem nächsten Schritt stellen alle TN hintereinander ihre Ergebnisse vor, um dann anschließend in einem Austauschprozess ein gemeinsames Ergebnis zu erarbeiten und zu formulieren. Die Formulierungen werden in der Mitte des Kreuzes schriftlich festgehalten.

5.7.6 Arbeitsvorschlag: Blitzlicht (AV 6)

Zieldimension: Förderung der Handhabbarkeit

Beim Blitzlicht sitzen die SchülerInnen in einem Stuhlkreis. Die Lehrerin wirft einem TN einen Tennisball zu. Dieser Ball soll signalisieren: Der Besitzer hat Redezeit. Mit Hilfestellung der drei Fragen erfolgt eine Reflexion der eigenen Burnoutprävention. Nachdem er seine Wortmeldung abgegeben hat, wirft er jemand anderem den Ball zu. Die Redezeit ist weitergegeben worden. Durch das Blitzlicht wird das erarbeitete Kohärenzgefühl und damit die Burnoutpräventionskompetenz noch einmal verdeutlich. Mittels der drei Fragen wird diesem eine inhaltliche Struktur gegeben. Aufgrund der Möglichkeit, auf dem Blitzlichtarbeitsblatt (→ AM 7) Notizen machen zu können, haben die SchülerInnen das Kohärenzgefühl in gegenständlicher Natur bei sich.

5.8 Literaturnachweis

1. Barth, A.-R. (2001): Burnout bei Lehrern. In: Rost, D. (Hrsg.): Handwörterbuch Pädagogische Psychologie. Weinheim

2. Burisch, M. (2006): Das Burnout-Syndrom. Theorie der inneren Erschöpfung. 3. Aufl., Heidelberg: Springer-Verlag

3. Büssing, A. (1997): Von der funktionalen zur ganzheitlichen Pflege. Göttingen

4. Hölzer, R. (2003): Burnout in der Altenpflege. Vorbeugen – erkennen – überwinden. München, Jena: Urban und Fischer

5. Maslach, Ch. / Leiter, M. P. (2001): Die Wahrheit über Burnout: Stress am Arbeitsplatz und was Sie dagegen tun können. Heidelberg: Springer-Verlag

6. Ministerium für Gesundheit, Soziales, Frauen und Familie des Landes Nordrhein-Westfalen (2003): Ausbildung und Qualifizierung in der Altenpflege. Empfehlende Richtlinie für die Altenpflegeausbildung

7. Ministerium für Gesundheit, Soziales, Frauen und Familie des Landes Nordrhein-Westfalen (2003): Richtlinie für die Ausbildung in der Gesundheits- und Krankenpflege sowie in der Gesundheits- und Kinderkrankenpflege

8. Rost, D. (Hrsg.): Handwörterbuch, S. 1

9. Schneider, K. et al (2005): Pflegeunterricht konkret. München Jena: Elsevier

10. http://www.pflegewiki.de/wiki/Salutogenese, Letzter Zugriff: 17.07.2006

11. http://www.wikipedia.org/wiki/Placemat_Activity, Letzter Zugriff: 16.08.2006

5.9 Methodensammlung

In diesem Kapitel soll die Unterrichtsmethode Placemat Activity näher beschrieben werden. Diese Unterrichtsmethode dürfte in der Unterrichtspraxis noch nicht so bekannt und verbreitet sein. Die anderen (bekannteren) Unterrichtsmethoden werden hier nicht ausführlicher beschrieben. Das Vorgehen des Lehrenden bei diesen Methoden ist unter Arbeitsvorschläge kurz und prägnant dargestellt und bedarf m. E. keiner weiteren Anmerkungen, um diese in der Unterrichtspraxis umsetzen zu können.

5.9.1 Methode: Placemat Activity (M 1)

(📖 11)

Beschreibung
Bei dieser Methode werden Arbeitsergebnisse, welche in Einzelarbeit entstanden und von jedem Schüler/ jeder Schülerin auf einem Blatt festgehalten worden sind, in Kreuzform auf einem Flip-Chart Bogen aufgeklebt. In der Mitte des Bogens bleibt Platz für die gemeinsamen Ergebnisse. Die SchülerInnen werden mit dieser Methode aufgefordert, sowohl inhaltlich zu arbeiten, als auch in einen Verständigungsprozess einzutreten und die Ergebnisse dieses Prozesses schriftlich in der Mitte des Flip-Chart Bogens festzuhalten.

Phaseneinsatz
Diese Methode wird klassischerweise in der Bearbeitungsphase eingesetzt.

Handlungsempfehlungen für Lehrende
- Der Lehrende verteilt an jeden Teilnehmer ein Blatt für die eigenen Arbeitsergebnisse.
- Der Lehrende hält einen Flip-Chart Bogen bereit.

Handlungsempfehlungen für Lernende
Jeder Lernende hält seine eigenen Arbeitsergebnisse auf seinem Arbeitsblatt fest. Um den Gruppenarbeitsprozess einfacher zu gestalten, hält jeder Auszubildende die Ergebnisse in gleicher Form fest (knappe Formulierungen, stichwortartig, Blockschrift, einheitliche Farbe).

Benötigtes Material/Benötigte Zeit
Pro Gruppe einen Flip-Chart Bogen und vier Arbeitsblätter (die Erfahrung zeigt: Reservematerialien bereithalten)

Circa 30 Minuten Zeit, im Sinne qualitativer Arbeitsergebnisse – genaue Beobachtung/Absprache des Lehrenden mit den SchülerInnen notwendig. Eventuell Arbeitszeit verlängern

Tipps, Tricks, Fallen
Der Verständigungsprozess (vier Arbeitsergebnisse werden zu einem zusammengefasst) kann SchülerInnen überfordern. Außerdem besteht die Gefahr, dass das gemeinsam festgehaltene Ergebnis kein gemeinsames Ergebnis ist und sich selbstbewusstere Auszubildende „durchgesetzt" haben.

5.10 Arbeitsmaterial

5.10.1 Arbeitsblatt: Die drei Dimensionen des Burnout-Syndroms nach Maslach (AM 1)

Maslach (📖 5) versteht Burnout als ein Syndrom, das aus emotionaler Erschöpfung, Dehumanisierung und verminderter Leistungsfähigkeit bei der Arbeit zusammengesetzt ist.

(1) Mit emotionaler Erschöpfung ist gemeint, dass man sich emotional überfordert und von den Kontakten mit den anderen Menschen ganz ausgelaugt fühlt. Wenn die emotionalen Reserven einer Person erschöpft sind, kann sie anderen nichts mehr geben.

(2) Dehumanisierung bezieht sich auf nicht mitfühlende und herzlose Reaktionen gegenüber den Personen, mit denen man zusammenarbeitet und um die man sich kümmern soll. Die Menschen werden immer weniger als Personen, sondern als Objekte gesehen. Es entsteht eine negative, zynische Einstellung gegenüber den Hilfesuchenden, die oft dazu führt, dass man der Meinung ist, diese seien selber schuld an ihren Problemen und Schwierigkeiten und würden sie sogar verdienen.

(3) Das Gefühl verminderter Leistungsfähigkeit bei der Arbeit bezieht sich darauf, dass man sich immer weniger kompetent und erfolgreich fühlt. Die Betroffenen beginnen, sich selber negativ zu bewerten, sie sind unzufrieden mit ihren beruflichen Leistungen, ihr Selbstwertgefühl insgesamt leidet.

Nur wenn alle drei Dimensionen betroffen sind, wird von Burnout gesprochen.

Rost (📖 8, S. 70)

5.10.2 Arbeitsblatt: Burnout – ein Prozess in Phasen (AM 2)

Burisch (📖 2) hat eine 7-Stadien-Einteilung vorgenommen:

1. Warnsignale
2. reduziertes Engagement
3. emotionale Reaktionen
4. Abbau
5. Verflachung
6. psychosomatische Reaktionen
7. Verzweiflung

1. Warnsignale:
- Starke Identifikation mit den Bewohnern/Patienten
- Selbstüberschätzung und hochgesteckte Ziele
- Freiwillige Leistung unbezahlter Mehrarbeit
- Ständiges Angebot, bei personellen Engpässen einzuspringen
- Verdrängung von Misserfolgen und Enttäuschungen
- Beschränkung sozialer Kontakte auf Kolleginnen
- Vorherrschendes Gefühl, nie Zeit zu haben

2. Reduziertes Engagement:
- In Bezug zu den Pflegebedürftigen:
  Verlust positiver Gefühle gegenüber Bewohnerinnen, Patientinnen, höhere Akzeptanz von Kontrollmitteln wie Psychopharmaka, Betonung von Fachjargon einerseits und Verrohung der Sprache andererseits.
- In Bezug auf Menschen allgemein:
  Verlust von Empathie, Verständnislosigkeit, Zynismus.
- In Bezug auf das Arbeitsverhältnis:
  Desillusionierung, negative Einstellung zur Arbeit, Widerwillen gegen den täglichen Gang zur Arbeit, Fehlzeiten, Überziehung von Pausen.
- In Bezug auf die eigene Person:
  Partnerprobleme, Gefühl, ausgebeutet zu werden, Gefühl mangelnder Anerkennung, Konzentration auf eigene Ansprüche (Egoismus).

3. Emotionale Reaktionen:

Anzeichen einer aggressiven Gefühlslage	Anzeichen für eine Depression
Ungeduld, Launenhaftigkeit	Schuldgefühle
Vorwürfe und Ungerechtigkeiten	reduzierte Selbstachtung
Abstreiten von Misserfolgen	Stimmungsschwankungen
Misstrauen	Gefühl des Festgefahrenseins

4. Abbau:
- Arbeitsunlust, Mangel an Initiative
- Produktivitätsverlust
- Vergesslichkeit, Konzentrationsschwäche
- Schwarz – Weis – Denken

5. Verflachung:
- Gleichgültigkeit, Apathie, allgemeines Desinteresse
- Einsamkeit
- Gefühlsverarmung
- Langeweile, Aufgabe von Hobbys
- stark reduzierte Anteilnahme an anderen, Verlust von Mitleid

6. Psychosomatische Reaktionen:
- Schwächung des Immunsystems
- Schlafstörungen
- Tachykardie
- Muskelverspannungen
- Kopfschmerzen

7. Verzweiflung:
- Negative Einstellung zum Leben
- Sinnlosigkeit der eigenen Existenz
- Suizidgedanken

Hölzer (📖 4, S. 2–25)

5.10.3 Arbeitsfolie: Arbeitsbelastung auf Pflegestationen (AM 3)

Emotionale Erschöpfung	Depersonalisation
• Soziale Stressoren: Ärzte • Soziale Stressoren: Kollegen • Soziale Stressoren: Patienten • Überforderung durch Krankheiten/ Patienten • Widersprüche zwischen den Aufgabenzielen • Zeitdruck • Arbeitsumgebung / Arbeitsplatz	• Soziale Stressoren: Patienten • Fehlhandlungen/ Riskantes Handeln • Zusätzlicher Handlungsaufwand

Büssing (📖 3)

5.10.4 Arbeitsblatt: Salutogenese (AM 4)

Der Begriff Salutogenese (salut: Heil, Gesundheit und genese: Entstehung) bedeutet soviel wie Gesundheitsentstehung oder die Ursprünge von Gesundheit und wurde vom israelisch-amerikanischen Arzt Aaron Antonovsky (1923 – 1994) in den 1970er Jahren entwickelt.

Nach dem Salutogenese-Modell ist Gesundheit kein Zustand, sondern muss als Prozess verstanden werden.

Die Hauptthese von Antonovsky ist, dass das Kohärenzgefühl als Kern der Antwort auf die Frage „Wie entsteht Gesundheit?" gesehen werden muss.

Kohärenzgefühl

Das Kohärenzgefühl ist eine globale Orientierung, die ausdrückt, in welchem Ausmaß man ein durchdringendes, dynamisches Gefühl des Vertrauens hat, dass

1. die Stimuli, die sich im Verlauf des Lebens aus der inneren und äußeren Umgebung ergeben, strukturiert, vorhersehbar und erklärbar sind;

- Gefühl von Verstehbarkeit

2. einem die Ressourcen zur Verfügung stehen, um den Anforderungen, die diese Stimuli stellen zu begegnen

- Gefühl von Handhabbarkeit bzw. Bewältigbarkeit

3. diese Anforderungen Herausforderungen sind, die Anstrengung und Engagement lohnen;

- Gefühl von Sinnhaftigkeit bzw. Bedeutsamkeit

Antonovsky sieht dieses Gefühl als eine von außen bedingte, bis zu einem Alter von ca. 30 Jahren weitgehend abgeschlossene entwickelte Disposition.

Das Beispiel vom Schwimmer im Fluss

Bei der Behandlung von Krankheiten gleicht nach Antonovsky die pathogenetische Herangehensweise der Medizin (die sich ausschließlich mit der Entstehung und Behandlung von Krankheiten beschäftigt) im Bild dem Versuch, Menschen mit hohem Aufwand aus einem reißenden Fluss zu retten, ohne sich Gedanken darüber zu machen, wie sie da hineingeraten sind und warum sie nicht besser schwimmen können.

Die Salutogenese hingegen sieht den Fluss als den Strom des Lebens:

„Niemand geht sicher am Ufer entlang. Darüber hinaus ist für mich klar, dass ein Großteil des Flusses sowohl im wörtlichen wie auch im herkömmlichen Sinn verschmutzt ist. Es gibt Gabelungen im Fluss, die zu leichten Strömungen oder in gefährliche Stromschnellen und Strudel führen. Meine Arbeit ist der Auseinandersetzung mit folgender Frage gewidmet:

Wie wird man, wo immer man sich im Fluss befindet, dessen Natur von historischen, soziokulturellen und physikalischen Umweltbedingungen bestimmt wird, ein guter Schwimmer?"

(📖 10)

5.10.5 Arbeitsblatt: Vorgegebenes Fallbeispiel (AM 5)

Fallbeispiel: Schülerin Petra ist Auszubildenden im dritten Ausbildungsjahr. Zurzeit ist sie auf einer onkologisch-radiologischen Station des Krankenhauses eingesetzt.

Petra bekommt von der Stationsschwester die Anweisung, dem Stationsarzt Jürgen Müller bei der Lumbalpunktion der Patientin Frau Lehmann zu assistieren. Von Frau Lehmann weis Petra, dass diese die ganzen Untersuchungen leid ist und eigentlich lieber nach Hause möchte.

Bei der Durchführung der Lumbalpunktion zeigt sich Frau Lehmann sehr ungeduldig.

Petra ist merklich unkonzentriert, sie hat bei der Bereitstellung der Materialien die Kanüle und ein Abdecktuch vergessen. Sie hat zwar schon einige Male bei einer Lumbalpunktion zugeschaut, allein verantwortlich für die Assistenz des Arztes war sie aber noch nicht.

Der Stationsarzt Jürgen Müller ist leider beim ersten Punktionsversuch nicht erfolgreich und muss einen zweiten Versuch starten. Darüber ist Frau Lehmann sehr ärgerlich und sagt: „Noch einmal. Dann habe ich aber genug."

Als Petra bei der Assistenz des zweiten Versuchs zweimal „schläft", wird der Stationsarzt Jürgen Müller ungehalten und wendet sich an Petra: „Petra, so geht das nicht. Es reicht jetzt. Wie soll das denn hier funktionieren. Geh und hol mir eine andere Schwester!"

Petra rennt weinend aus dem Zimmer.

Bitte bearbeiten Sie das Fallbeispiel in Ihrer Arbeitsgruppe mittels der drei Komponenten des Kohärenzgefühls und der folgenden Fragen:

- Verstehbarkeit
  Wie verstehe ich die Situation? Welches Problem gibt es? Welche Kompetenzen habe ich, welche fehlen mir noch, um mit der Situation umgehen zu können?
- Bedeutsamkeit
  Wie soll die Zusammenarbeit mit den anderen Berufsgruppen (z. B. mit dem Arzt/der Ärztin) sein? Welche Art der Zusammenarbeit empfinde ich für diese Situation als sinnvoll?
- Handhabbarkeit
  Wie kann ich die Situation gestalten, was kann ich tun, damit sie sowohl für die anderen als auch für mich besser bewältigbar ist?

5.10.6 Arbeitsblatt: Erarbeitung eines Fallbeispiels (AM 6)

Bitte skizzieren Sie kurz ein Fallbeispiel, bezogen auf die Zusammenarbeit mit einer anderen Berufsgruppe, aus der eigenen Berufspraxis!

Bitte bearbeiten Sie das Fallbeispiel in Ihrer Arbeitsgruppe mittels der drei Komponenten des Kohärenzgefühls und der folgenden Fragen:

- Verstehbarkeit
  Wie verstehe ich die Situation? Welches Problem gibt es? Welche Kompetenzen habe ich, welche fehlen mir noch, um mit der Situation umgehen zu können?
- Bedeutsamkeit
  Wie soll die Zusammenarbeit mit den anderen Berufsgruppen (z. B. mit dem Arzt/ der Ärztin) sein? Welche Art der Zusammenarbeit empfinde ich für diese Situation als sinnvoll?
- Handhabbarkeit
  Wie kann ich die Situation gestalten, was kann ich tun, damit sie sowohl für die anderen als auch für mich besser bewältigbar ist?

5.10.7 Arbeitsblatt: Blitzlicht (AM 7)

Das Blitzlicht zum Ende der Unterrichtseinheit hat den Sinn, dass Sie sich noch einmal überlegen, wie Sie für die Zusammenarbeit mit anderen Berufsgruppen aufgestellt sind.

Die folgenden drei Fragen dienen als Leitfaden für Ihre Gedanken.

Vielleicht machen Sie sich später zu den einzelnen Fragen Notizen und nehmen dieses Blitzlicht-Arbeitsblatt mit in den Berufsalltag.

1. Was habe ich an Rüstzeug für den Berufsalltag mitgenommen?

2. Wo habe ich im Sinne der eigenen Burnoutprävention noch Defizite, wo muss ich auf mich achten?

3. Habe ich neue Hinweise für die Zusammenarbeit mit anderen Berufsgruppen erhalten?

Unterrichtsentwurf: Die Bedeutung von Leben und Tod, Sterben und Trauer für Pflegeschüler

Erstellt von **Bettina-Friederike Schemitz**, Hebamme;
Marion Sievers, Krankenschwester, Mentorin;
Carsten Sprenger, Krankenpfleger, Praxisanleiter
(Studenten der Pflegepädagogik)
Betreut durch Gregor Raddatz

6.1 Einleitung

Wir Autoren dieses Unterrichtsentwurfes arbeiten in sehr unterschiedlichen Krankenhausabteilungen – der Geburtshilfe, der Onkologie und der Geriatrie – und sind doch alle mit dem Thema „Tod und Sterben" konfrontiert. Ob beim Neugeborenen, beim jungen Krebskranken oder beim alten Menschen – immer wieder erleben wir, wie verunsichernd und belastend die Begleitung von Sterbenden und deren Angehörigen gerade für angehende Pflegekräfte sein kann. Wenn dann auch noch Personalmangel herrscht, sind Frust und Enttäuschung gleich zu Beginn der Ausbildung vorprogrammiert.

Diese Erfahrung hat uns als angehende Pflegepädagogen und Praxisanleiter dazu motiviert, die Thematik aus pädagogischer Sicht mit dem Schwerpunkt Burnoutprävention anzugehen. Im Rahmen einer Unterrichtsgestaltung möchten wir einen Weg dahin aufzeigen, Pflegeschüler im Gesundheitswesen für die Konfrontation mit „Tod und Sterben" zu stärken, damit diese sie in ihrem Stationsalltag weniger stresst und sich dadurch die Gefahr auszubrennen verringert.

Unsere Überlegungen gehen dahin, dass Lernende zunächst Klarheit über ihre eigenen Gefühle und Einstellungen zu „Tod und Sterben" gewinnen müssen, bevor sie sich auf Sterbebegleitung einlassen können. Sie sollen eine eigene Definition des Begriffs „Tod" entwickeln und sich mit der Frage beschäftigen, was ihnen persönlich Kraft gibt im Umgang mit Verlusterfahrungen.

6.2 Gesetzliche Herleitung des Unterrichtsthemas

Um die Einbettung unseres Unterrichts in die übergeordnete Thematik „Sterbende Menschen pflegen" zu verdeutlichen, nehmen wir von der didaktischen Konstruktion der Lernziele über die Strukturierungsidee bis zur Unterrichtsreihe im Überblick die gesamte Lerneinheit 1.38 der Richtlinie für die Ausbildung in der Gesundheits- und Krankenpflege sowie der Gesundheits- und Kinderkrankenpflege des Landes Nordrhein-Westfalen in den Blick. Die folgende Tabelle zeigt exemplarisch die Einordnung des Unterrichtsthemas („Die Bedeutung von Leben und Tod, Sterben und Trauer für Pflegeschüler") in die Struktur der Richtlinie (Tab. 6.1). Selbstverständlich lässt sich der Unterrichtsentwurf auch in jedem anderen Bundesland mit den entsprechenden Richtlinien und Curricula umsetzen (vgl. dazu auch Kapitel 3.2.5). Ab dem Planungsraster für die einzelnen Unterrichtsstunden konzentrieren wir uns voll und ganz auf unser Unterrichtsthema.

In der Altenpflegeausbildung könnte ein entsprechender Unterricht wie folgt verortet werden (AltPflAPrV, Anlage 1): Lernbereich 1: Aufgaben und Konzepte in der Altenpflege; Lernfeld 1.3: Alte Menschen personen- und situationsbezogen pflegen; Teillernfeld: Pflege und Begleitung sterbender, alter Menschen.

Die Ausbildungsrichtlinie des Landes NRW räumt der Lerneinheit „Sterbende Menschen pflegen" für die Pflegeausbildung und somit für die Pflege insgesamt einen hohen Stellenwert ein. Unter Beachtung der gesetzlich vorgegebenen Zielsetzung wollen wir mit unserem Unterrichtsentwurf zum Thema „Die Bedeutung von Leben

Quelle	Ministerium für Gesundheit, Soziales, Frauen und Familie des Landes Nordrhein-Westfalen
	Richtlinie für die Ausbildung in der Gesundheits- und Krankenpflege sowie der Gesundheits- und Kinderkrankenpflege
Themenbereich der KrPflAPrV	2. Pflegemaßnahmen auswählen, durchführen und auswerten
Lernbereich der Richtlinie	I. Pflegerische Kernaufgaben
Teilbereich	Menschen in besonderen Lebenssituationen oder mit spezifischen Belastungen betreuen
Lerneinheit	I.38: Sterbende Menschen pflegen
Unterrichtsthema	Die Bedeutung von Leben und Tod, Sterben und Trauer für Pflegeschüler
Zielsetzung	„… über ihre eigene Haltung zum Leben und Tod, Sterben und Trauern zu reflektieren. Eine Auseinandersetzung mit Ergebnissen aus der Sterbeforschung soll ihnen u. a. eine erste Orientierung […] bieten. …"
Relevante Inhalte für das Unterrichtsthema	• Was bedeutet für mich Leben und Tod, Sterben und Trauer? • Begriffsbestimmung(en): „Tod" aus rechtlicher, medizinischer und theologischer Sicht
Ausbildungsjahr/ Zeitrichtwert	Erstes Ausbildungsjahr 8 h / gesamte Lerneinheit 24 h
Beteiligte Fachgebiete	Pflege, Sozialwissenschaften, Recht, Medizin, Theologie

Tab. 6.1 Gemäß der Richtlinie für die Ausbildung in der Gesundheits- und Krankenpflege sowie der Gesundheits- und Kinderkrankenpflege des Landes Nordrhein-Westfalen (⧉ 5, S. 52)

und Tod, Sterben und Trauer für Pflegeschüler" zur Burnoutprävention durch kohärente Persönlichkeitsbildung beitragen. Mit anderen Worten geht es uns im Sinne Antonovskys darum, zu einer Unterrichtsgestaltung an Pflegeschulen anzuregen, welche Verstehbarkeit (V – das Gefühl, sich die Welt erklären zu können), Handhabbarkeit (H – das Gefühl, in der Welt souverän handeln zu können) und Bedeutsamkeit (B – das Gefühl, dem eigenen Tun einen Sinn abgewinnen zu können) als Komponenten des Kohärenzgefühls fördert. Dabei ist zu bedenken, dass diese Förderung durch Unterrichtsprozesse generell nur mittelbar geschehen kann (→ Kapitel 2.3).

6.3 Didaktische Konstruktion der Zieldimensionen

In diesem Kapitel werden die Ziele des Unterrichtsentwurfs in drei aufeinander aufbauenden Schritten hergeleitet.

6.3.1 Qualifikationsprofil

Die folgende Tabelle beinhaltet die Aufteilung der Pflegehandlung „Sterbende Menschen pflegen" in einzelne Handlungsarten (horizontal) und Handlungsschritte (ver-

	Kognitiv	Sozial – kommunikativ	Gegenständlich – materiell	Emotional
Planung	Individuelle Pflegeplanung unter Einbeziehung bestehender Pflegestandards	Gespräche mit dem Betroffenen, dessen Angehörigen und im Team über die Pflegeplanung führen	Pflegerische Hilfsmittel wie Musik, Blumen oder einen Waschlappen zum Frischmachen für den Bedarfsfall bereitstellen	Sich die eigene Einstellung und die eigenen Gefühle zu Leben, Tod und Sterben bewusst machen
Durchführung	Unter anderem Wissen über Sterbephasen anwenden und Gesetzeslage (etwa zur Sterbehilfe) berücksichtigen	Mit allen relevanten Personen im Gespräch bleiben, auf Kritik, Wünsche und Verbesserungsvorschläge reagieren	Pflegerische Hilfsmittel im Bedarfsfall als unterstützende Maßnahmen einsetzen	Auf die eigenen Bedürfnisse und Ängste achten
Evaluation	Pflegeplanung und -durchführung auswerten	Auswertungsgespräche mit allen führen, Konsequenzen daraus für das weitere Vorgehen ziehen	Dokumentation der unterstützenden Maßnahmen	Darüber reflektieren, wie es einem in der Durchführung ergangen ist

Tab. 6.2 Gemäß dem Qualifikationsprofil nach Schneider (📖 7, S. 59)

tikal), die für die Konstruktion der Lernsituation zum Thema „Die Bedeutung von Leben und Tod, Sterben und Trauer für Pflegeschüler" relevant sind (Tab. 6.2). Die Schwerpunkte liegen bezüglich des Unterrichtsthemas bei der sozial-kommunikativen und der emotionalen Handlungsart.

6.3.2 360°-Bedingungsanalyse

Die 360°-Bedingungsanalyse ermöglicht es, das Thema „Die Bedeutung von Leben und Tod, Sterben und Trauer für Pflegeschüler" aus verschiedenen Perspektiven in den Blick zu nehmen (Tab. 6.3). Besonders wichtig ist dabei die Perspektive der Burnoutprävention.

6.3.3 Konkretisierung der beruflichen Handlungskompetenzen

Auf der Grundlage von Qualifikationsprofil und 360°-Bedingungsanalyse gilt es nun, Handlungskompetenzen aufzuführen, die unserem Erachten nach allgemein sinnvolle Ziele im Lernbereich „Sterbende Menschen pflegen" darstellen. In der folgenden Tabelle werden diese Kompetenzen in vier Bereiche unterteilt und jeweils in Beziehung zu den burnoutpräventiven Zielen Verstehbarkeit, Handhabbarkeit und Bedeutsamkeit gesetzt (Tab. 6.4). Im Fokus stehen dabei die Sozial- und Personalkompetenzen, die konkret im Unterricht zum Thema „Die Bedeutung von Leben und Tod, Sterben und Trauer für Pflegeschüler" gefördert werden sollen.

Perspektiven	Leitfragen	Antworten
Orientierung am Klienten und den Bezugspersonen	Was sind die Bedürfnisse und Ängste des Klienten?	Ist das Sterben schmerzvoll? Wird es lange dauern? Ist der Tod das Ende von allem? Wie werden meine Angehörigen damit umgehen?
	Was sind die Gedanken und Gefühle der Bezugspersonen?	Werden wir dabei sein? Wann wird es passieren? Dauert es lange? Ist der Tod das Ende von allem? Wird er sehr leiden?
Orientierung am Lernenden	Welche Vorerfahrungen haben die Lernenden?	Es ist zu erwarten, dass die Schüler im Einführungsblock des ersten Jahres sehr unterschiedliche Erfahrungen mit dem Thema haben. Es könnte Berührungspunkte aus Praktika oder dem familiären Kontext geben.
	Ist Sterben ein Tabuthema für sie?	Für die einen könnte es ein Problem sein, offen über Sterben und Tod zu sprechen, andere wiederum könnten natürlich und offen damit umgehen. Eventuell tendiert die gesamte Lerngruppe ähnlich wie die Gesamtgesellschaft eher zur Tabuisierung dieser Thematik.
Orientierung an der Pflegewissenschaft	Welche Erkenntnisse geben uns die Pflegewissenschaften?	Zum Thema Leben und Tod, Sterben und Trauer liefert die Pflegewissenschaft kaum eigene Erkenntnisse, die über jene der Bezugswissenschaften hinausgehen.
Orientierung an den Bezugswissenschaften	Welche Erkenntnisse liefern uns die Bezugswissenschaften?	Neben dem physiologischen Prozess und dem rechtlichen Aspekt des Sterbens sind vor allem die psychischen Auswirkung und die theologische Relevanz des Phänomens von Interesse. Als besonders renommierte Sterbeforscher gelten Kübler-Ross und Worden.
Orientierung an der Zukunft	Wie wird die Pflege sterbender Menschen künftig aussehen?	Da die Zahl älterer und multimorbider Menschen zunimmt und parallel dazu Rationalisierungsmaßnahmen in der Pflege um sich greifen, wird der Unterschied zwischen pflegerischem Anspruch und stationärer Wirklichkeit weiter wachsen.
Orientierung an der Burnoutprävention	Wie kann ein Unterricht zum Thema „Die Bedeutung von Leben und Tod, Sterben und Trauer für Pflegeschüler" burnoutpräventiv sein?	Durch den Unterricht sollten Verstehbarkeit, Handhabbarkeit und Bedeutsamkeit als Komponenten des Kohärenzgefühls gefördert werden, damit der Umgang mit sterbenden Menschen die angehenden Pflegekräfte nicht über Gebühr belastet und bei ihnen somit auch nicht zum Ausbrennen beiträgt.

Tab. 6.3 Gemäß der 360°-Bedingungsanalyse nach Schneider (📖 7, S. 61)

Fachkompetenz	Sozialkompetenz	Personalkompetenz	Methodenkompetenz
• Pflegestandards kennen (V), weiterentwickeln (B) und berücksichtigen (H) • Wissen über verschiedene Sterbe- und Trauermodelle erwerben (V) und anwenden (H)	• Empathie für die Situation von Betroffenen, Angehörigen und Kollegen im Team aufbringen (V) • Gespräche mit Betroffenen und deren Angehörigen führen (H) • Sich an Austausch und Beratung im Team beteiligen (H)	• Eine eigene Einstellung zu Leben und Tod, Sterben und Trauer entwickeln (B) und sich immer wieder bewusst machen (V) • Sich über den Sinn des eigenen Tuns im Klaren sein (V, B) und entsprechend handeln (H) • Eigene Bedürfnisse und Ängste erkennen (V), artikulieren und berücksichtigen (H)	• Die Umgebung des Sterbenden unter Wahrung seiner individuellen Bedürfnisse gestalten (V, H) • Die Auswirkungen der Pflegehandlung dokumentieren (V, H)
Berufliche Handlungskompetenz: Ein Menschen wird in seiner letzten Lebensphase gepflegt unter Wahrung der Intimsphäre, unter Berücksichtigung der individuellen Wünsche und Bedürfnisse, unter Einbeziehung der Bezugspersonen und in Zusammenarbeit mit Teamkollegen. Die Pflege erfolgt auf der Basis eines bewussten und fundierten eigenen Standpunktes zu Leben und Tod, Sterben und Trauer und eines sorgsamen, burnoutpräventiven Umgangs mit den eigenen Ressourcen.			

Tab. 6.4 Gemäß dem Raster zur Konkretisierung der beruflichen Handlungskompetenz nach Schneider (📖 7, S. 63)

6.4 Übergeordnete Strukturierungsidee für den Unterricht

Das Ziel der Burnoutprävention durch kohärente Persönlichkeitsbildung im Sinne der Förderung von Verstehbarkeit, Handhabbarkeit und Bedeutsamkeit soll im Rahmen des Unterrichts zum Lernbereich „Sterbende Menschen pflegen" durch drei Schritte erreicht werden:

Erster Schritt – Selbstbezug (Schwerpunkt der Förderung von Bedeutsamkeit): Die Lernenden erhalten hier vor allem den Raum, über ihre ganz persönlichen Erfahrungen nachzudenken, sich über diese mit anderen auszutauschen und eine eigene Einstellung zu Leben und Tod, Sterben und Trauer zu entwickeln. Ist das Thema im Kurs tabubesetzt, soll das an dieser Stelle besprochen werden. Wichtig ist dabei, auf die Interessen und Bedürfnisse jedes Einzelnen zu achten, geht es doch auch bei der Pflege Sterbender und bei der Betreuung der Angehörigen um die Berücksichtigung von individuellen Haltungen und Wertvorstellungen.

Zweiter Schritt – Wissenschaftsbezug (Schwerpunkt der Förderung von Verstehbarkeit): Den Lernenden werden die physiologischen Auswirkungen des Sterbevorgangs aufgezeigt und die rechtlichen Aspekte der Thematik dargelegt. Außerdem gilt es, sie darin zu unterstützen, ihre eigenen Ansprüche an die Tätigkeit als zukünftige Pflegekräfte zu formulieren. Um sterbende Menschen und deren Angehörige sinnvoll begleiten zu können, benötigen sie sowohl Kenntnisse über besondere pflegerische Tätigkeiten wie Mundpflege als auch Wissen über die psychische Entwicklung während des Sterbeprozesses. Es empfiehlt sich, hier verschiedene Modelle als Richt-

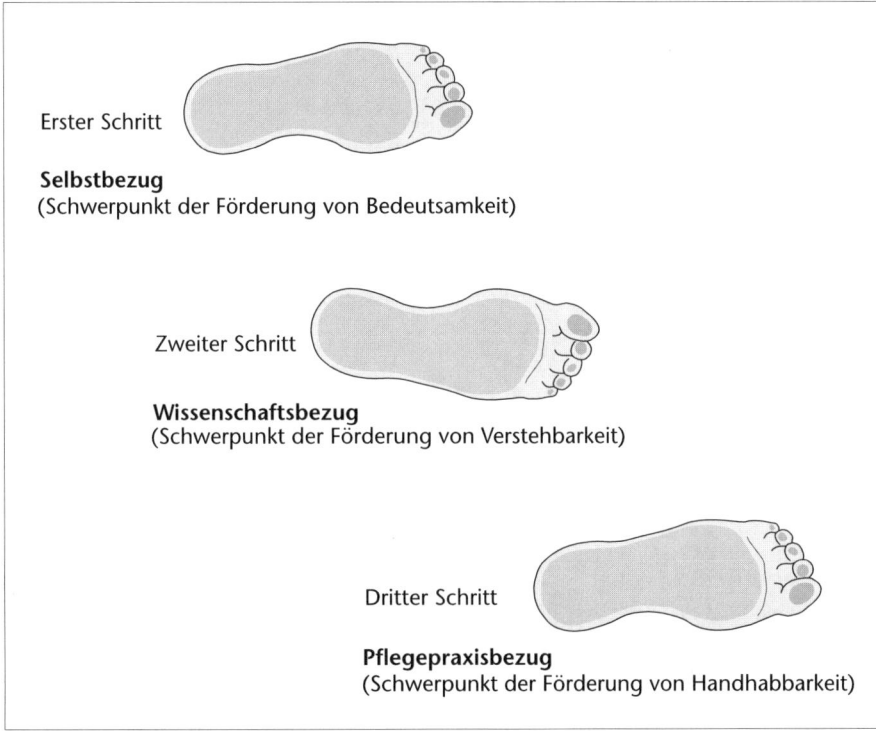

Erster Schritt

Selbstbezug
(Schwerpunkt der Förderung von Bedeutsamkeit)

Zweiter Schritt

Wissenschaftsbezug
(Schwerpunkt der Förderung von Verstehbarkeit)

Dritter Schritt

Pflegepraxisbezug
(Schwerpunkt der Förderung von Handhabbarkeit)

Abb. 6.5 Gemäß der Wissensstruktur der Lernsituation nach Schneider (📖 7, S. 78)

schnur für den Umgang mit Trauer und Sterben zu Rate zu ziehen. Geeignet sind dafür etwa die Ansätze von Kübler-Ross und Worden. Dieser Schritt sollte erst im weiteren Verlauf der Ausbildung bearbeitet werden, um so auf bereits gemachte Erfahrungen der Lernenden zurückgreifen zu können.

Dritter Schritt – Pflegepraxisbezug (Schwerpunkt der Förderung von Handhabbarkeit): Die Lernenden agieren nicht nur in der Schule, sondern auch auf den Stationen im Krankenhaus. Spätestens dort wird ihnen in der Regel bewusst, dass sie ihren hohen Ansprüchen an die Pflege Sterbender unter den oftmals vorherrschenden Bedingungen des Mangels an Personal und Zeit kaum gerecht zu werden vermögen. Im Unterricht gilt es in diesem Zusammenhang, sich über das Theorie-Praxis-Dilemma auszutauschen und gemeinsam Strategien zu entwickeln, welche entweder das Dilemma verkleinern oder den Umgang damit erleichtern, ohne jedoch den Anspruch an Sterbebegleitung einfach der Anpassung an die jeweiligen Gegebenheiten zu opfern.

6.5 Die Unterrichtsreihe im Überblick

Die folgende Tabelle stellt die gesamte Unterrichtsplanung zur Lerneinheit I:38 „Sterbende Menschen pflegen" in der Zusammenschau dar:

Unterrichtsentwurf: Die Bedeutung von Leben und Tod, Sterben und Trauer für Pflegeschüler

Pflegewissenschaftliche Ebene

	Erster Schritt	Zweiter Schritt	Dritter Schritt
Übergeordnete Handlungsstruktur	Selbstbezug	Wissenschaftsbezug	Pflegepraxisbezug
Thema/Motto	Die Bedeutung von Leben und Tod, Sterben und Trauer für Pflegeschüler	Leben und Tod, Sterben und Trauer und die Entwicklung eines pflegerischen Anspruchs im Umgang damit unter Zuhilfenahme wissenschaftlicher Theorien	Strategien des Umgangs mit dem Anspruchs-Wirklichkeits-Dilemma in der Pflege Sterbender
Fächerintegrative Inhalte	• Was bedeutet für mich Leben und Tod, Sterben und Trauer? • Begriffsbestimmung(en): „Tod" aus rechtlicher, medizinischer und theologischer Sicht	• Sterben als physiologischer und psychologischer Vorgang • Zu beachtende rechtliche Aspekte im Umgang mit Sterben • Entwicklung eines pflegerischen Anspruchs im Umgangs mit Sterbenden	• Gesetzlicher und persönlicher Anspruch an die Pflege Sterbender • Praktische Probleme in der Umsetzung dieses Anspruchs • Lösungsstrategien für diese Probleme
Modelle/ Konzepte	• Persönliche Einstellung zu Leben und Tod, Sterben und Trauer • Definition Tod aus juristischer, medizinischer und theologischer Sicht	• Sterbe- und Trauerphasen (Kübler-Ross, Worden) • Palliativ- und Hospizpflege	• Pflegestandards • Problembewältigungsstrategien für den Umgang mit dem Anspruchs-Wirklichkeits-Dilemma in der Pflege Sterbender
Geschäfts-/Arbeitsprozesse			

Berufsdidaktische Ebene

Kompetenzen	• Eine eigene Einstellung zu Leben und Tod, Sterben und Trauer entwickeln (B) und sich immer wieder bewusst machen (V) • Eigene Bedürfnisse und Ängste erkennen (V) und artikulieren (H)	• Wissen über verschiedene Sterbe- und Trauermodelle erwerben (V) • Pflegestandards kennen (V) und weiterentwickeln (B) • Sich über den Sinn des eigenen Tuns im Klaren sein (V,B)	• Pflegestandards berücksichtigen (H) • Wissen über verschiedene Sterbe- und Trauermodelle anwenden (H) • Empathie für die Situation von Betroffenen, Angehörigen und Kollegen im Team aufbringen (V) • Gespräche mit Betroffenen und deren Angehörigen führen (H) • Sich an Austausch und Beratung im Team beteiligen (H) • Sinnvoll handeln (H) • Eigene Bedürfnisse und Ängste berücksichtigen (H) • Die Umgebung des Sterbenden unter Wahrung seiner individuellen Bedürfnisse gestalten (V, H) • Die Auswirkungen der Pflegehandlung dokumentieren (V, H)
Handlungsleitende Prinzipien	Schwerpunkt der Förderung der Bedeutsamkeit	Schwerpunkt der Förderung der Verstehbarkeit	Schwerpunkt der Förderung der Handhabbarkeit
Methoden und Sozialformen	• Einzelarbeit • Blitzlicht • Clustern • Diskussion • Kleingruppenarbeit • Punkteabfrage • Gedankenexperiment	• Einzelarbeit • Kleingruppenarbeit • Plenumsdiskussion • Lehrervortrag • usw.	• Einzelarbeit • Kleingruppenarbeit • Plenumsdiskussion • Lehrervortrag • usw.

Tab. 6.6 Gemäß dem Raster zum Wochenplan nach Schneider (📖 7, S. 201–203)

6.6 Planungsraster für die einzelnen Unterrichts- stunden

Während wir es bezüglich der Schritte zwei und drei bei den bisherigen Ausführungen bewenden lassen, wird nun die Planung des Unterrichts zu Schritt eins unter dem Titel „Die Bedeutung von Leben und Tod, Sterben und Trauer für Pflegeschüler" ausführlicher dargelegt.

Die Planung umfasst insgesamt acht Unterrichtsstunden und es ist zu empfehlen, diese an einem Tag im Einführungsblock zusammenhängend zu unterrichten, da die Lernenden so genügend Zeit haben, sich auf dieses sehr persönliche Thema einzulassen und nicht durch andere Inhalte abgelenkt werden. Darüber hinaus wäre es von Vorteil, den Tag zu zweit zu moderieren, um emotional bewegende Situationen besser auffangen zu können. Auch ist zu empfehlen, die Zustimmung der Lernenden zu dieser, unter Umständen an sehr bewegende Erinnerungen rührende, Vorgehensweise einzuholen und selber genau zu überlegen, ob diese den einzelnen zumutbar ist. Der folgende Zeitplan ist sehr ambitioniert. Es muss damit gerechnet werden, dass sich an der einen oder anderen Stelle Verzögerungen ergeben könnten. Eventuell erforderliche Programmkürzungen sollten nicht zu Lasten der Entwicklung eines eigenen Standpunktes zu Leben und Tod, Sterben und Trauer gehen.

Zeit	Phasen	Methoden und Sozialformen	Zieldimensionen	Medien und Materialien
5'	Einstieg	Vorstellen des Tagesablaufs	Einen Programmüberblick erhalten	Plakat mit Tagesablauf
10'	Einstieg	Sich in Einzelarbeit eine Karte aussuchen, welche für einen die eigenen Erfahrungen zu Tod und Sterben symbolisiert → AV 1	Über die eigene Erfahrungen mit Tod und Sterben ins Nachdenken kommen (B)	Postkartensammlung mit Naturaufnahmen → AM 1–3
30'	Einstieg	Mitteilung der eigenen Erfahrungen anhand der ausgewählten Karte in Form eines Blitzlichts → AV 1, M 1	Anderen die eigenen Erfahrungen mitteilen (H) und über die Erfahrungen der anderen ins Nachdenken kommen (B)	
10 Minuten Pause				
5'	Erarbeitung	Sich in Einzelarbeit überlegen, ab wann jemand als tot gilt, und das Ergebnis aufschreiben → AV 2	Sich eine eigene Definition des Begriffs Tod überlegen (V, B)	Karteikarten, Stifte
25'	Erarbeitung	Die aufgeschriebenen Ergebnisse in Form des Clusterns zusammentragen → AV 2, M 2	Anderen die eigene Definition mitteilen (H) und über die Definitionen der anderen ins Nachdenken kommen (V, B)	Stellwände, Karteikarten mit Überschriften, Reiszwecken
25'	Erarbeitung	Über die Ergebnisse im Plenum diskutieren → AV 2	Sich mit den anderen auf eine vorläufige Definition verständigen (V, B)	Flipchart, Flipchartpapier, Eddings
10 Minuten Pause				
20'	Erarbeitung	Im Rahmen einer Kleingruppenarbeit die vorläufige Definition mit einer von drei vorgegebenen wissenschaftlichen Definitionen vergleichen → AV 3	Sich auf der Basis der vorläufigen Definition mit einer vorgegebenen wissenschaftlichen Definition auseinandersetzen (V, B)	Arbeitsblätter zu den drei vorgegebenen wissenschaftlichen Positionen → AM 4–6, Stifte
40'	Sicherung	Gemeinsamkeiten und Unterschiede der verschiedenen Definitionen im Rahmen eines Unterrichtsgespräches zusammentragen und sich dazu in Form einer Punktabfrage positionieren → AV 3, M 3	Sich einen Überblick zu den verschiedenen Definitionen verschaffen (V) und sich einen eigenen Standpunkt dazu überlegen (B)	Flipchart, Flipchartpapier, Eddings, Klebepunkte

Tab. 6.7 Gemäß dem Artikulationsschema nach Schneider (📖 7, S. 64)

↑

Planungsraster für die einzelnen Unterrichtsstunden

145

Zeit	Phasen	Methoden und Sozialformen	Zieldimensionen	Medien und Materialien
60 Minuten Mittagspause				
45'	Einstieg	Sich mittels eines Gedankenexperiments in Einzelarbeit mit der Frage beschäftigen, was einem wirklich wichtig ist im Leben, und sich anschließend in Kleingruppen über die Verlusterfahrungen im Verlauf des Experiments austauschen → AV 4	Überlegen, was einem wirklich wichtig ist im Leben (B), mehr Klarheit gewinnen, was es heißen kann, Verlust und Trauer zu empfinden (B), und anderen die eigenen Verlusterfahrungen in Ansätzen mitteilen (H)	CD-Player, leise ruhige Musik, evtl. Kerze, Karteikarten, Stifte
10 Minuten Pause				
30'	Erarbeitung	Einzelarbeit zur Frage „Was gibt mir Kraft in Verlustsituationen?", das Ergebnis in schriftlicher Form festhalten und anschließend dem Lehrenden zur Verfügung stellen → AV 5	Sich über die eigenen Ressourcen im Umgang mit Verlust und Trauer bewusst werden (V, H)	Arbeitsblätter mit dem Blattmotiv → AM 7, Stifte, Vase, Zweige
30'	Sicherung	Reflexionsrunde in Form eines Blitzlichts unter Zuhilfenahme der zu Unterrichtsbeginn ausgewählten Postkarten zu den während des Unterrichts gesammelten Eindrücken und durchlebten Stimmungen → AV 6, M 1	Sich und anderen vor Augen führen, was die Auseinandersetzung mit Leben und Tod, Sterben und Trauer bei einem selbst und anderen an Eindrücken hinterlassen und Stimmungen bewirkt hat (V, H)	Postkartensammlung mit Naturaufnahmen → AM 1–3
5'	Sicherung	Aussuchen und Mitnehmen eines Sinnspruchs → AV 7	Sich noch mal resümierend der eigenen Einstellung zu Leben und Tod, Sterben und Trauer vergewissern (B)	Karten mit Sinnsprüchen → AM 8

Tab. 6.7 (Fortsetzung) Gemäß dem Artikulationsschema nach Schneider (🕮 7, S. 64)

6.7 Arbeitsvorschläge

6.7.1 Arbeitsvorschlag: Naturpostkarten (AV 1)

Zieldimension: Förderung der Bedeutsamkeit

In der Mitte eines Stuhlkreises liegen Postkarten mit deutlich voneinander unterscheidbaren Naturmotiven aus. Die Anzahl der Karten sollte über der Größe der Lerngruppe liegen. Gegebenenfalls könnten einige Motive auch doppelt vorliegen.

Jeder Lernende sucht sich zunächst eine Karte aus, welche für ihn die eigene Erfahrung zu Tod und Sterben symbolisiert. Anschließend teilt er den anderen Lernenden in Form eines Blitzlichts (→ M 1) seine eigenen Erfahrungen zu Tod und Sterben anhand der ausgewählten Karte mit.

Die Karten dienen als Hilfsmittel, um ins Nachdenken zu kommen und sich anderen mitzuteilen. Beispiele für und weitere Hinweise auf mögliche Motive befinden sich auf den Arbeitsblättern 1–3 (→ AM 1–3). Da sich Postkarten vielfältig im Unterricht verwenden lassen, wäre es generell sinnvoll, sich eine eigene Postkartensammlung zuzulegen.

6.7.2 Arbeitsvorschlag: Clustern (AV 2)

Zieldimension: Förderung der Verstehbarkeit und Bedeutsamkeit

Der Lehrende bereitet vier A4 große Karteikarten mit den Überschriften „Juristisch", „Medizinisch", „Religiös" und „Sonstiges" vor und befestigt diese an Stellwände. Des Weiteren teilt er A5 große Karteikarten und Stifte an die Lernenden aus.

Jeder Lernende soll sich nun in Einzelarbeit überlegen, ab wann jemand seiner Meinung nach als tot gilt, und das Ergebnis auf eine Karteikarte schreiben. Die beschrifteten Karteikarten werden dann im Anschluss in Form des Clusterns (→ M 2) an der Stellwand zusammentragen. Dabei ordnet der Lernende selbständig seine Karten einer Überschrift zu und begründet seine Entscheidung. Abschließend wird mit allen über die Zuordnung diskutiert.

6.7.3 Arbeitsvorschlag: Wissenschaftliche Definition Tod (AV 3)

Zieldimension: Förderung der Verstehbarkeit und Bedeutsamkeit

Der Lehrende bereitet drei verschiedene Arbeitsblätter mit ähnlichen Arbeitsaufträgen zu unterschiedlichen Texten vor: Arbeitsblatt 4 zur Definition des Begriffs Tod aus juristischer Sicht, Arbeitsblatt 5 zur Definition des Begriffs Tod aus medizinischer Sicht und Arbeitsblatt 6 zur Definition des Begriffs Tod aus theologischer Sicht (→ AM 4–6).

Die Lernenden bilden drei Kleingruppen und erhalten jeweils eines der drei Arbeitsblätter und Stifte. In ihrer Gruppe setzen sie sich nun mit der ihnen vorgegebenen Definition des Begriffs Tod auseinander, vergleichen diese dabei mit ihren eigenen Definitionen (→ AV 2) und fixieren das Ergebnis ihrer Gruppenarbeit schriftlich.

Danach werden die drei wissenschaftlichen Definitionen des Begriffs Tod im Verlauf eines Unterrichtsgespräches durch den Lehrenden an einer Flipchart zusammengetragen und Gemeinsamkeiten und Unterschiede zwischen den verschiedenen wissenschaftlichen und den eigenen Definitionen diskutiert .

Am Ende erhält jeder Lernende noch die Möglichkeit, in Form einer Punktabfrage (→ M 3) mit einem Klebepunkt die Begriffsdefinition zu kennzeichnen, welche ihm am ehesten zusagt.

6.7.4 Arbeitsvorschlag: Gedankenexperiment (AV 4)

Zieldimension: Förderung der Bedeutsamkeit

Jeder Lernende erhält einen Stift und sechs Karteikarten, auf welche er in der vorgegebenen Reihenfolge notieren soll:

1. Einen materiellen Gegenstand, der in seinem Leben ein große Bedeutung hat,
2. eine körperliche Fähigkeit, die ihm besonders wichtig ist,
3. ein Mensch, der ihm besonders wichtig ist,
4. ein Mensch, mit dem er noch etwas zu klären hat,
5. ein Ziel, das er im Leben noch erreichen möchte und
6. irgendetwas anderes, was in seinem Leben noch von großer Bedeutung ist.

Wichtig ist es, dem Lernenden vorab zuzusichern, dass das, was er aufschreibt, nicht vor den anderen öffentlich gemacht wird.

Nach der Beschriftung aller Karten teilt der Lehrende dem Lernenden mit, zum Leben gehöre es nun einmal, auch etwas verlieren zu müssen, das einem sehr wichtig sei und er könne sich jetzt überlegen, von welchem der aufgeschriebenen Dinge er sich am ehesten trennen wolle.

Die betreffende Karte soll dann verdeckt auf den Boden gelegt werden. Dieser Vorgang wird solange wiederholt, bis nur noch zwei Karten übrig bleiben. Der Lernende soll sich jetzt beide Karten noch einmal genau anschauen. Dann nimmt der Lehrende ihm noch eine der Karten ab.

Anschließend erhält der Lernende die Möglichkeit, sich mit anderen in einer Kleingruppe über die Verlusterfahrung im Verlauf des Experiments auszutauschen.

6.7.5 Arbeitsvorschlag: Baumblätter (AV 5)

Zieldimension: Förderung der Verstehbarkeit und Handhabbarkeit

Der Lernende erhält einen Stift und ein Stück hellgrünen Tonkarton in Form eines Baumblattes (→ AM 7). Auf diesem Blatt notiert er seine Antwort auf die Frage „Was gibt mir Kraft in Verlustsituationen?". Dann hängt er sein Blatt an einen der vom Lehrenden in eine Vase gestellten Zweige. Am Ende nimmt der Lehrende die Zweige mit den Blättern an sich und weist darauf hin, dass diese als Einstieg in die nächste Unterrichtseinheit zum Oberthema „Sterbende Menschen pflegen" wieder Verwendung finden werden.

6.7.6 Arbeitsvorschlag: Abschlussreflexion (AV 6)

Zieldimension: Förderung der Verstehbarkeit und Handhabbarkeit

Der Lernende reflektiert unter Zuhilfenahme seiner Postkarte mit dem Naturmotiv (→ AV 1) seine während des Unterrichts gesammelten Eindrücke und durchlebten Stimmungen in Form eines Blitzlichts (→ M 1).

6.7.7 Arbeitsvorschlag: Sinnsprüche (AV 7)

Zieldimension: Förderung der Bedeutsamkeit

Zum Abschluss darf sich jeder Lernende beim Verlassen des Raumes von einem Tisch in der Nähe des Ausgangs noch einen zu ihm passenden Sinnspruch (→ AM 8) mitnehmen. Die Auswahl an Sinnsprüchen sollte groß genug sein, damit jeder auch etwas Passendes für sich findet.

6.7.8 Arbeitsvorschlag: Wiedereinstieg (AV 8)

Zieldimension: Förderung der Bedeutsamkeit

Als Aufhänger für einen Wiedereinstieg ins Thema „Sterbende Menschen pflegen" wäre neben den Baumblättern (→ AV 5) auch ein Lied wie „Der Weg" von Herbert Grönemeyer oder ein Film wie „Harold & Maude" geeignet.

6.8 Literaturnachweis

1. Bengel, J., Strittmatter, R., & Willmann, H. (2003): Was erhält Menschen gesund? Antonovskys Modell der Salutogenese – Diskussionsstand und Stellenwert. Forschung und Praxis der Gesundheitsförderung Band 6. BZgA (Hrsg.). Köln

2. Deutschen Bischofskonferenz und Rat der Evangelischen Kirche in Deutschland (1990): Gemeinsame Erklärung der Deutschen Bischofskonferenz und des Rates der Evangelischen Kirche in Deutschland zum Hirntod. http://members.aol.com/ehsdober/organ/hirntod.html. Letzter Zugriff: 14.01.2006

3. Kübler-Ross, E. (1994): Was können wir noch tun? GTB Sachbuch, Gütersloher Verlag

4. Ministerium für Gesundheit, Soziales, Frauen und Familie des Landes Nordrhein-Westfalen (2003): Ausbildung und Qualifizierung in der Altenpflege. Empfehlende Richtlinie für die Altenpflegeausbildung

5. Ministerium für Gesundheit, Soziales, Frauen und Familie des Landes Nordrhein-Westfalen (2003): Richtlinie für die Ausbildung in der Gesundheits- und Krankenpflege sowie in der Gesundheits- und Kinderkrankenpflege

6. Müller, E. (1997): Du spürst Gras unter deinen Füßen. Frankfurt am Main: Fischer Verlag

7. Schneider, K. / Herrgesell, S. / Drude, C. (2005): Pflegeunterricht konkret. Grundlagen, Methoden, Tipps. München: Elsevier

8. Stein, V. (2005): Schön, dass es Freunde gibt. München: Pattloch Verlag

9. Störkel, F. (2004): Trauer ist der Trauernden einziger Trost. In: Pflegezeitschrift, 57. Jg., Heft 12, S. 858–860

10. Wissenschaftlicher Beirat der Bundesärztekammer (1998): Richtlinien zur Feststellung des Hirntodes, dritte Fortschreibung 1997 mit Ergänzungen gemäß Transplantationsgesetz (TPG). In: Deutsches Ärzteblatt, 95. Jg., Heft 30, S. 1861

11. Wittkowski, J. (2004): Sterben und Trauern: Jenseits der Phasen. In: Pflegezeitschrift, 57. Jg., Heft 1, S. 2–10

12. Worden, W. (1999): Beratung und Therapie in Trauerfällen. 2. erweiterte Auflage. Bern, Göttingen, Toronto, Seattle: Verlag Hans Huber

6.9 Methodensammlung

6.9.1 Methode: Blitzlicht (M 1)

(📖 7, S. 241f.)

Beschreibung

Die Lernenden geben einen kurzen mündlichen Kommentar ab zu einer bestimmten Fragestellung. Die Frage, zu der sich die Lernenden äußern sollen, wird an der Tafel oder an einer Stellwand visualisiert. Die Lernenden erhalten die Möglichkeit, kurz über die Frage nachzudenken. Ein so genannter Sprechstein wird der Reihe nach weitergegeben und symbolisiert, wer gerade sprechen darf. Es bekommt jeder die Möglichkeit, sich zu äußern. Der Sprecher hält den Stein so lange, bis er mit seiner Aussage fertig ist. Die Aussage wird weder unterbrochen, noch vom Lehrenden oder den anderen Lernenden kommentiert oder diskutiert. Lernende, die sich nicht äußern möchten, geben den Stein an den nächsten weiter. Jede Äußerung hat ihren Bestand und ihre Geltung. Am Ende kann sich der Lehrende abschließend artikulieren.

Phaseneinsatz

Das Blitzlicht kann am Anfang einer Veranstaltung gewählt werden, zum Beispiel um Erwartungen mitzuteilen, aber auch nach kleineren Arbeitsphasen, etwa zur Sicherung erarbeiteter Ergebnisse oder um am Ende beispielsweise die Stimmung in der Lerngruppe deutlich zu machen.

Handlungsempfehlungen für Lehrende

Der Lehrende erklärt die Regeln des Blitzlichts und sollte darauf achten, dass die Regeln eingehalten werden.

Handlungsempfehlungen für Lernende

Das Wissen darum, dass die eigenen Äußerungen nicht kommentiert werden, verleiht den Lernenden Sicherheit.

Benötigtes Material / Zeit

Sprechstein (kleiner Stein oder Ball), Tafel oder Stellwand, Kreide oder Papier und Stift. Je nach Fragestellung variiert die Länge der Aussagen. Da diese aber nicht kommentiert werden, sollten 10–15 Minuten ausreichen.

Tipps, Tricks und Fallen

Die Bitte um eine kurze Aussage ohne anschließende Diskussion ist gerade für Personen, denen diese Methode nicht bekannt ist, deutlich zu formulieren.

Die Qualität der Äußerungen bessert sich, wenn die Lernenden die Möglichkeit haben, 2–3 Minuten über die gestellte Frage nachdenken zu können.

Ein Vorteil dieser Methode ist, dass sie auch spontan eingesetzt werden kann, wenn zum Beispiel Probleme oder Konflikte auftauchen, oder die Motivation plötzlich nachlässt.

6.9.2 Methode: Clustern (M 2)

(📖 7, S. 264f.)

Beschreibung

Clustern ist eine von Gabriele L. Rico entwickelte kreative Arbeitstechnik. Die Lernenden schreiben ihre Antworten auf eine vorformulierte Frage oder ihre Assoziationen zu vorher gewählten Oberbegriffen auf Kommunikationskarten. Die Ergebnisse werden dann mit Hilfe des Clusterns an Stellwänden sortiert, bzw. entsprechenden Oberbegriffen zugeordnet. Der Lehrende visualisiert die Begriffe vorab an einer Stellwand. Er stellt den Lernenden den Arbeitsauftrag vor und macht ihnen deutlich, dass alle Assoziationen zulässig sind und auf den Kommunikationskarten notiert werden können. Die Lernenden heften nach einer Bearbeitungszeit von ca. 10 Minuten ihre Karten nach Themenkomplexen sortiert an die Stellwand und stellen deren Inhalt kurz vor. Eventuell offene Fragen zu den Beiträgen werden geklärt. Zum Abschluss können bestimmte Karten markiert oder Verbindungslinien gezogen werden, um Zusammenhänge darzustellen. Die Ergebnisse können Grundlage für weitere Gruppenarbeit sein. Diese Methode verlangt von allen Lernenden, ihre Gedanken kurz gefasst einzubringen.

Phaseneinsatz

Das Clustern wird oft als Einstieg in ein bestimmtes Thema zu Beginn des Unterrichts genutzt, da sich so schnell brauchbare Ergebnisse erzielen lassen. Sie kann aber auch nach einer Arbeitsphase zur Problemanalyse oder zur Maßnahmenplanung genutzt werden. Sie wird häufig mit einem Brainstorming verbunden.

Handlungsempfehlungen für Lehrende

Voraussetzungen für ein erfolgreiches Clustern sind in der Regel ein bisschen Training und die Fähigkeit und Bereitschaft, sich auf den erforderlichen kreativen Prozess einzustimmen. Entscheidend ist die Wahl prägnanter Begriffe, die den Prozess in Gang bringen. Am besten eignen sich bildhafte bzw. eingängige Wörter.

Handlungsempfehlungen für Lernende

Die Lernenden schreiben ihre Antworten und Vorschläge knapp formuliert, groß und deutlich lesbar, mit dunkelfarbigen Markern auf die Kommunikationskarten. Dann lesen sie ihre Gedanken vor und ordnen ihre Karten den Themenkomplexen zu. Alle Lernenden beteiligen sich an diesen Zuordnungs- und Entscheidungsprozessen.

Benötigtes Material / Zeit

Kommunikationskarten und Moderationsmarker, 3–4 Stellwände, Pinnadeln und Überschriftenkarten. Der Zeitbedarf richtet sich nach der Anzahl der ausgefüllten Karten. Es dauert ca. 60 Minuten, 40 Karten zu clustern.

Tipps, Tricks und Fallen

Die Ideen können in einem Brainstorming gesammelt werden. Alternativ kann auch eine Zurufabfrage durchgeführt werden, bei welcher der Lehrende die frei geäußerten Gedanken der Lernenden auf den Kommunikationskarten festhält. Werden Diskussionen über die Zugehörigkeit der Karten zu bestimmten Themenkomplexen geführt, kann die Karte erst zurückgelegt werden. Oft stellt sich im weiteren Verlauf heraus, wo die Karte zugeordnet werden kann. Eine Karte kann auch verschiedenen Clustern zugeordnet werden. Bei Gruppen von mehr als 20 Personen kann es durch die mögliche Vielzahl der Antworten zu regeren Diskussionen kommen. Es empfiehlt sich, die Eingangsfrage sorgfältig zu formulieren, da sich eine Reduzierung auf 2–3 Antwortkarten pro Person negativ auf die Kreativität auswirken kann. Um eine vertrauensvolle Atmosphäre zu schaffen, in welche alle Lernenden ihre Gedanken einbringen möchten, kann der Lehrende die Karten auch einsammeln, die Inhalte vorlesen und dann die Karten anheften. Die Lernenden beteiligen sich ebenfalls an den Zuordnungs- und Entscheidungsprozessen.

6.9.3 Methode: Punktabfrage (M 3)

(📖 7, S. 245f.)

Beschreibung
Die Punktabfrage ermöglicht es den Lernenden, anonym ihre Meinungen kund zu tun. Der Lehrende wiederum erhält schnell ein Bild von der Gruppenstimmung.

Der Lehrende bereitet ein Plakat vor, auf dem die Fragestellung und eine Positionierungshilfe dargestellt sind. Die Fragestellung könnte zum Beispiel lauten: Wie gut hat Ihnen der Unterricht gefallen? Die Positionierungshilfe könnte beispielsweise eine Skala von minus zehn bis plus zehn sein. Der Lehrende erklärt nun Ziel und Vorgehensweise der Punktabfrage und beantwortet Verständnisfragen dazu. Dann verorten sich die Lernenden mit den vorher verteilten Klebepunkte an der für sie passenden Stelle der Positionierungshilfe. Abschließend wird das Ergebnis gemeinsam analysiert.

Man unterscheidet zwischen Ein- und Mehrpunktabfragen, d. h. die Lernenden erhalten entweder einen oder mehrere Punkte.

Phaseneinsatz
Die Punktabfrage ist sowohl als Einstieg in eine und Abschluss zu einer Lernsituation denkbar, um die atmosphärische Grundstimmungen in der Gruppe zu Beginn und/oder am Ende transparent zu machen, als auch im Verlauf einer Lernsituation geeignet, etwa um Meinungen zu einem Thema zu erfassen oder Entscheidungen über das weitere methodische und/oder inhaltliche Vorgehen zu treffen.

Handlungsempfehlungen für Lehrende
Der Lehrende sollte darauf achten, dass die Anonymität der Meinungsäußerung gewahrt bleibt.

Handlungsempfehlungen für Lernende
Alle Lernenden sollten sich aktiv beteiligen und bereits vor dem Vorgang des Klebens ihre Entscheidung fällen.

Benötigtes Material / Zeit

Stellwand, Plakat mit Fragestellung und Positionierungshilfe, selbstklebende Punkte, Moderationsmarker

Für das Klären der Fragestellung, das Punkten und Auswertung benötigt man ca. 5–10 Minuten.

Tipps, Tricks und Fallen

Durch das Punkten erfährt der Lehrende nichts über die hinter der Positionierung stehenden Motive der Lernenden. Im Rahmen der gemeinsamen Analyse könnte der Lehrende versuchen, etwas darüber in Erfahrung zu bringen.

Die Lernenden sollten vor dem Kleben zunächst ihre Entscheidung aufschreiben, um zu vermeiden, dass nachher alle gleich punkten, weil sie nicht auffallen wollen oder weil sie zum Schluss mit ihrem Punkt die Entscheidung herbeiführen wollen.

6.10 Arbeitsmaterial

6.10.1 Drei Arbeitsblätter: Naturpostkarten 1–9 (AM 1–3)

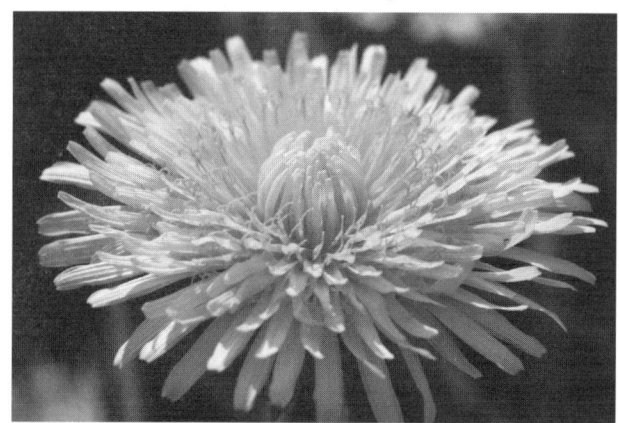

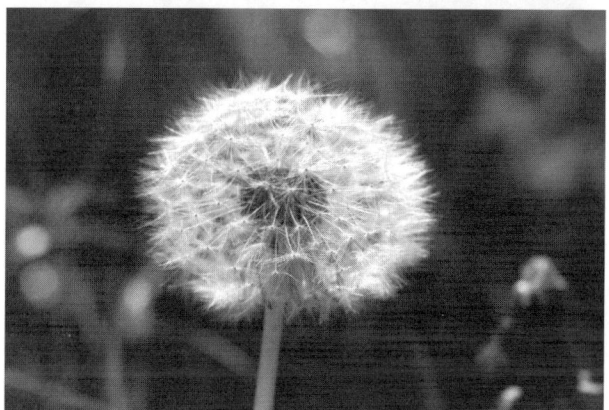

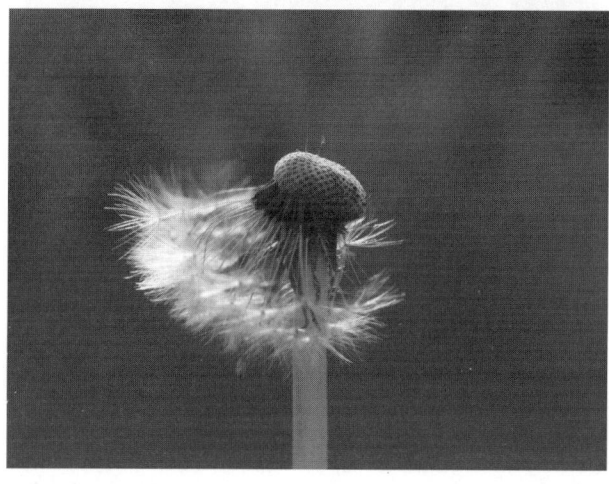

[J784,
J784-001,
J784-002]

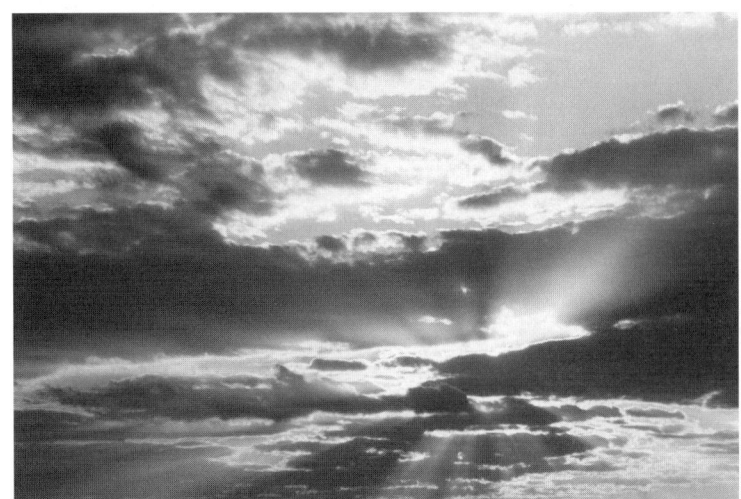

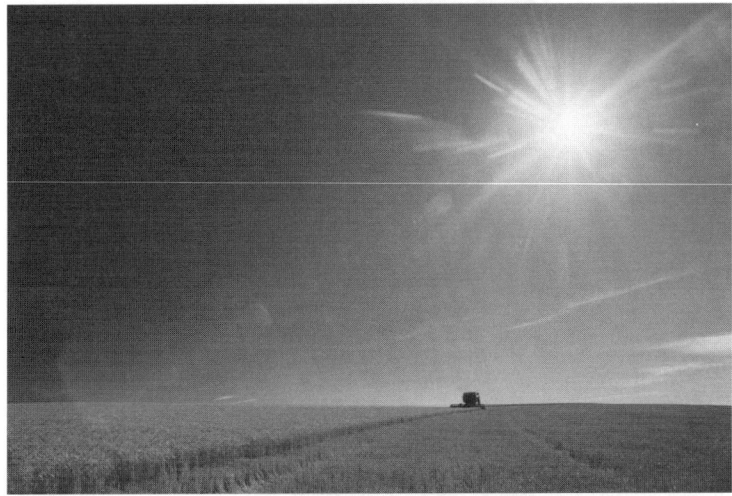

[J666]

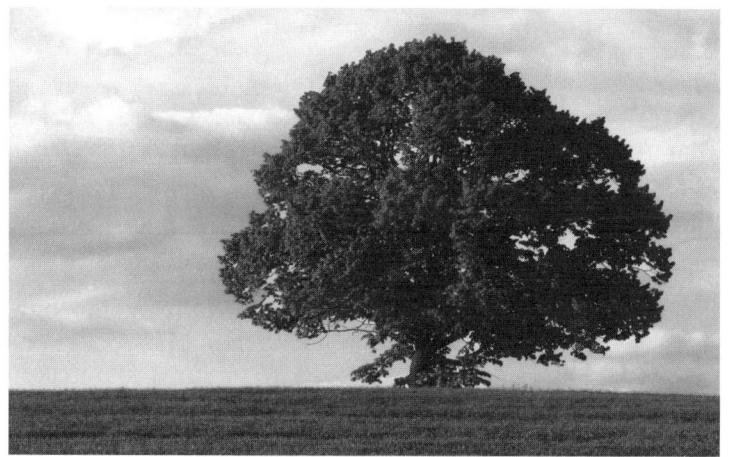

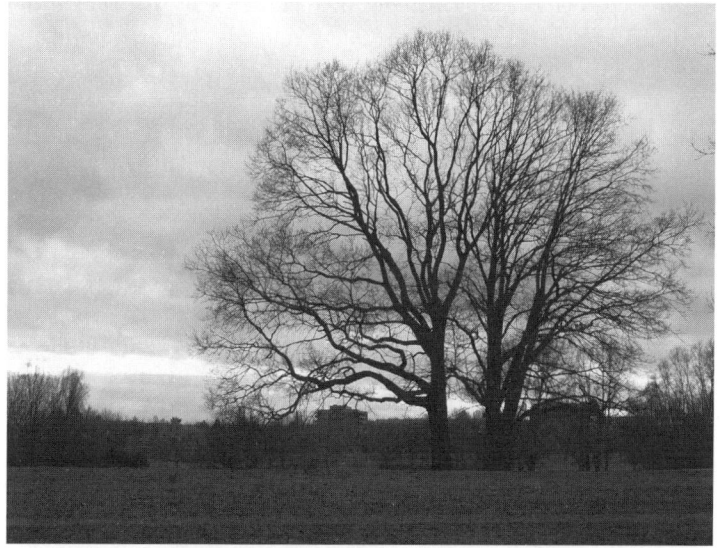

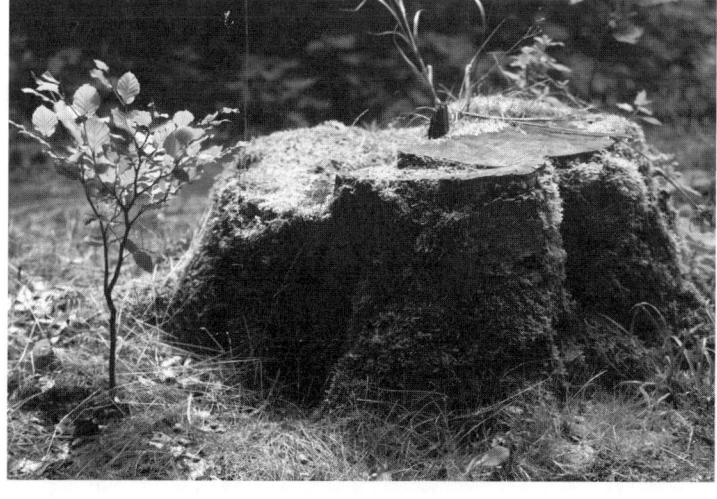

[J784-003,
J784,
J784-001]

6.10.2 Arbeitsblatt: Definition Tod aus juristischer Sicht (AM 4)

Vergleichen Sie in Ihrer Gruppe die im Kurs erarbeitete Definition mit der Definition aus juristischer Sicht. Notieren Sie die Gemeinsamkeiten oder Unterschiede, die

Sie in Ihrer Gruppe diskutieren, und stellen Sie Ihr Ergebnis anschließend im Kurs vor.

„§ 3: Organentnahme mit Einwilligung des Organspenders:

(1) Die Entnahme von Organen ist, soweit in § 4 nichts Abweichendes bestimmt ist, nur zulässig, wenn der Organspender in die Entnahme eingewilligt hatte, der Tod des Organspenders nach Regeln, die dem Stand der Erkenntnisse der medizinischen Wissenschaft entsprechen, festgestellt ist und der Eingriff durch einen Arzt vorgenommen wird.

§ 16: Richtlinien zum Stand der Erkenntnisse der medizinischen Wissenschaft:

(1) Die Bundesärztekammer stellt den Stand der Erkenntnisse der medizinischen Wissenschaft in Richtlinien fest für die Regeln zur Feststellung des Todes nach § 3 Abs. 1 Nr. 2 und die Verfahrensregeln zur Feststellung des endgültigen, nicht behebbaren Ausfalls der Gesamtfunktion des Großhirns, des Kleinhirns und des Hirnstamms nach § 3 Abs. 2 Nr. 2 einschließlich der dazu jeweils erforderlichen ärztlichen Qualifikation."

Auszug aus dem Transplantationsgesetz (TPG) – dem Gesetz über die Spende, Entnahme und Übertragung von Organen vom 5. November 1997 (BGB l. I, S. 2631)

http://www.lebertransplantation.de/tpghtm#a2. Letzter Zugriff: 17.2.2006

6.10.3 Arbeitsblatt: Definition Tod aus medizinischer Sicht (AM 5)

Vergleichen Sie in Ihrer Gruppe die im Kurs erarbeitete Definition mit der Definition aus medizinischer Sicht. Notieren Sie die Gemeinsamkeiten oder Unterschiede, die Sie in Ihrer Gruppe diskutieren, und stellen Sie Ihr Ergebnis anschließend im Kurs vor.

„Das am 1. Dezember 1997 in Kraft getretene Transplantationsgesetz weist der Bundesärztekammer eine Fülle neuer Aufgaben zu. Nach § 16 Abs. 1 Nr. 1 stellt die Bundesärztekammer den Stand der Erkenntnisse der medizinischen Wissenschaft in Richtlinien für die Regeln zur Feststellung des Todes nach § 3 Abs. 1 Nr. 2 und die Verfahrensregeln zur Feststellung des endgültigen nicht behebbaren Ausfalls der Gesamtfunktion des Großhirns, des Kleinhirns und des Hirnstamms nach § 3 Abs. 2 Nr. 2 [...] fest. § 5 Abs. 1 erfordert eine formale Ergänzung der 1997 vom Wissenschaftlichen Beirat der Bundesärztekammer veröffentlichten dritten Fortschreibung der Kriterien des Hirntodes."

Auszug aus dem Transplantationsgesetz (TPG) – dem Gesetz über die Spende, Entnahme und Übertragung von Organen vom 5. November 1997 (BGB l. I, S. 2631)

„Definition, Diagnose:

Der Hirntod wird definiert als Zustand der irreversibel erloschenen Gesamtfunktion des Großhirns, des Kleinhirns und des Hirnstamms. Dabei wird durch kontrollierte Beatmung die Herz und Kreislauffunktion noch künstlich aufrechterhalten. Die Diagnose des Hirntodes erfordert die Erfüllung der Voraussetzungen, die Feststellung der klinischen Symptome Bewusstlosigkeit (Koma), Atemstillstand, den Nachweis der Irreversibilität der klinischen Ausfallsymptome."

Wissenschaftlicher Beirat der Bundesärztekammer (1998): Richtlinien zur Feststellung des Hirntodes, dritte Fortschreibung 1997 mit Ergänzungen gemäß Transplantationsgesetz (TPG). In: Deutsches Ärzteblatt, 95. Jg., Heft 30, S. 1861

6.10.4 Arbeitsblatt: Definition Tod aus theologischer Sicht (AM 6)

Vergleichen Sie in Ihrer Gruppe die im Kurs erarbeitete Definition mit der Definition aus theologischer Sicht. Notieren Sie die Gemeinsamkeiten oder Unterschiede, die Sie in Ihrer Gruppe diskutieren, und stellen Sie Ihr Ergebnis anschließend im Kurs vor.

„Der Hirntod bedeutet ebenso wie der Herztod den Tod des Menschen. Mit dem Hirntod fehlt dem Menschen die unersetzbare und nicht wieder zu erlangende körperliche Grundlage für sein geistiges Dasein in dieser Welt. Der unter allen Lebewesen einzigartige menschliche Geist ist körperlich ausschließlich an das Gehirn gebunden. Ein hirntoter Mensch kann nie mehr eine Beobachtung oder Wahrnehmung machen, verarbeiten und beantworten, nie mehr einen Gedanken fassen, verfolgen und äußern, nie mehr eine Gefühlsregung empfinden und zeigen, nie mehr irgendetwas entscheiden. Nach dem Hirntod fehlt dem Menschen zugleich die integrierende Tätigkeit des Gehirns für die Lebensfähigkeit des Organismus: Die Steuerung aller anderen Organe und die Zusammenfassung ihrer Tätigkeit zur übergeordneten Einheit des selbstständigen Lebewesens, das mehr und etwas qualitativ anderes ist als eine bloße Summe seiner Teile. Hirntod bedeutet also etwas entscheidend anderes als nur eine bleibende Bewusstlosigkeit, die allein noch nicht den Tod des Menschen ausmacht."

Deutschen Bischofskonferenz und Rat der Evangelischen Kirche in Deutschland (1990): Gemeinsame Erklärung der Deutschen Bischofskonferenz und des Rates der Evangelischen Kirche in Deutschland zum Hirntod. http://members.aol.com/ehsdober/organ/hirntod.html. Letzter Zugriff: 14.01.2006

6.10.5 Arbeitsblatt: Baumblätter (AM 7)

Überlegen Sie, was ihnen hilft, wenn Sie mit dem Tod eines Ihnen nahe stehenden Menschen oder anderen schwer zu tragenden Situationen konfrontiert werden, wie gehen Sie mit einer erschütternden Nachricht um? Suchen Sie Hilfe bei Freunden oder der Familie, ziehen Sie sich mit Musik zurück, gehen Sie spazieren, …?

Notieren Sie eine oder mehrere Antworten auf die Frage „Was gibt mir persönlich Kraft in Verlustsituationen?" auf dem Baumblatt.

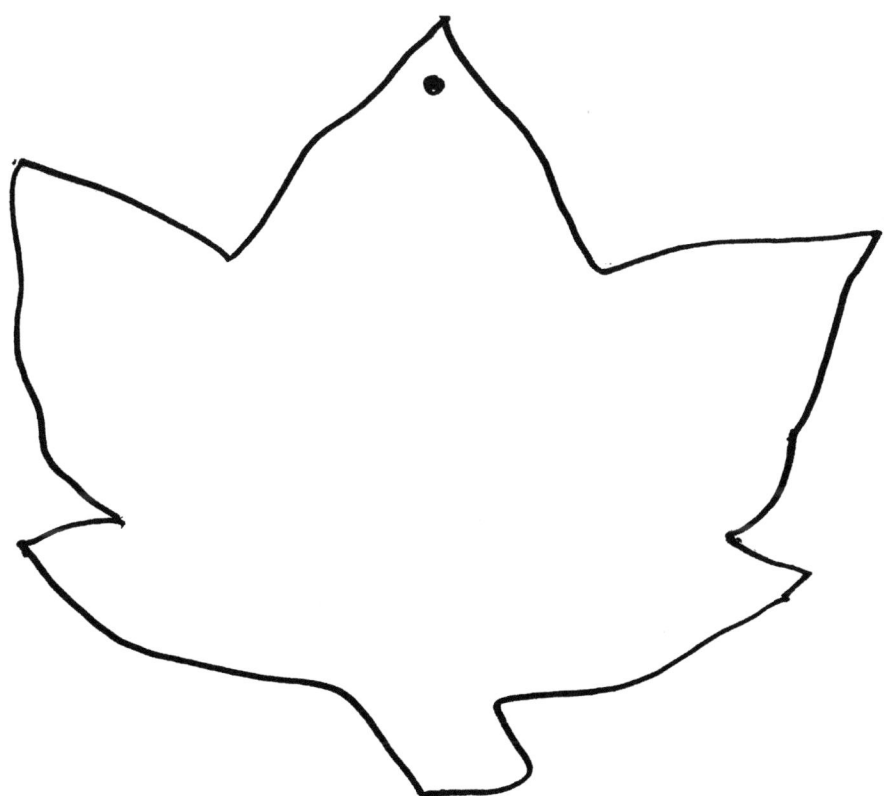

6.10.6 Arbeitsblatt: Sinnsprüche (AM 8)

- Der Augenblick ist kostbar – wie das Leben eines Menschen.
  (Schiller)

- Das Glück kommt oft durch eine Tür, von der man nicht wusste,
  dass man sie offen gelassen hat.
  (Barrymore)

- Ein fröhliches Gesicht und schon lacht die Sonne.
  (Phil Bosmans)

- Geburt und Tod sind nicht zweierlei Zustände, sie sind zwei Aspekte
  desselben Zustands.
  (Mahatma Ghandi)

- Wir müssen immer lernen, zuletzt auch noch sterben lernen.
  (Marie v. Ebner-Eschenbach)

- Jedes Ende ist ein strahlender Beginn.
  (E. Kübler-Ross)

- Nimm dir Zeit zum Lachen, es ist die Musik der Seele, nimm dir Zeit zu lieben
  und geliebt zu werden, es ist der wahre Reichtum des Lebens.
  (Irischer Segenswunsch)

- Der Tod ist einfach das Heraustreten aus dem physischen Körper, und zwar
  in gleicher Weise, wie ein Schmetterling aus seinem Kokon heraustritt.
  (unbekannt)

- Wohin du auch gehst, geh mit deinem ganzen Herzen.
  (Konfuzius)

- Wo gehen wir denn hin? Immer nach Hause.
  (Novalis)

- Die Freude und das Lächeln sind der Sommer des Lebens.
  (Jean Paul)

- Fürchte dich nicht, denn ich bin bei dir, hab keine Angst, denn ich bin dein Gott,
  ich nehme dich an deine Hand und sage: habe keine Angst! Ich helfe dir!
  (Jesaja 41)

- Wenn du strauchelst, weil dir die Arbeit zu schwer wird, möge die Erde tanzen,
  um dir das Gleichgewicht wieder zu geben.
  (Irischer Segenswunsch)

- Wir lernen die Menschen nicht kennen, wenn sie zu uns kommen, wir müssen
  zu ihnen gehen, um zu erfahren, wie es mit ihnen steht.
  (Goethe)

- Wer keine Zeit hat für die Freude, sollte sein Leben dringend überdenken.
  (Radloff)

- Wer die Faust ballt, kann die Hand nicht reichen.
  (Indira Ghandi)

- Er wohnt nicht hinter den Bergen, er wohnt nicht jenseits der Meere.
  Mein Mitmensch ist hier! Warum suche ich ihn so weit weg?
  (Phil Bosmans)

- Für jetzt bleiben Glaube, Hoffnung, Liebe, diese drei; doch am größten unter
  ihnen ist die Liebe.
  (1. Korinther 13,13)

- Es geschieht zu jeder Zeit etwas Unerwartetes: unter anderem ist das Leben deshalb
  so interessant.
  (Maria v. Ebner-Eschenbach)

- Je länger man lebt, desto deutlicher sieht man, dass die einfachen Dinge die
  wahrhaft größten sind.
  (Romano Guardini)

- Schlägt dir die Hoffnung fehl, nie fehle dir das Hoffen. Ein Tor ist zugetan,
  doch tausend steh'n noch offen.
  (Friedrich Rückert)

- Die Welt verändern? Das fange ich immer wieder an – bei mir selbst.
  (Phil Bosmans)

- In der Wüste bist du nicht verloren, wenn du glauben kannst an eine Oase.
  (Phil Bosmans)

- Die Mitte der Nacht ist auch schon der Anfang des neuen Tages.
  (Papst Paul II)

- Der Zwerg ist nicht größer, auch wenn er sich auf einen hohen Berg stellt.
  (Seneca)

- Unser Glück ist aus tausend Kleinigkeiten zusammengesetzt.
  (Heinz Knoblauch)

- Das ist das Herrliche an der Freude, dass sie unverdient kommt und niemals
  käuflich ist.
  (Hesse)

- Das Paradies gibt sich erst dann zu erkennen, wenn man aus ihm vertrieben wird.
  (Hesse)

- Viele verfolgen stur den Weg; nur wenige verfolgen stur das Ziel!
  (Nietzsche)

- Lob ist wie eine Feder. Von Zeit zu Zeit ein Lob, und Menschen bekommen Flügel.
  (Phil Bosmans)

(aus: Stein, V.: Schön, dass es Freunde gibt)

Unterrichtsentwurf: Reflexion und Formulierung des subjektiven Pflegeverständnisses

Bernd Peschers

7.1 Einleitung

Was ist Pflege? – Auf diese Frage gibt es keine zufrieden stellende, allgemein anerkannte Antwort (📖 2, S. 604). Trotzdem hat jeder Pflegende ein Verständnis von dem, was Pflege ist. Es setzt sich aus einem Konstrukt individueller, erfahrungsbedingter Anschauungen zusammen, die durch pflege-, natur- und sozialwissenschaftliche Erkenntnisse beeinflusst werden. Das Pflegeverständnis ist subjektiv und dynamisch und es definiert die Ansprüche und Ziele jedes einzelnen Pflegenden. Damit wird die „Reflexion und Formulierung des subjektiven Pflegeverständnisses" zu einem Schlüsselthema aus der Perspektive der Burnoutprävention.

Ein Hauptgrund für die Entstehung eines Burnoutsyndroms ist die Differenz zwischen Anspruch und Wirklichkeit in der Pflege. Um aber unter den gegebenen Bedingungen konstruktiv handeln oder zumindest auf sie reagieren zu können, ist es unerlässlich, sich bewusst mit dem eigenen pflegerischen Selbstverständnis auseinander zu setzen und auch die Perspektive anderer nachvollziehen zu können. Erst wenn mir als Pflegendem meine Haltung zu den Grundfragen, den Aufgaben und Zielen von Pflege bewusst ist, kann ich mich in der Praxis positionieren und meine Ansichten in der Auseinandersetzung mit anderen vertreten. So habe ich entweder die Möglichkeit Situationen so mit zu gestalten, dass sie nach meinem Verständnis erfolgreich verlaufen und meine Tätigkeit bedeutsam ist oder ich kann entscheiden, ob und wann Umstände für mich nicht mehr tragbar sind und entsprechende Konsequenzen ziehen. Im Folgenden wird unter Punkt 2 die Herleitung für eine spezielle Unterrichtseinheit mit dem Titel „Reflexion und Formulierung des subjektiven Pflegeverständnisses dargelegt. Unter den Punkten 3 bis 5 wird darüber hinaus ein handlungsorientiertes Unterrichtsprofil für die gesamte Lerneinheit „Grundfragen und Modelle beruflichen Pflegens" entwickelt, bevor abschließend unter Punkt 6 ein konkreter Unterrichtsentwurf zur Einheit „Reflexion und Formulierung des subjektiven Pflegeverständnisses" vorgestellt wird.

7.2 Gesetzliche Herleitung des Unterrichtsthemas

Die folgende Tabelle zeigt exemplarisch eine Einordnung des Unterrichtsthemas in die Struktur der Richtlinie für die Ausbildung in der Gesundheits- und Krankenpflege sowie der Gesundheits- und Kinderkrankenpflege des Landes Nordrhein-Westfalen (Tab. 7.1). Selbstverständlich lässt sich der Unterrichtsentwurf auch in jedem anderen Bundesland mit den entsprechenden Richtlinien und Curricula umsetzen (vgl. dazu auch Kapitel 3.2.5).

In der Altenpflegeausbildung könnte ein entsprechender Unterricht wie folgt verortet werden (s. AltPflAPrV, Anlage 1): Lernbereich 4: Altenpflege als Beruf; Lernfeld 4.1: Berufliches Selbstverständnis entwickeln; Teil-Lernfeld: Reflexion der beruflichen Rolle und des eigenen Handelns.

Quelle	Ministerium für Gesundheit, Soziales, Frauen und Familie des Landes Nordrhein-Westfalen
	Richtlinie für die Ausbildung in der Gesundheits- und Krankenpflege sowie der Gesundheits- und Kinderkrankenpflege
Themenbereich der KrPflAPrV	6. Pflegehandeln an pflegewissenschaftlichen Erkenntnissen ausrichten
Lernbereich der Richtlinie	II. Ausbildungs- und Berufssituation von Pflegenden
Teilbereich	Die SchülerInnen als Angehörige der Pflegeberufe
Lerneinheit	II.7: Grundfragen und Modelle beruflichen Pflegens
Unterrichtsthema	Reflexion und Formulierung des subjektiven Pflegeverständnisses
Zielsetzung	• Den Pflegenden soll bewusst werden, dass und wie (ihre) Vorstellungen vom Menschen, seinen Bedürfnissen und Rechten, (ihr) pflegerisches Handeln prägen • Sie sollen sich mit Fragen zur Gesundheits- bzw. Krankheitsausrichtung pflegerischen Handelns auseinandersetzen und dazu eine eigene Position entwickeln
Relevante Inhalte für das Unterrichtsthema	• Pflegerische Grundfragen bzw. Grundhaltungen in Bezug auf Menschenbilder, menschliche Grundbedürfnisse und Grundrechte
Ausbildungsjahr / Zeitrichtwert	Erstes Ausbildungsjahr: 6 h / gesamte Lerneinheit: 24 h
Beteiligte Fachgebiete	Pflege, Sozialwissenschaft

Tab. 7.1 Gemäß der Richtlinie für die Ausbildung in der Gesundheits- und Krankenpflege sowie der Gesundheits- und Kinderkrankenpflege des Landes Nordrhein-Westfalen (□ 6, S. 60)

7.3 Didaktische Konstruktion der Zieldimensionen

In der Ausbildungsrichtlinie wird der kompletten Lerneinheit mit einem Richtwert von 24 Stunden eine zu Recht hohe Bedeutung beigemessen. Dabei soll die Thematik unter zahlreichen Perspektiven beleuchtet werden.

Den Pflegenden soll im Sinne der Förderung einer kohärenten Persönlichkeitsentwicklung Gelegenheit gegeben werden, ihr Verständnis von sinnvoller Pflege zu reflektieren (Bedeutsamkeit), ihre Motive und die Sicht/Bedürfnisse anderer Menschen (Pflegebedürftige und Kollegen) zu verstehen (Verstehbarkeit) und ihre Möglichkeiten, ihrem Anspruch und Ziel gemäß in Situationen handeln zu können, zu reflektieren und anzuwenden (Handhabbarkeit). Dabei muss den Lehrenden bewusst sein, dass die genannten Komponenten des Kohärenzgefühls durch Unterrichtsprozesse nur mittelbar beeinflusst werden können (s.a. Kapitel 2.3). Im Sinne handlungsorientierten Unterrichts beziehen sich die, im Folgenden in drei Schritten hergeleiteten Ziele, auf die berufliche Handlung „Eine Pflegesituation auf Grundlage des subjektiven Pflegeverständnisses planen, durchführen und evaluieren".

7.3.1 Qualifikationsprofil

Mit dem Fokus auf das subjektive Pflegeverständnis der Auszubildenden werden in *Tabelle 7.2* einzelne Handlungsarten (horizontal) und Handlungsschritte (vertikal) bezogen auf die Planung, Durchführung und Evaluation einer Pflegesituation untersucht.

	Kognitiv	Sozial – kommunikativ	Gegenständlich – materiell	Emotional
Planung	Individuelle Pflegeplanung unter Bezug auf das eigene Pflegeverständnis erstellen	Ziele, Aufgaben und Abläufe mit dem Klienten besprechen	Hilfsmittel bereitstellen	Rollenverständnis und Ansprüche reflektieren
Durchführung	Überprüfung, ob sich die Handlung an eigenen sowie den Erwartungen des Klienten orientiert	Klienten informieren, beraten und/oder anleiten	Materialien und Hilfsmittel zielgerichtet nutzen	Befinden wahrnehmen (von Klient und sich selbst)
Evaluation	Zielerreichung überprüfen	Rückmelden, ob die jeweiligen Ansprüche erfüllt und die Ziele erreicht wurden	Ablauf und Ergebnis dokumentieren	Befindlichkeit bewusst machen und ergründen

Tab. 7.2 Gemäß dem Qualifikationsprofil nach Schneider (📖 9, S. 59)

7.3.2 360°-Bedingungsanalyse

Die Sicht aus einer einzelnen Perspektive auf einer Lernsituation wird kaum einem handlungsorientierten Unterricht gerecht. In der 360°-Bedingungsanalyse werden die unterschiedlichen Anforderungen an eine Situation bedacht und sie wird aus verschiedenen Perspektiven analysiert (7.3). In unserem Fall muss der Lehrende an erster Stelle die Perspektive der Pflegenden/Auszubildenden und die der Klienten als direkter Protagonisten jeder Pflegesituation bedenken. Außerdem gilt es, den Beitrag der Wissenschaft zum Thema einzufangen, die zukünftige Entwicklung zu antizipieren und natürlich das Thema aus der Perspektive der Burnoutprävention zu beleuchten.

Perspektiven	Leitfragen	Antworten
Orientierung am Lernenden	Was sind die Aufgaben, die Ziele und die Möglichkeiten von Pflege?	• Es gibt einen rechtlichen Rahmen, aber keine einheitliche und/oder abschließende Vorstellung/Idee von Pflege und damit auch nicht von ihren Aufgaben, Zielen und Möglichkeiten • Auszubildende orientieren sich diesbezüglich an den Ansprüchen, Strukturen und Vorbildern in den Einsatzorten und den Schulen. Ihr Pflegeverständnis ist dynamisch und entwickelt sich stetig
Orientierung am Klienten/Pflegebedürftigen	Welche Erwartungen haben Klienten an die pflegerische Betreuung?	• Hilfe beim „Gesundwerden" • Bedürfnisse und Wünsche sollen erkannt und erfüllt werden • Fachkundigkeit • Wahrnehmung als Gesamtpersönlichkeit • Sicherheit soll gewährleistet sein • Zugewandter, freundlicher Umgang
Orientierung an der Pflegewissenschaft und den Bezugswissenschaften	Welche Inhalte aus der Pflege- und den Bezugswissenschaften beeinflussen das subjektive Pflegeverständnis?	• Pflegetheorien versch. Reichweite • Menschenbilder • Ethische Modelle • Theorien zu Gesundheit und Krankheit
Orientierung an der Zukunft	Welche Grundlagen wird das Pflegeverständnis zukünftig haben und welche Entwicklungen werden es beeinflussen?	• Weiterhin keine einheitliche Pflegetheorie • Immer mehr Theorien kleiner Reichweite werden situativ angewendet • Verstärkt werden ökonomische Zwänge das Aufgabenprofil der Pflege definieren • Der Tätigkeitsbereich von Pflege wird erweitert
Orientierung an der Burnoutprävention	Wie kann Unterricht zum subjektiven Pflegeverständnis zur Burnoutprävention beitragen?	• Das Wissen um das subjektive Pflegeverständnis bildet die Basis, um Pflegesituationen verstehen zu können, dementsprechend handlungsfähig zu sein und das jeweilige Tun als Bedeutsam zu empfinden • Mit Stressoren kann positiv umgegangen werden, wenn ich das Gefühl habe, insgesamt erfolgreich arbeiten zu können. Dazu muss ich wissen, was meine Aufgaben sind, was ich will, wohin es gehen soll und was meine Möglichkeiten sind • Auf Stressoren, wie unklare Aufgabenprofile und Strukturen, die den eigenen Ansprüchen widersprechen, sollen die Auszubildenden konstruktiv reagieren können

Tab. 7.3 Gemäß der 360°-Bedingungsanalyse nach Schneider (□ 9, S. 61)

7.3.3 Konkretisierung der beruflichen Handlungskompetenzen

Aus dem Qualifikationsprofil und der 360°-Bedingungsanalyse gilt es nun, Handlungskompetenzen zu erschließen, die im Sinne von Unterrichtszielen auf eine konkrete Handlung hin, im Rahmen der Lerneinheit „Grundfragen und Modelle beruflichen Pflegens" angebahnt werden sollen (7.4). Die Kompetenzen werden im Hinblick auf eine mögliche Förderung des Kohärenzsinns in Verbindung zu Verstehbarkeit, Handhabbarkeit und Bedeutsamkeit gesetzt. Bezogen auf das Unterrichtsthema „Reflexion und Formulierung des subjektiven Pflegeverständnisses" stehen personale und soziale Kompetenzen im Vordergrund.

Fachkompetenz	Sozialkompetenz	Personalkompetenz	Methodenkompetenz
• Rahmenbedingungen kennen (V, H) • Fachbegriffe kennen (V) • Theorien einordnen und analysieren (V, H) • Pflegeplanung begründen (V, B) • Zielgerichtet Material und Hilfsmittel auswählen (V, H) • Eigene fachliche Grenzen kennen (V, H)	• Sich in die Situation von Klienten und auch Mitarbeitern einfühlen (V, B) • Sich intra- und interdisziplinär positionieren (V, H)	• Die eigene Rolle reflektieren (V, B) • Sich des persönlichen Anspruchs bewusst sein (V, B) • Schwerpunkte setzten (V, H, B) • Selbstbewusst sein (V, H, B) • Frustrationsgrenze kennen und Konsequenzen ziehen – Stressbewältigung (V, H, B)	• Informationen sammeln (H) • Pflegeplanung erstellen (H) • Situationen strukturieren (V, H)
Berufliche Handlungskompetenz: Die Auszubildenden gestalten eine Pflegesituation aktiv mit. Dabei sind sie sich ihres Pflegeverständnisses (B), ihrer Aufgabe (V), ihres Anspruchs (B) ihrer Fähigkeiten (H) und ihrer Ziele (B, V) bewusst und beeinflussen die Situation (H) dementsprechend bzw. gehen mit einem eventuellen Anspruch-Wirklichkeits-Dilemma burnoutpräventiv um.			

Tab. 7.4 Gemäß dem Raster zur Konkretisierung der beruflichen Handlungskompetenz nach Schneider (📖 9, S. 63)

7.4 Übergeordnete Strukturierungsidee für den Unterricht

Die Förderung kohärenter Persönlichkeitsbildung soll im Unterricht zur Lerneinheit „Grundfragen und Modelle beruflichen Pflegens" in 4 Schritten unterstützt werden.

Erster Schritt – Selbstbezug (Schwerpunkte sind die Förderung von Bedeutsamkeit und Verstehbarkeit): Die Auszubildenden reflektieren anhand differenzierter Fragestellungen ihre Einstellung zu Grundfragen der Pflege, z. B. wie und welche Vorstellungen vom Menschen ihr Pflegehandeln prägen, welchen Begriff von Gesundheit und Krankheit sie haben usw. Beispiele aus ihrem Erfahrungsschatz sollen ihnen die Konkretisierung ihrer Meinung erleichtern. Sie diskutieren ihre Einstellung mit Anderen und erhalten so neue Anregungen, aber auch ein Verständnis dafür, dass ihre Sicht nur eine unter vielen ist. So kann sich eine vorläufige Idee vom Anspruch und von den Zielen jedes Einzelnen in seinem Beruf entwickeln, die im Laufe der gesamten Unterrichtseinheit durch neue Anregungen und Aspekte ergänzt wird.

Zweiter Schritt – Gesellschaftsbezug (Schwerpunkt ist die Förderung von Verstehbarkeit und Handhabbarkeit): Pflege ist stark durch Rahmenbedingungen reglementiert, die zum großen Teil außerhalb der Einflussmöglichkeiten des Einzelnen stehen. Erfolg und Zufriedenheit in der Pflege können sich nur einstellen, wenn die Ansprüche des Individuums nicht über den rechtlichen Rahmen hinausgehen. Deshalb sollten in dieser Lerneinheit gesetzliche Grundlagen und Bedingungen zumindest kurz in Zusammenhang mit dem Pflegeverständnis gesetzt werden. Dabei gilt es, u. a. Artikel des Grundgesetzes und die Anforderungen der Pflegegesetze zu thematisieren.

Dritter Schritt – Wissenschaftsbezug (Schwerpunkt ist die Förderung der Verstehbarkeit): Den Lernenden werden verschiedene Menschenbilder (z. B. biomedizinisches Modell, ganzheitliches Modell) vorgestellt und die Bedeutung für die Pflege besprochen. Ähnlich werden verschiedene Definitionen von Gesundheit und Krank-

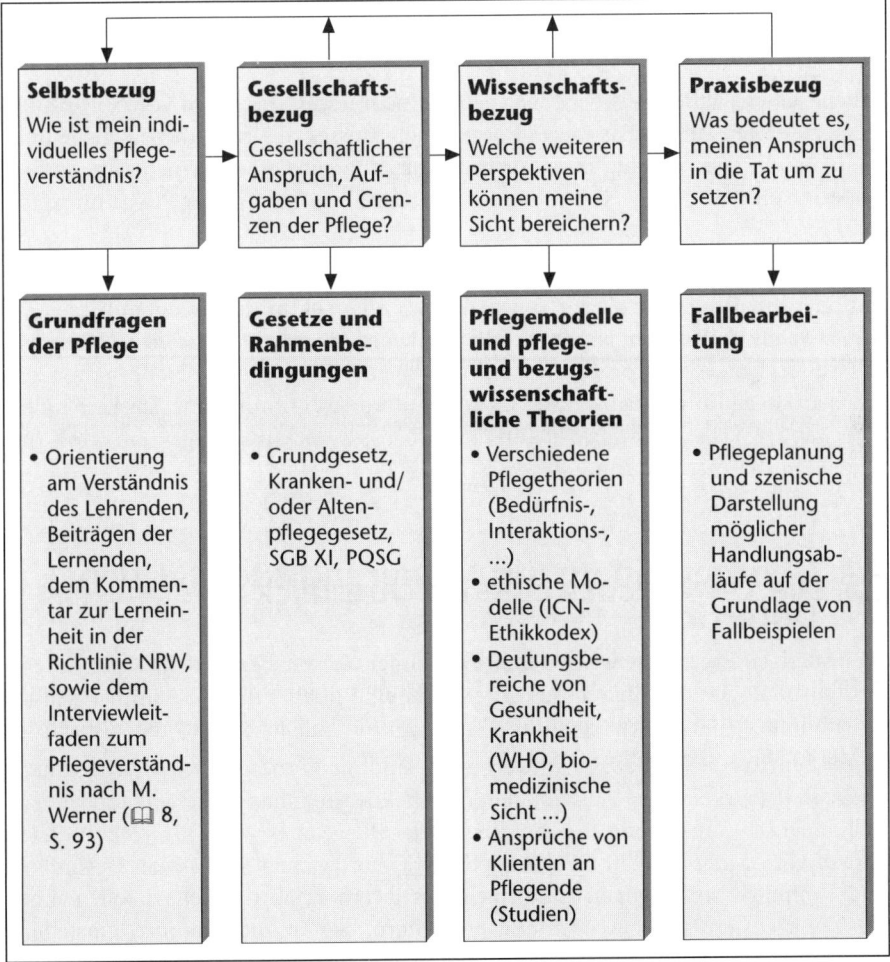

Abb. 7.5 Gemäß der Wissensstruktur der Lernsituation nach Schneider (📖 9, S. 78)

heit analysiert und Theorien zur menschlichen Entwicklung unter dem Aspekt der Abhängigkeit/Selbstständigkeit diskutiert. Studien zu den Erwartungen von Klienten an Pflegende sollen eine Möglichkeit zum Perspektivenwechsel geben. Weiter machen sich die Teilnehmer mit ausgewählten Pflegetheorien großer, mittlerer und kleiner Reichweite vertraut und untersuchen deren Bedeutung im Allgemeinen sowie im Hinblick auf das Handeln in konkreten Situationen im Besonderen. Sind die Themen dieses Schrittes bereits an anderer Stelle unterrichtet worden? Wenn ja, umso besser! Hier können sie dann nochmals, unter einer anderen Perspektive beleuchtet werden.

Grundsätzlich wird den Lernenden die Möglichkeit zur Reflexion neuer Inhalte in Bezug zu ihrem Pflegeverständnis gegeben. Dieser Teil der Lerneinheit beansprucht den größten zeitlichen Rahmen.

Vierter Schritt – Praxisbezug (Schwerpunkt ist die Förderung der Handhabbarkeit): Die Differenz zwischen dem eigenen theoretischen Anspruch und den Möglichkeiten, diesen in der Praxis zu realisieren, ist ein schwerwiegender Stressfaktor und kann zur Entstehung eines Burnoutsyndroms beitragen. Gleichzeitig sind es praktische Erfahrungen, die die Entwicklung des subjektiven Pflegeverständnisses maßgeblich beeinflussen (z. B. krankheits- und symptomorientierte Pflege).

Anhand eines Fallbeispiels wird hier den Teilnehmern Gelegenheit gegeben, Handlungsprioritäten auf der Basis ihres Pflegeverständnisses zu setzen und mögliche Probleme bei der Realisierung ihrer Ansprüche zu thematisieren. Gemeinsam werden Strategien entwickelt, wie sie mit derartigen Schwierigkeiten in der Praxis umgehen könnten.

In folgendem Schaubild werden zu den einzelnen Strukturierungsschritten Themen und/oder Inhalte vorgeschlagen, um so die Wissensstruktur der gesamten Lernsituation zu veranschaulichen. Natürlich ist jeder Lehrende gehalten, die dem Unterricht zu Grunde liegenden Konzepte, einzelnen Themen und Inhalte in Bezug auf die spezielle Ausbildungssituation und im Idealfall in Abstimmung mit den Lernenden auszuwählen. Dabei bestimmt natürlich auch das subjektive Pflegeverständnis des Lehrenden die Auswahl mit.

7.5 Die Unterrichtsreihe im Überblick

Die bisherigen Ergebnisse werden in der folgenden Tabelle bezogen auf einen möglichen chronologischen Ablauf der Unterrichtsreihe noch einmal zusammengefasst, auf handlungsleitende Prinzipien im Unterricht hin beleuchtet und um Vorschläge zu Methoden und Sozialformen ergänzt.

Umfang	ca. 6 Stunden	ca. 2 Stunden	ca. 12 Stunden	ca. 4 Stunden
Pflegewissenschaftliche Ebene				
Übergeordnete Handlungsstruktur	Selbstbezug	Gesellschaftsbezug/ Selbstbezug	Wissenschaftsbezug/ Selbstbezug	Praxisbezug/ Wissenschafts-, Gesellschafts- und Selbstbezug
Thema/Motto	Mein individuelles Pflegeverständnis	Gesetzlicher Rahmen	Grundfragen der Pflege aus der Sicht von Pflege- und Bezugswissenschaften	Mein Pflegeverständnis in der Praxis
Fächerintegrative Inhalte	Grundfragen der Pflege	Gesetzliche Aufgaben, Ziele und Grenzen der Pflege	Pflegetheorien, Ethische Modelle, Modelle von Gesundheit und Krankheit, Anspruch von Klienten an Pflegende	Erstellung und Begründung eines Pflegeplans anhand eines Fallbeispiels
Modelle/Konzepte	Selbstreflexion	Synopse pflegerelevanter Gesetzesaussagen	Pflegetheorien großer Reichweite z. B. Theorie der Selbstpflege nach Orem, Fördernde Prozesspflege nach Krohwinkel, Interaktionstheorie nach Peplau oder psychobio-graphisches Modell nach Böhm (📖 3, 7 oder 8).Theorien mittlerer und kleiner Reichweite, Gesundheitsmodell der WHO, Modell der Salutogenese nach Antonovsky (📖 1), Ethikkodex des ICN, Erwartungen von Pflegebedürftigen an Pflegende (Studien)	Pflegeprozess

↑

Tab. 7.6 Gemäß dem Raster zum Wochenplan nach Schneider (📖 9, S. 201 ff.)

Die Unterrichtsreihe im Überblick

Umfang	ca. 6 Stunden	ca. 2 Stunden	ca. 12 Stunden	ca. 4 Stunden
Berufsdidaktische Ebene				
Kompetenzen	Personalkompetenz: • Die eigene Rolle reflektieren (V, B) • Sich des persönlichen Anspruchs bewusst sein (V, B) • Schwerpunkte setzen (V, B, H) • Selbstbewusst sein (V, H, B) Sozialkompetenz: • Sich intra- und interdisziplinär positionieren (V, B)	Fachkompetenz: • Eigene fachliche Grenzen kennen (V, H) • Rahmenbedingungen kennen (V, H)	Fachkompetenz: • Fachbegriffe kennen (V) • Theorien einordnen und analysieren (V, H) Personalkompetenz: • Die eigene Rolle reflektieren (V, B) • Schwerpunkte setzen (V, B, H) Sozialkompetenz: • Sich in die Situation von Klienten und auch Mitarbeitern einfühlen (V, B) • Sich intra- und interdisziplinär positionieren (V, H)	Fachkompetenz: • Pflegeplanung begründen (V, B) • Zielgerichtet Material und Hilfsmittel auswählen (V, H) • Schwerpunkte setzen (V, B, H) Personalkompetenz: • Sich des persönlichen Anspruchs bewusst sein (V, B) • Schwerpunkte setzen (V, H, B) • Frustrationsgrenze kennen und Konsequenzen ziehen – Stressbewältigung (V, H, B) Sozialkompetenz: • Sich in die Situation von Klienten und auch Mitarbeitern einfühlen (V, B) Methodenkompetenz: • Informationen sammeln (H) • Situationen strukturieren (V, H) • Pflegeplanung erstellen (H)
Handlungsleitende Prinzipien	Selbstreflexion fördern, Dialogische Haltung fördern, Verstehbarkeit und Bedeutsamkeit fördern	Gesellschaftsbewusstsein fördern, Verstehbarkeit und Handhabbarkeit fördern	Umfeldbezug herstellen, Wissenschaftsverständnis fördern, Selbstreflexion fördern, Verstehbarkeit fördern	Praktische Relevanz reflektieren, Handhabbarkeit fördern
Methoden und Sozialformen	Diskussion, Schneeballverfahren (Einzel-, Partner-, Gruppenarbeit)	Gruppenarbeit	Lehrervortrag, Gruppenarbeiten, Diskussion, Eigenreflexion	Fallbeispiel(e), Gruppenarbeit

Tab. 7.6 *(Fortsetzung)* Gemäß dem Raster zum Wochenplan nach Schneider (□ 9, S. 201 ff.)

7.6 Planungsraster für die einzelnen Unterrichtsstunden

Wie schon unter Punkt 1 angesprochen, wird zum Abschluss dieses Unterrichtsentwurfs ein mögliches Planungsraster zum Unterthema „Reflexion und Formulierung des subjektiven Pflegeverständnisses" vorgeschlagen und damit der erste Schritt zur Förderung der kohärenten Persönlichkeitsbildung in der Lerneinheit „Grundfragen und Modelle beruflichen Pflegens" artikuliert. Zum Unterthema werden insgesamt 6 Stunden geplant. Der Zeitpunkt des Unterrichts sollte so gewählt werden, dass die Teilnehmer bereits mindestens zwei Praxiseinsätze absolviert haben, so dass sie sich auch auf Grund konkreter Erfahrungen zu ihrem Pflegeverständnis äußern können. Da eine gewisse Flexibilität im Hinblick auf die Dauer der einzelnen Unterrichtsschritte notwendig sein kann, empfiehlt es sich, das Thema zusammenhängend zu unterrichten. Dementsprechend sind die Zeitvorgaben variabel zu halten und es wird nicht auf Pausenzeiten eingegangen. Der tatsächliche Zeitbedarf der Lernenden bei der Einzel-, Partner- und Gruppenarbeit ist nur schwer vorhersehbar und sollte nicht streng reglementiert sein. Im Anschluss an das Planungsraster werden Arbeitsvorschläge (AV) und Methoden (M) eingehend erläutert.

Unterrichtsentwurf: Reflexion und Formulierung des subjektiven Pflegeverständnisses

Zeit	Phase	Methoden und Sozialformen	Zieldimensionen	Medien und Materialien
15'	Einstieg	Diskussion der These „Jeder Pflegende hat ein individuelles Pflegeverständnis, das sein konkretes Handeln in der Praxis maßgeblich beeinflusst und von anderen unterscheidet" im Plenum → AV 1	Den Lernenden wird ihr individuelles Pflegeverständnis bewusst (V, B)	Overhead-Projektor und Folie
15'	Einstieg	Vorstellung des Ablaufs der gesamten Unterrichtseinheit sowie des Tagesablaufs, Erläuterung des Arbeitsauftrags → AV 2 u. M 1	Die Teilnehmer erhalten einen Überblick	Tafel, Arbeitsblätter → AM 1
45'	Erarbeitung	Schneeballverfahren – Einzelarbeit, die Lernenden reflektieren und beantworten die gestellten Fragen → AV 2 u. M 1	Fragen und Unklarheiten zum Arbeitsauftrag können geklärt werden (V, H). Die Teilnehmer entwickeln eine Position zu Einzelaspekten ihres subjektiven Pflegeverständnisses (V, B) Die eigene Rolle wird reflektiert (V, B)	Arbeitsblätter → AM 1
45'	Erarbeitung	Schneeballverfahren – Partnerarbeit, je zwei Teilnehmer stellen sich ihre Positionen vor und diskutieren die jeweilige Meinung → AV 2 u. M 1	Positionen müssen begründet werden, Gemeinsamkeiten im Pflegeverständnis werden wahrgenommen, Unterschiede reflektiert und gewertet (V, B) Schwerpunkte werden gesetzt (V, B, H) Die Lernenden werden sich ihres persönlichen Anspruchs bewusst (V, B), dass Selbstbewusstsein wird gefördert (V, B, H) Sie können sich intra- und interdisziplinär positionieren (V, B)	Arbeitsblätter → AM 1
120'	Erarbeitung	Schneeballverfahren – Gruppenarbeit, je zwei Paare stellen ihre Positionen und die Diskussionsergebnisse der Partnerarbeit vor und erläutern sie sich gegenseitig, die Ergebnisse werden festgehalten und dem Plenum präsentiert → AV 2 u. M 1	s. o.	Arbeitsblätter → AM 1, Flipchartbögen, Eddings
30'	Sicherung	Die Lernenden beantworten in Einzelarbeit die Frage „Was ist Pflege?" → AV 3	Synthese der einzelnen Punkte (V, B)	Memokarten

Tab. 7.7 Gemäß dem Artikulationsschema nach Schneider (📖 9, S. 64)

7.7 Arbeitsvorschläge

7.7.1 Arbeitsvorschlag: These (AV 1)

Zieldimension: Förderung der Verstehbarkeit und Bedeutsamkeit

Der Lehrende bereitet eine Overheadfolie mit der These „Jeder Pflegende hat ein individuelles Pflegeverständnis, das sein konkretes Handeln in der Praxis maßgeblich beeinflusst und von anderen unterscheidet" vor und projiziert diese an die Wand. Er liest die These laut vor und bittet die Lernenden, sich kurz Gedanken zu machen, ob sie der These zustimmen oder nicht und ihre Meinung zu begründen. Anschließend wird ca. 10 Minuten über die These im Plenum diskutiert.

7.7.2 Arbeitsvorschlag: Reflexion von Grundfragen der Pflege (AV 2)

Zieldimension: Förderung der Verstehbarkeit und Bedeutsamkeit

Der Lehrende teilt an jeden Teilnehmer eine geheftete Sammlung von Arbeitsblättern (→ AM 1) mit dem Arbeitsauftrag „Bitte äußern sie sich schriftlich zu den folgenden 10 Fragen. Wo es ihnen sinnvoll erscheint oder ausdrücklich angegeben ist, geben sie bitte ein Beispiel, um ihre Position zu verdeutlichen" aus und erläutert den Arbeitsauftrag (→ M 1).

Die Lernenden werden gebeten in einem ersten Schritt die gestellten Fragen, ohne sich zu besprechen, in 45 Minuten zu beantworten. Es geht darum, sich über die jeweilige ganz persönliche Sicht zu einigen Grundfragen der Pflege Gedanken zu machen und diese knapp formuliert schriftlich festzuhalten. Oftmals ist es dabei sinnvoll, anhand eines Beispiels den eigenen Standpunkt zu verdeutlichen.

In einem zweiten Schritt sollen sich jeweils zwei Teilnehmer ihre Position zu den einzelnen Fragen gegenseitig erläutern, die Meinung des anderen nachvollziehen und dabei Gemeinsamkeiten und Unterschiede feststellen. Jeder Einzelne ist dabei gehalten, sich wichtige neue Erkenntnisse auf seinen Arbeitsblättern zu notieren und so die bisherige Position zu ergänzen, zu modifizieren oder auch zu verwerfen. Es kann zu einem Konsens kommen oder unterschiedliche Ansichten können nebeneinander stehen bleiben. Die Lernenden haben wieder 45 Minuten Zeit.

Im Anschluss finden sich in einem dritten Schritt jeweils zwei Paare zu einer Vierergruppe zusammen und stellen sich wechselseitig die Ergebnisse der Partnerarbeit vor. Jeder Einzelne soll dabei seine Position überdenken und sich neuen Perspektiven auf die jeweilige Fragestellung stellen. Vom Konsens bis zu vier differierenden Ansichten ist dabei alles möglich. Auf Flipchartbögen werden die Ergebnisse Frage für Frage in Stichworten festgehalten, um sie zum Abschluss vor dem Plenum zu präsentieren und zu erläutern.

Insgesamt stehen dafür 120 Minuten zur Verfügung, davon 60 Minuten Präsentation. Zu jeder Zeit können und sollen die Lernenden ihre individuelle Position anfragen und neue Erkenntnisse einfließen lassen.

In diesem Sinne werden die Teilnehmer aufgefordert, die Arbeitsblätter während der gesamten Unterrichtsreihe immer wieder um neue Perspektiven zu ergänzen, um so zu einer möglichst fundierten Meinung zu den einzelnen Fragestellungen zu gelangen. Dazu wird den Lernenden am Ende jeder abschließend erarbeiteten Thematik (also z. B. rechtliche Rahmenbedingungen der Pflege) ein Zeitraum von 5–10 Minuten zur Verfügung gestellt. Es empfiehlt sich, auf den Arbeitsblättern mit Bleistift zu schreiben, um Formulierungen flexibel ändern zu können.

Im Anschluss an die Erläuterung des Arbeitsauftrags sollen die Arbeitsblätter durchgelesen werden. Die Fragen lauten:

1. Was verstehen sie unter krank sein? Was unter gesund sein? Erläutern sie ihre Positionen mit Beispielen!

2. Wie würden sie den Empfänger ihrer Pflegeleistung nennen: a. Patient (der Leidende), b. Klient (der Abhängige), c. Bewohner, d. Kunde, e. Gast oder f. eine andere Bezeichnung? Bitte begründen sie ihre Ansicht!

3. Was möchten sie mit und für die Pflegeempfänger erreichen? Bitte begründen sie ihre Ansicht!

4. Sie arbeiten mit Angehörigen verschiedener Berufsgruppen (z. B. Ärzte, Physiotherapeuten, Sozialarbeiter etc.) zusammen. Welches sind die Aufgaben der Pflege innerhalb des therapeutischen Teams? Hätten sie gerne weitere Kompetenzen? Begründen sie ihre Antwort und geben sie Beispiele!

5. Arbeitsbedingungen sind nicht immer optimal. Wenn sie die Möglichkeit hätten 3 Punkte entscheidend zu verbessern – welche wären das und was würden sie sich davon erhoffen?

6. Was denken sie erwarten „ihre" Pflegeempfänger von ihnen? Bitte nennen sie drei Punkte in der Reihenfolge ihrer Wichtigkeit!

7. Was bedeutet es für sie in ihrer Würde verletzt zu werden und wie könnte das Geschehen? Bitte geben sie ein Beispiel!

8. Glauben sie, dass Menschen grundsätzlich so selbstbestimmt wie möglich sein wollen? Welche Konsequenz ergibt sich aus ihrer Einschätzung für ihr pflegerisches Handeln?

9. Wann erleben sie ihre Arbeit als erfolgreich und zufrieden stellend? Bitte geben sie ein Beispiel!

10. Die Beratung und Begleitung von Pflegeempfängern soll in der Praxis eine immer größere Rolle spielen. Wie sinnvoll finden sie diesen Anspruch und wie erleben sie die Umsetzung in der pflegerischen Praxis? Bitte begründen sie ihre Einschätzung!

Die Fragen sind bewusst allgemein formuliert und sollen die Lernenden weder implizit noch explizit in eine bestimmte Richtung lenken. Der Lehrende sollte betonen, dass jede Meinungsäußerung zwar angefragt werden darf, es aber keine Bewertung im Sinne von richtig oder falsch gibt und es keinesfalls darum geht „mit dem Strom zu schwimmen".

Die Schüler haben die Möglichkeit, Verständnisfragen zu stellen sowie Modifikationen und Ergänzungen im Hinblick auf die Fragen vorzuschlagen.

7.7.3 Arbeitsvorschlag: Was ist Pflege? (AV 3)

Zieldimension: Förderung der Verstehbarkeit und Bedeutsamkeit

Nach der Vorstellung und Besprechung der Ergebnisse im Plenum teilt der Lehrende an jeden Teilnehmer eine Memokarte und einen Filzstift aus und erteilt den Arbeitsauftrag „Bitte beantworten sie in einem oder wenigen Sätzen die Frage: Was ist Pflege?" Die Lernenden werden gebeten, sich 5 Minuten Zeit zu nehmen und ihre Antwortidee auf die Karte zu schreiben. Jeder Einzelne hat so die Möglichkeit, seine persönliche Quintessenz aus den erarbeiteten Ergebnissen zu synthetisieren. Anschließend werden die Antworten der Reihe nach vorgetragen und die Karten an eine Memowand geheftet. Die einzelnen Beiträge werden nicht kommentiert. Zum Abschluss der gesamten Unterrichtsreihe kann unter der Fragestellung, ob sich die jeweilige Ansicht verändert hat, wieder auf die Karten eingegangen werden.

7.8 Literaturnachweis

1. Bengel, J., Strittmatter, R., & Willmann, H. (2003): Was erhält Menschen gesund? Antonovskys Modell der Salutogenese – Diskussionsstand und Stellenwert. Forschung und Praxis der Gesundheitsförderung Band 6. BZgA (Hrsg.). Köln

2. Hasseler, M. (2004): Kommentar: Was ist Pflege? Ohne Standortbestimmung keine Zukunft. In: Pflegezeitschrift, 57. Jg., Heft 9, S. 604–605

3. Kühne-Ponesch, S. (2004): Modelle und Theorien in der Pflege. 1. Auflage, Wien, Facultas

4. Landesinstitut für Schule, Soest (2006): Stichwort: Schneeball-Verfahren. Unter: www.learn-line.nrw.de. Letzter Zugriff: 17.10.2006

5. Ministerium für Gesundheit, Soziales, Frauen und Familie des Landes Nordrhein-Westfalen (2003): Ausbildung und Qualifizierung in der Altenpflege. Empfehlende Richtlinie für die Altenpflegeausbildung

6. Ministerium für Gesundheit, Soziales, Frauen und Familie des Landes Nordrhein-Westfalen (2003): Richtlinie für die Ausbildung in der Gesundheits- und Krankenpflege sowie in der Gesundheits- und Kinderkrankenpflege

7. Münch, M. (2005): Pflegemodelle: Grundlagen für die pflegerische Praxis. 1. Auflage, Bonn, Pro Pflege Management

8. Werner, M. (1997): Das Pflegeverständnis als eine Grundlage zur Entwicklung der Pflegepraxis. In: Pflege, 10. Jg., Heft 02, S. 91–95

9. Schneider, K. et al (2005): Pflegeunterricht konkret. 1. Auflage, München, Jena: Elsevier

7.9 Methodensammlung

7.9.1 Methode: Schneeballverfahren (M 1)

(📖 4)

Beschreibung

Das Schneeballverfahren wird genutzt, um viele Meinungen zu einem Thema in mehreren Schritten in Bezug auf Übereinstimmungen zu untersuchen.

Normalerweise ist es dabei das Ziel, die Punkte, auf die die Lernenden sich einigen können, herauszufiltern. Es dient also unter anderem zur Komprimierung von vielen verschiedenen Meinungen auf deren Gemeinsamkeiten, wobei in unserem Fall die unterschiedlichen Positionen zwar verglichen werden, aber nicht die Gemeinsamkeiten, sondern die Reflexion der eigenen Position im Vordergrund steht (s. Besonderheiten). Generell werden zunächst alle Teilnehmer aufgefordert, sich individuell Gedanken zu einem bestimmten Thema/bestimmten Fragestellungen zu machen und diese zu notieren.

In einem weiteren Schritt werden Paare gebildet, die den Auftrag haben, ihre Überlegungen miteinander zu vergleichen und beispielsweise die Ideen, auf die sie sich einigen können, festzuhalten.

Aus jeweils zwei Paaren werden anschließend Viergruppen gebildet, die den gleichen Arbeitsauftrag haben usw. Dabei sind Gruppengrößen bis zu maximal 16 Teilnehmern möglich.

Die jeweils letzte Gruppe hat die Aufgabe, ihre Ergebnisse auf Flipchartbögen festzuhalten und im Plenum zu präsentieren.

Phaseneinsatz

Das Schneeballverfahren ist zum Einsatz in der Einstiegsphase des Unterrichts geeignet, um sich einem Thema zu nähern und Vorerfahrungen der Lernenden offen zu legen. Es kann aber auch in der Erarbeitungsphase genutzt werden (→ Besonderheiten zum AV 2).

Handlungsempfehlungen für Lehrende
- Der Lehrende erläutert ausführlich den Arbeitsauftrag, die methodische Vorgehensweise und stellt den Zeitplan vor.
- Bei komplexeren Arbeitsaufträgen (mehrere Frage-/Problemstellungen) bereitet er Arbeitsblätter vor, um ein strukturiertes Vorgehen zu erleichtern.
- Er begleitet die Paar- und Gruppenfindung.
- Während die Lernenden in den einzelnen Schritten ihre Position zum Thema reflektieren und aufschreiben bzw. ihre Meinungen vergleichen, diskutieren und Gemeinsamkeiten herausfiltern, steht der Lehrende als Ansprechpartner und Mediator im Gruppenprozess zur Verfügung.
- In der letzten Gruppenphase teilt der Lehrende Flipchartbögen und geeignete Stifte aus.
- Der Lehrende moderiert die Ergebnispräsentation.

Handlungsempfehlungen für Lernende

- Die Lernenden halten ihre Meinung zum Thema grundsätzlich schriftlich und knapp formuliert fest.
- Sie versuchen, nicht andere von ihrer Position zu überzeugen, sondern achten auf die Gemeinsamkeiten.
- In der letzten Gruppe werden ein bis zwei Teilnehmer als Präsentatoren ausgewählt.
- Die Ergebnisse werden deutlich lesbar auf Flipchartbögen festgehalten, vor dem Plenum präsentiert und die Bögen dann an Stellwänden nebeneinander aufgehängt.

Benötigtes Material/Benötigte Zeit

- Flipchartbögen und Stellwände, evtl. Arbeitsblätter, Moderationsmarker.

Der Zeitbedarf pro Arbeitsschritt ist abhängig von der/den Fragestellung(en). Unter www.learn-line.nrw.de werden 5–15 Minuten empfohlen (📖 4).

Tipps, Tricks und Fallen

- Schon vor der eigentlichen Arbeitsphase sollten sich die Paare und Gruppen verbindlich zusammenfinden, um so eine mehrmalige zeitaufwendige Findungsphase zu verhindern.
- Zeiten sollten streng eingehalten werden, um nachfolgende Arbeitsschritte nicht durch einzelne Teilnehmer zu verschleppen.
- Es besteht die Gefahr, dass sich Teilnehmer bei unterschiedlichen Meinungen in der Diskussion verzetteln. Hier ist der Lehrende als Mediator gefragt, der das Ziel, die Gemeinsamkeiten heraus zu stellen, wieder in den Blickpunkt rückt.

Besonderheiten in Bezug zum AV 2

In unserem Fall muss das Schneeballverfahren modifiziert werden, weil es explizit nicht darum geht, nur Übereinstimmungen zu eruieren, sondern gleichberechtigt auch unterschiedliche Positionen im Diskussionsprozess aufrecht zu erhalten. Ziel ist es also nicht, die Meinungsvielfalt zu reduzieren, sondern die Argumentationsbasis des Einzelnen um die Perspektive der Anderen zu erweitern. Wenn es dabei zum Konsens kommt, ist dies natürlich willkommen und soll entsprechend dargestellt werden. Des Weiteren empfehlen wir die Gruppengröße auf vier Teilnehmer zu beschränken, um auch im Falle von 4 unterschiedlichen Ansichten pro Frage das Ergebnis noch präsentieren zu können.

Die Methode wird hier in der Erarbeitungsphase genutzt. Vorher sollte deshalb eine erste Annäherung an die Thematik z. B. in Form eines Vortrages, einer Provokation oder wie in unserem Fall durch die Diskussion einer These stattgefunden haben, um für die Teilnehmer die Bedeutsamkeit der Auseinandersetzung zu klären und sie entsprechend zu motivieren. Mit Zeitvorgaben von 45 bis 60 Minuten pro Arbeitsschritt bewegen wir uns deutlich über den empfohlenen Vorgaben. Dies ist unserer Meinung nach in der Erwachsenenbildung auf Grund der sehr differenzierten Fragestellungen und der Bedeutung und Komplexität der Thematik nötig und möglich, sollte aber nicht weiter überschritten werden.

7.10 Arbeitsmaterial

Das folgende Arbeitsblatt bildet die Grundlage zur Bearbeitung der ersten von insgesamt 10 Fragen. Die weiteren 9 Fragen werden in der Erläuterung zum Arbeitsvorschlag 2 vorgestellt (→ AV 2). Zu jeder müsste ein weiteres Blatt mit entsprechendem Aufbau vorbereitet werden. Voran gestellt ist ein Deckblatt mit Angaben zur Lerneinheit und dem Unterthema sowie dem Arbeitsauftrag und einer Zusammenfassung der Vorgehensweise.

7.10.1 Arbeitsblätter: Reflexion des subjektiven Pflegeverständnisses (AM 1)

Kurs: Datum:

Dozent:

Lerneinheit II.7: Grundfragen und Modelle beruflichen Pflegens

Unterrichtsthema: Reflexion und Formulierung des subjektiven Pflegeverständnisses

Arbeitsauftrag:

Bitte beantworten sie schriftlich die folgenden Fragen. Wo es ihnen sinnvoll erscheint oder angegeben ist, erläutern sie ihre Position mit einem Beispiel. Gehen sie dabei in drei Schritten vor.

1. Im ersten Schritt erarbeiten sie die Antworten in Einzelarbeit (Zeit 45 Min.) ohne sich mit ihren Kommilitonen auszutauschen. Bitte benutzen sie einen Bleistift.

2. Im zweiten Schritt vergleichen und besprechen sie ihre Meinung mit einem Partner und ergänzen evtl. ihre Position um neue Perspektiven (Zeit 45 Min.).

3. In einem dritten Schritt schließen sich jeweils zwei Partnergruppen zu einer Viergruppe zusammen. Auch hier tauschen sie wieder ihre Ansichten untereinander aus. Stellen sie Gemeinsamkeiten aber auch Unterschiede fest und modifizieren sie gegebenenfalls ihre Antworten (Zeit 45 Min.). Die Ergebnisse des Austauschs in der Viergruppe werden anschließend Frage für Frage auf den bereitgestellten Flipchartbögen festgehalten und vor dem Plenum dargestellt.

Diese Sammlung von Arbeitsblättern wird sie durch die gesamte Lerneinheit begleiten. Jeweils zum Abschluss einer Thematik haben sie Gelegenheit, neue Erkenntnisse und Perspektiven zu den jeweiligen Fragen zu ergänzen und so ihre Position zu fundieren oder zu modifizieren.

183

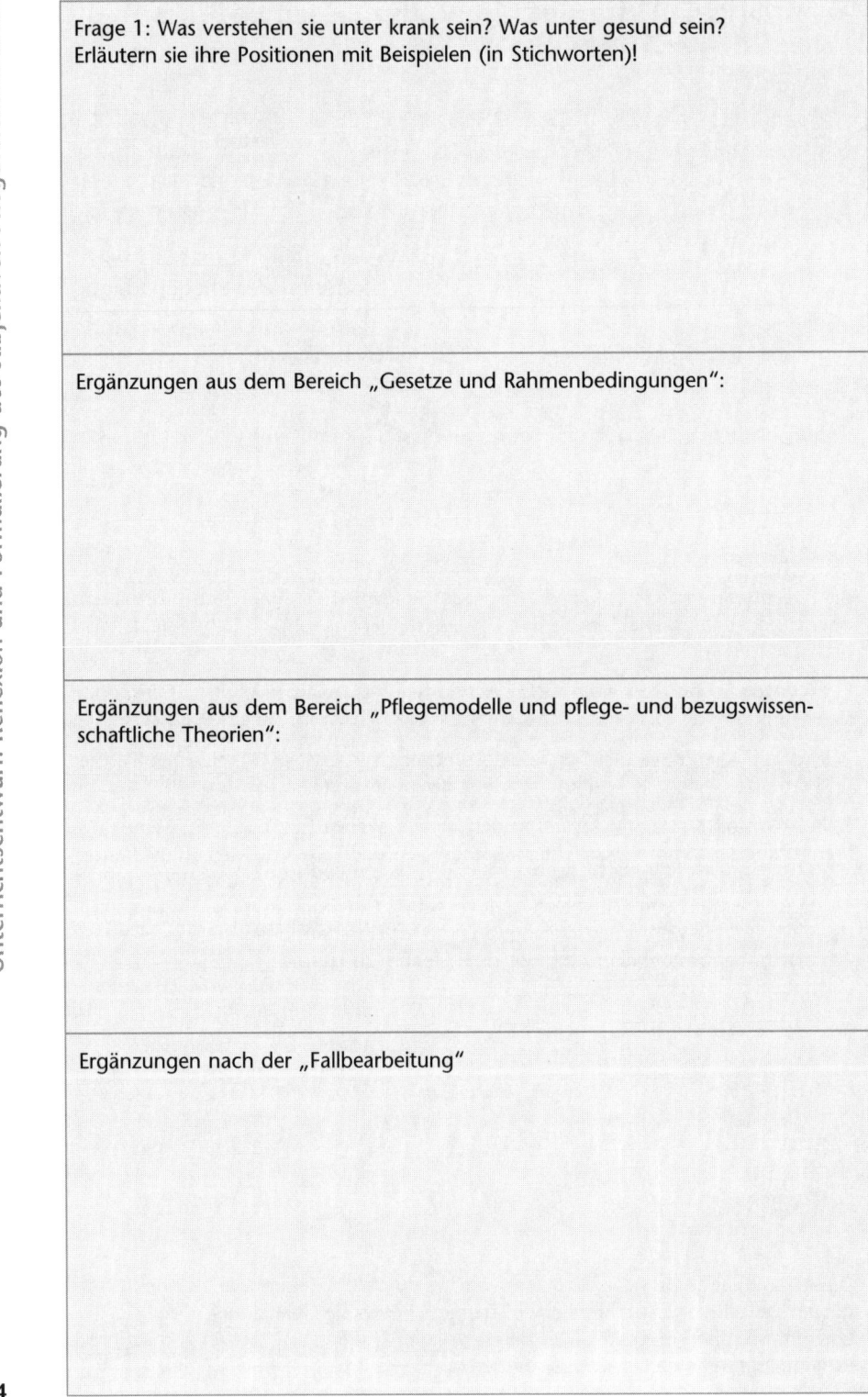

Frage 1: Was verstehen sie unter krank sein? Was unter gesund sein? Erläutern sie ihre Positionen mit Beispielen (in Stichworten)!

Ergänzungen aus dem Bereich „Gesetze und Rahmenbedingungen":

Ergänzungen aus dem Bereich „Pflegemodelle und pflege- und bezugswissen- schaftliche Theorien":

Ergänzungen nach der „Fallbearbeitung"

Unterrichtsentwurf: Gewalt gegen Klienten

Erstellt von **Verena Döll,** Krankenschwester, Studentin der Pflegepädagogik

Betreut durch Gregor Raddatz

8.1 Einleitung

Gewalt in der Pflege ist leider auch in unserem Gesundheitswesen ein alltägliches Phänomen, vor dem wir nicht die Augen verschließen dürfen. Gerade professionell Pflegende sollten sich damit auseinandersetzen. Gewalt nimmt verschiedene Formen an. Zum einen wird unterschieden zwischen den Personen, die Gewalt ausgesetzt sein können. Hierbei handelt es sich um Klienten und Pflegekräfte gleichermaßen. Zum anderen gibt es Unterschiede in der Gewaltausübung. Sie ist aktiv oder passiv und erfolgt physisch, psychisch oder strukturell.

Der tabuisierende Umgang mit Gewalt in der Pflege kann die Entwicklung eines Burnouts bei Pflegenden begünstigen. Aus diesem Grund ist es wichtig, bereits Pflegeschüler im Rahmen ihrer Ausbildung auf die Konfrontation mit Gewalt in der Berufspraxis vorzubereiten und sie darin zu unterstützen, verstehbare, handhabbare und sinnvolle Präventions- und Deeskalationsstrategien zu erlernen.

Der an dieser Stelle vorliegende Unterrichtsentwurf zum Thema Gewalt soll einen Beitrag zur Burnoutprävention durch kohärente Persönlichkeitsentwicklung leisten. Mit anderen Worten zielt er indirekt mittels des Erwerbs von Gewalt vorbeugenden und mindernden beruflichen Handlungskompetenzen auf die Förderung des Kohärenzgefühls in dessen Komponenten Verstehbarkeit (V – das Gefühl, sich die Welt erklären zu können), Handhabbarkeit (H – das Gefühl, in der Welt souverän handeln zu können) und Bedeutsamkeit (B – das Gefühl, dem eigenen Tun einen Sinn abgewinnen zu können) ab.

8.2 Gesetzliche Herleitung des Unterrichtsthemas

Die folgende Tabelle zeigt exemplarisch eine Einordnung des Unterrichtsthemas in die Struktur der Richtlinie für die Ausbildung in der Gesundheits- und Krankenpflege sowie der Gesundheits- und Kinderkrankenpflege des Landes Nordrhein-Westfalen (Tab. 8.1). Selbstverständlich lässt sich der Unterrichtsentwurf auch in jedem anderen Bundesland mit den entsprechenden Richtlinien und Curricula umsetzen (vgl. dazu auch Kapitel 3.2.5).

Im Folgenden werden die Lerneinheit II.22 Gewalt und das Unterrichtsthema Gewalt gegen Klienten aus der bundeseinheitlichen Krankenpflegeausbildungs- und Prüfungsverordnung und der Richtlinie für die Ausbildung in der Gesundheits- und Krankenpflege sowie der Gesundheits- und Kinderkrankenpflege des Landes Nordrhein-Westfalen hergeleitet und um einen Hinweis auf die Verortung der Thematik in der Altenpflegeausbildung ergänzt. Insgesamt wird der Gewaltproblematik im Allgemeinen und präventiven und deeskalierenden Maßnahmen im Besonderen ein hoher Stellenwert innerhalb der Ausbildung beigemessen.

Mit Ausnahme des Qualifikationsprofils wird von der gesetzlichen Herleitung über die Lernzielkonstruktion und die Strukturierungsidee bis zur Unterrichtsreihe im Überblick die gesamte Lerneinheit II.22 Gewalt in den Blick genommen. Ab dem Unterrichtsplanungsraster geht es jedoch ausschließlich um das Unterrichtsthema Gewalt gegen Klienten.

Quelle	Ministerium für Gesundheit, Soziales, Frauen und Familie des Landes Nordrhein-Westfalen
	Richtlinie für die Ausbildung in der Gesundheits- und Krankenpflege sowie der Gesundheits- und Kinderkrankenpflege
Themenbereich der KrPflAPrV	10. Berufliches Selbstverständnis entwickeln und lernen, berufliche Anforderungen zu bewältigen
Lernbereich	II: Ausbildungs- und Berufssituation von Pflegenden
Teilbereich	Die SchülerInnen als Angehörige des Pflegeberufs
Lerneinheit	II. 22 Gewalt
Unterrichtsthema	Gewalt gegen Klienten
Zielsetzung	„Einen Schwerpunkt soll dann die Auseinandersetzung mit eigenen Erfahrungen physischer, psychischer und struktureller Gewalt in der Pflege bilden. Hierbei sollen die SchülerInnen die Möglichkeit haben, sowohl ihre Gefühle und Gedanken frei zu äußern als auch die erlebten Gewaltsituationen auf Möglichkeiten der Gewaltdeeskalation bzw. -prävention zu analysieren."
Relevante Inhalte für das Unterrichtsthema	• Erfahrungsaustausch/Reflexion: Gibt es so etwas wie „alltägliche Gewalt" in der Pflege, wenn ja – wie äußert sie sich? Welche Gewaltsituationen habe ich erlebt? Was ist dabei passiert? Hätte sich die Situation verhindern lassen – wenn ja, wie? • „Wir zeigen Zivilcourage": Anregungen zum präventiven und deeskalierenden Umgang mit Gewalt
Ausbildungsjahr/ Zeitrichtwert	Erstes Ausbildungsjahr 6 h / Drittes Ausbildungsjahr 6 h / davon für das Thema Gewalt gegen Patienten 3 Unterrichtsstunden im dritten Ausbildungsjahr
Beteiligte Fachgebiete	Psychologie, Recht, Soziologie

Tab. 8.1 Gemäß der Richtlinie für die Ausbildung in der Gesundheits- und Krankenpflege sowie der Gesundheits- und Kinderkrankenpflege des Landes Nordrhein-Westfalen (📖 7, S. 69)

In der Altenpflegeausbildung könnte ein entsprechender Unterricht wie folgt verortet werden (AltPflAPrV, Anlage 1): Lernbereich 4: Altenpflege als Beruf; Lernfeld 4.3: Mit Krisen und schwierigen sozialen Situationen umgehen; Teillernfeld: Gewalt in der Pflege.

8.3 Didaktische Konstruktion der Zieldimensionen

Die didaktische Konstruktion der Zieldimensionen erfolgt in drei Schritten. In einem ersten Schritt wird mittels eines Qualifikationsprofis aufgezeigt, zu welcher Handlung der Lernende speziell im Rahmen des Unterrichtsthemas Gewalt gegen Klienten befähigt werden soll. In einem zweiten Schritt wird die gesamte Lerneinheit II.22 Gewalt mittels einer 360°-Bedingungsanalyse aus unterschiedlichen Perspektiven betrachtet. In einem dritten Schritt werden berufliche Handlungskompetenzen verknüpft mit den Komponenten des Kohärenzgefühls als Zieldimensionen der entsprechenden Lerneinheit formuliert. Dem Leser muss dabei bewusst sein, dass die Komponenten des Kohärenzgefühls im Rahmen von Unterrichtsprozessen nur mittelbar gefördert werden können (s.a. Kapitel 2.3).

8.3.1 Das Qualifikationsprofil

Als erster Schritt auf dem Weg zur Formulierung von Lernzielen wird die vom Schüler gegenüber dem Klienten zu praktizierende gewaltvermeidende und -vermindernde Pflegehandlung dargestellt (Tab. 8.2). Ein entsprechend professionelles Handeln setzt voraus, dass der Schüler lernt, Gewalt und Gewaltpotenziale zu erkennen (Verstehbarkeit), einen Sinn in präventiven bzw. in deeskalierenden Maßnahmen zu sehen (Bedeutsamkeit), und somit motiviert und selbstbewusst an die Planung, Durchführung und Evaluation dieser Maßnahmen (Handhabbarkeit) herangehen kann. Hierzu sind verschiedene Handlungsarten und -schritte notwendig. Die Schwerpunkte liegen im sozialkommunikativen und emotionalen Bereich.

Handlungs-arten Handlungs-schritte	Kognitiv	Sozial – kommunikativ	Gegenständlich – materiell	Emotional
Planung	Gewalt gegen Klienten analysieren, Reaktionsmöglichkeiten abwägen und sich für Maßnahmen entscheiden	(Eventuell in Rücksprache mit dem Team und/oder Experten) Einzel- und/oder Gruppengespräche bei Gewalt gegen Klienten vorbereiten	Sich Gedanken über geeignete zeitliche, räumliche und finanzielle Voraussetzungen für die zu ergreifenden Maßnahmen machen	Sich in die Rolle der Betroffenen hineinversetzen und weitgehend vorurteilsfrei eine eigene Meinung zu dem entsprechenden Vorfall entwickeln
Durchführung	Präventive und deeskalierende Maßnahmen ergreifen	Einzel- und/oder Gruppengespräche mit den Betroffenen (Klienten, Angehörige, Kollegen) führen (z. B. Klientengespräch oder Teamsupervision)	Die geeigneten Voraussetzungen für die zu ergreifenden Maßnahmen schaffen (z. B. für eine angenehme Gesprächsatmosphäre sorgen)	Sich möglichst unvoreingenommen und ruhig in die jeweilige (Gesprächs-)Situation einbringen
Evaluation	Auswertung der Maßnahmen und gegebenenfalls deren Verbesserung in Betracht ziehen	Reflektion der Einzel- und/oder Gruppengespräche (eventuell mit dem Team und/oder Experten) und unter Umständen geeigneteres Vorgehen überlegen	Bewertung der geschaffenen Voraussetzungen und eventuell deren Optimierung in Angriff nehmen	Darüber Nachdenken, welche Gefühle die Situation bei einem auslöst und einen konstruktiven Umgang damit finden

Tab. 8.2 Gemäß dem Qualifikationsprofil nach Schneider (📖 8, S. 59)

8.3.2 Die 360°-Bedingungsanalyse

Die 360°-Bedingungsanalyse als zweiter Schritt in Richtung der Formulierung von Lernzielen dient dazu, das Thema Gewalt von unterschiedlichen Perspektiven zu betrachten (8.3). Durch Beantworten der Leitfragen wird unter anderem die Entwicklung von Handlungskompetenzen vorbereitet, die der Lernende für einen professionellen Umgang mit Gewalt und Gewaltprävention bzw. -deeskalation benötigt. Besonders in den Blick genommen wird dabei die Orientierung an der Zukunft, da innerhalb dieser Perspektive die Wichtigkeit der Burnoutprävention durch kohärente Persönlichkeitsentwicklung im Bereich der Pflege am deutlichsten hervortritt. Die Leitfragen und deren Beantwortung dienen darüber hinaus auch der Vorbereitung weiterer Schritte im Rahmen der Unterrichtsplanung, zum Beispiel einer schülergerechten Auswahl von Methoden.

Unterrichtsentwurf: Gewalt gegen Klienten

Perspektiven	Leitfragen	Antworten
Orientierung am Klienten (eigene Person, Patient bzw. Bewohner und Kollege)	• Welche Auswirkungen hat Gewalt in der Pflege für die Betroffenen? • Wie sollten Betroffene mit der Situation umgehen? • Welche Möglichkeiten zur Prävention/Deeskalation von Gewalt können aufgezeigt werden?	• Die häufigste Auswirkung von Gewalt sind psychische bzw. psycho-somatische Erkrankungen der Betroffenen. Seltener treten körperliche Folgen auf. • Gewalt darf nicht tabuisiert werden, sondern braucht Öffentlichkeit, um weiterer Gewalt vorzubeugen bzw. bestehende Gewalt zu unterbinden. Betroffene sollten nicht schweigen, sondern sich Hilfe suchen und beraten lassen. • Gewähren von direkter Hilfestellung und Hinweis auf rechtliche, präventive und deeskalierende Handlungsmöglichkeiten.
Orientierung am Lernenden	• Welche Erfahrung hat der Lernende bereits in seinem Berufsleben mit Gewalt gesammelt? • Wie geht der Lernende bislang mit dem Stressor Gewalt um?	• Der Lernende wird wohl Erfahrungen mit Gewalt haben, ob sie nun von einer einzelnen Person ausging oder strukturell bedingt war, ob sie sich gegen Patienten bzw. Bewohner oder Kollegen richtete. Wahrscheinlich ist es ihm auch ein Anliegen, darüber reden zu können. • Es spricht Vieles dafür, dass er bisher keinen souveränen Umgang mit dem Stressor Gewalt gefunden hat und er praktikable Strategien der Prävention und Deeskalation gut gebrauchen könnte.
Orientierung an der Pflegewissenschaft	• Welche Möglichkeiten, Gewalt zu begegnen, zeigt die Pflegewissenschaft auf? • Wie kann dieses Thema mehr Raum in der fachlichen Diskussion einnehmen?	• Die Pflegewissenschaft zeigt noch zu wenig eigenständig erarbeitete Möglichkeiten auf. • Als Wissenschaft sollte sie sich selbstbewusster mit dem Phänomen auseinandersetzen und speziell auf die Pflege passende vorbeugende und vermindernde Strategien des Umgangs mit Gewalt entwickeln. Sie sollte außerdem zu einer breiteren öffentlichen Diskussion über Gewalt innerhalb der Pflege beitragen und dabei unter anderem auch auf deren strukturelle Ursachen hinweisen.
Orientierung an den Bezugswissenschaften	• Gibt es innerhalb der Bezugswissenschaften Definitionsansätze, die sich in der Pflegewissenschaft nutzen lassen? • Welche Ansätze sind für die Pflegewissenschaft besonders beachtenswert?	• In den Bezugswissenschaften Psychologie und Soziologie wird deutlich, dass Gewalt genutzt wird, um Druck von unten nach unten weiterzugeben (Gewaltkette). Dies gilt auch für Gewalt in der Pflege. • Innerhalb der wissenschaftlichen Diskussion muss ein besonderes Augenmerk auf das Verhältnis des Gewaltsenders zum Gewaltempfänger gerichtet werden. Der Gewaltempfänger kann der Gewalt häufig nicht ausweichen, weil er sich in einem Abhängigkeitsverhältnis zum Gewaltsender befindet.

Orientierung an der Zukunft	• Welche gesellschaftlichen Veränderungen müssen sich vollziehen, um eine möglichst gewaltfreie Pflege gewährleisten zu können?	• Notwendig ist eine Verbesserung der Arbeitsbedingungen in der Pflege. Die Anforderungen innerhalb dieses Berufes steigen merklich. Immer mehr alte und kranke Menschen werden von immer weniger Pflegenden versorgt, was letztlich mehr Gewalt zu Folge hat. Zu deren Reduzierung muss der Pflegeberuf wieder attraktiver werden. Dazu geeignete Maßnahmen sind zum Beispiel: 1. Optimiertes Qualitätsmanagement 2. Besseres Pflegenden-Klienten-Verhältnis 3. Höhere Vergütung
Orientierung an der Burnoutprävention	• Wie kann Burnoutprävention innerhalb der Lerneinheit II.22 Gewalt erfolgen?	• Im Rahmen des Unterrichts gilt es, die Kompetenz zur Anwendung präventiver und deeskalierender Strategien im Umgang mit Gewalt in der Pflege zu fördern. Durch die tatsächliche Anwendung dieser Strategien in der Pflegepraxis soll der Lernende positive Erfahrungen sammeln, welche sein Kohärenzgefühl stärken. Die Stärkung seines Kohärenzgefühls wiederum ermöglicht ihm eine bessere Bewältigung von Herausforderungen und verringert somit seine Burnoutanfälligkeit.

Tab. 8.3 Gemäß der 360°-Bedingungsanalyse nach Schneider (📖 8, S. 61)

8.3.3 Konkretisierung der beruflichen Handlungs- kompetenzen

In einem dritten Schritt werden Handlungskompetenzen aufgelistet, die der Lernende für den vorbeugenden und minimierenden Umgang mit Gewalt in der Pflege benötigt. Im Rahmen eines handlungsorientierten Unterrichts wird grundsätzlich unterschieden zwischen den vier Kompetenzbereichen Fachkompetenz, Sozialkompetenz, Personalkompetenz und Methodenkompetenz (8.4). Die unter diesen Bereichen einordbaren einzelnen Kompetenzen stehen nicht nur für berufliche Schlüsselqualifikationen, sondern lassen sich auch zur Stärkung der burnoutpräventiven Komponenten des Kohärenzgefühls Verstehbarkeit (V), Bedeutsamkeit (B) und Handhabbarkeit (H) nutzen. Im Folgenden werden die dafür geeigneten Kompetenzen den passenden Bereichen und Komponenten zugeordnet. Bei der Lerneinheit II.22 Gewalt stehen die Bereiche Sozial- und die Personalkompetenz aufgrund von deren burnoutpräventiver Relevanz im Vordergrund. Die Bereiche Fachkompetenz und die Methodenkompetenz werden deshalb hier nicht ausgearbeitet.

Sozialkompetenz	Personalkompetenz
• Gewalt in Beziehungen und interaktiver Kommunikation erkennen und analysieren (V) • Sich in andere (Patienten bzw. Bewohner und Kollegen) einfühlen (V) • (Mit-)Verantwortung bei der Umsetzung von präventiven und deeskalierenden Maßnahmen tragen (H) • Anderen Hilfestellung geben bei der Umsetzung von präventiven und deeskalierenden Maßnahmen (H) • Gesprächsbereitschaft signalisieren und Vertrauen herstellen (H)	• Sich seiner eigenen Gefühle im Bezug auf den Umgang mit Gewalt bewusst sein (V) • Eine bewusste Haltung zum Thema Gewalt einnehmen und sich gegen Gewalt engagieren (B) • Selbstständig präventive und deeskalierende Problemlösungen erarbeiten und selbstbewusst den Lösungsweg beschreiten (H)
Berufliche Handlungskompetenz: Ein Mensch wird im Rahmen seiner Erkrankung gepflegt. Dabei sind Gewalt provozierende Handlungen und gewalttätiges Verhalten sowohl durch die Pflegenden und die Institution als auch durch die Patienten bzw. Bewohner und deren Angehörige soweit es in der Macht des Pflegenden steht in Interaktion mit den Betroffenen entweder währenddessen schnell zu erkennen und zu unterbinden oder im Vorfeld rechzeitig zu verhindern, so dass die physische und psychische Gesundheit der Beteiligten nicht weiteren Schaden nimmt. Durch den Erwerb dafür geeigneter Handlungskompetenzen im Unterricht und die Sammlung von positiven Erfahrungen bei deren Anwendung in der Praxis werden Verstehbarkeit, Handhabbarkeit und Bedeutsamkeit als Komponenten des Kohärenzgefühls gestärkt und damit das Burnoutrisiko für den Pflegenden reduziert.	

Tab. 8.4 Gemäß dem Raster zur Konkretisierung der beruflichen Handlungskompetenz nach Schneider (📖 8, S. 63)

8.4 Übergeordnete Strukturierungsidee für den Unterricht

Für die Lerneinheit II. 22 Gewalt empfiehlt die Richtlinie für die Ausbildung in der Gesundheits- und Krankenpflege sowie der Gesundheits- und Kinderkrankenpflege des Landes Nordrhein-Westfalen ein Kontingent von insgesamt zwölf Unterrichtsstunden.

Aufgrund der wahrscheinlich recht schnellen Konfrontation des Lernenden mit Gewalt im Rahmen seiner praktischen Ausbildung gilt es, den allgemeinen Teil der Lerneinheit mit dem Umfang von zwei Doppelstunden bereits im ersten Ausbildungsjahr zu unterrichten. Dazu gehören sollte der Austausch über Gewalterfahrungen des Lernenden und die Definition des Begriffs Gewalt – zum einen unspezifisch in der Gesellschaft und zum anderen spezifisch in der Pflege.

Im Rahmen der sich anschließenden vier Doppelstunden ist insgesamt eine Doppelstunde Spielraum vorgesehen. Sie lässt sich nutzen, um Verzögerungen bei der Umsetzung der Unterrichtsplanung auszugleichen oder um auf Vertiefungswünsche der Lernenden zeitlich besser einzugehen. Weitere Ideen zur Nutzung dieser Doppelstunde werden in der folgenden chronologischen Darstellung den einzelnen Schwerpunktthemen zugeordnet.

Noch im ersten Ausbildungsjahr kann der spezielle Teil mit dem Thema Kollegen-Mobbing beginnen. Eine Nutzungsmöglichkeit der freien Doppelstunde an dieser Stelle ist die Einladung eines Supervisors. Der Lernende erlangt so einen Einblick in dessen Arbeit und verliert dadurch gegebenenfalls seine Scheu vor der Kontaktaufnahme im späteren Bedarfsfall.

Im letzten Drittel der Ausbildung arbeitet der Lernende nach Möglichkeit weitgehend selbständig. Die Wahrscheinlichkeit, dass er bis dahin Gewalt nicht nur unter Kollegen, sondern auch gegenüber Klienten erlebt hat, ist sehr hoch. Daher spricht einiges dafür, hier nun die Beschäftigung mit dem Thema Gewalt gegen Klienten zu verorten. Eine Nutzungsmöglichkeit der freien Doppelstunde ist in diesem Kontext etwa eine Buchbesprechung zu Betroffenenliteratur wie „Ich bin doch nicht aus Holz – Wie Patienten verletzende und schädigende Pflege erleben" von Elsbernd & Glane (📖 3) oder „Abgezockt und tot gepflegt – Alltag in deutschen Pflegeheimen" von Markus Breitscheidel (📖 2) Hierdurch erhält der Lernende unter Umständen einen einprägsamen Eindruck von der Situation und den Gefühlen der betroffenen Klienten.

Abschließend kann das Thema institutionelle Gewalt gegen Pflegekräfte behandelt werden. Die freie Doppelstunde lässt sich hier zum Beispiel für die Einladung eines Gewerkschaftsvertreters nutzen, der den Lernenden über seine (rechtlichen) Möglichkeiten zum Einsatz für bessere Arbeitsbedingungen aufzuklären vermag. Als weitere Nutzungsmöglichkeit dieser freien Doppelstunde bietet sich beispielsweise die Einladung eines auf Arbeitsrecht spezialisierten Anwaltes an, welcher im Stande ist, rechtliche Fragen des Lernenden zum Thema Mobbing unter Kollegen, Gewalt gegen Klienten und institutionelle Gewalt gegen Pflegekräfte zu beantworten.

Im Folgenden wird die Strukturierungsidee zur Lerneinheit II.22 Gewalt noch einmal in einem Schaubild dargestellt:

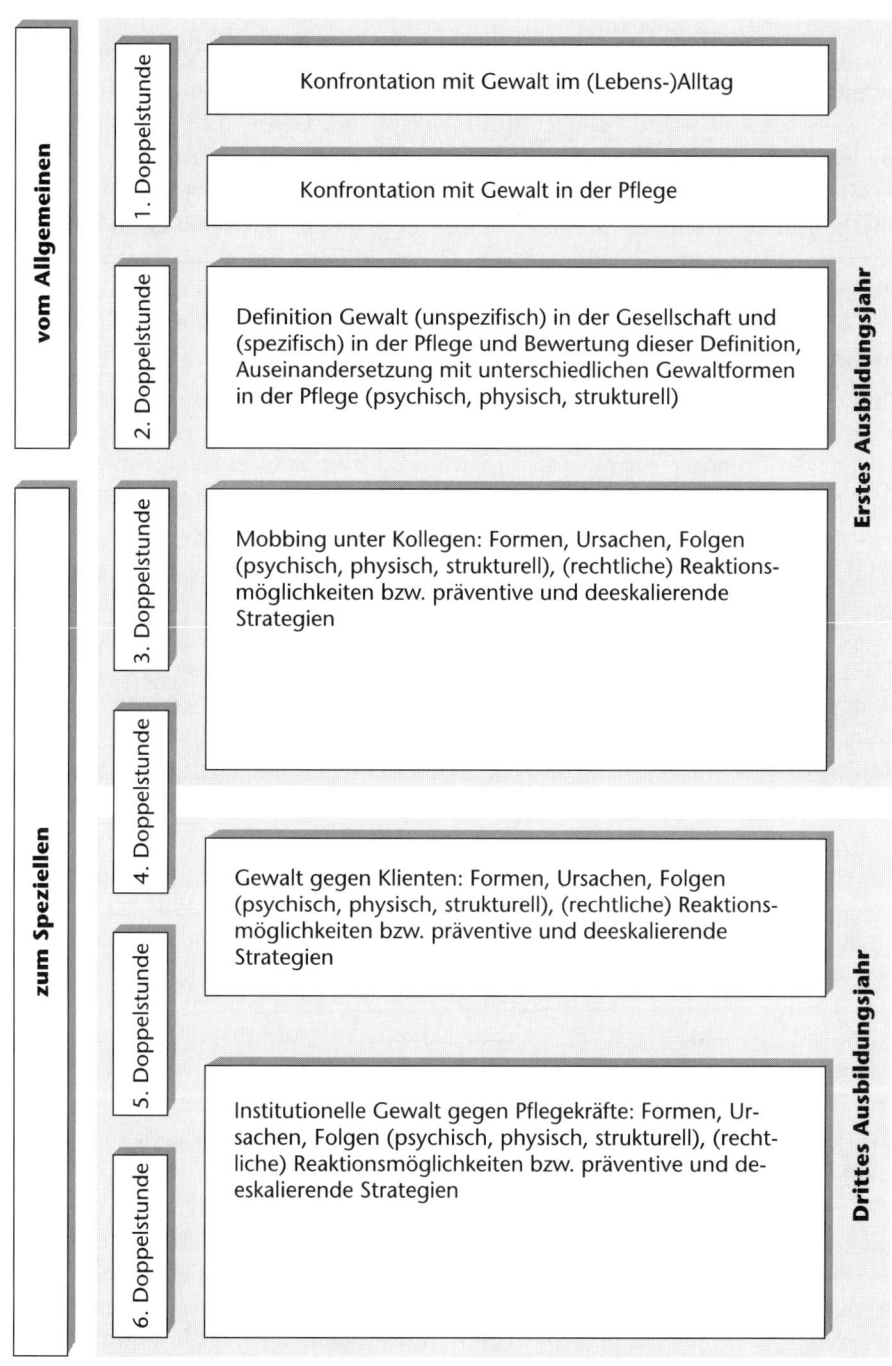

Abb. 8.5 Gemäß der Wissensstruktur der Lernsituation nach Schneider (📖 8, S. 78)

Im Bezug auf Burnoutprävention durch kohärente Persönlichkeitsbildung lassen sich die Unterrichtsstunden zur Lerneinheit II.22 Gewalt noch wie folgt strukturieren:

Selbstbezug (1. Doppelstunde):
Innerhalb des ersten Schritts erhält der Lernende einen Einblick in das Thema Gewalt. Er kann sich und seine bisherigen Erfahrungen mit Gewalt reflektieren und dabei Bezug auf eigene berufliche Erfahrungen mit Gewalt nehmen. Außerdem hat er die Möglichkeit, in Auseinandersetzung mit den anderen eine differenzierte Haltung zu Gewalt in der Pflege zu entwickeln. Durch ersteres soll das Gefühl der Verstehbarkeit, durch letzteres das Gefühl der Bedeutsamkeit gefördert werden.

Wissenschaftsbezug (2. Doppelstunde):
Ziel des zweiten Schrittes ist die Förderung der Verstehbarkeit. Der Lernende soll begreifen, wie Gewalt in den verschiedenen Wissenschaften definiert wird und welche Formen es von Gewalt in der Pflege gibt. Sowohl für die Begriffserklärung als auch für die Darstellung der Gewaltformen werden die Bezugswissenschaften Psychologie, Recht und Soziologie zur Hilfe genommen.

Pflegepraxisbezug (3.–6. Doppelstunde):
Der dritte Schritt zielt auf die Förderung der Handhabbarkeit: Dem Lernenden sollen die Auswirkungen von physischer, psychischer und struktureller Gewalt in der Pflege gegen Kollegen und Klienten vor Augen geführt und ein professioneller Umgang mit präventiven und deeskalierenden Gegenmaßnahmen aufgezeigt werden.

8.5 Die Unterrichtsreihe im Überblick

Die folgende Tabelle stellt das bisher Erarbeitete in der Zusammenschau dar:

Unterrichtsentwurf: Gewalt gegen Klienten

	Erster Schritt	Zweiter Schritt	Dritter Schritt
Pflegewissenschaftliche Ebene			
Übergeordnete Handlungsstruktur	Selbstbezug	Wissenschaftsbezug	Pflegepraxisbezug
Thema	Erfahrungen mit und Haltungen zu Gewalt in der Pflege	Definition von Gewalt und Gewaltformen in der Pflege	Folgen von Gewalt in der Pflege und Gegenmaßnahmen
Fächerintegrative Inhalte	Reflexion bisheriger Erfahrungen mit Gewalt unter Bezug auf berufliche Erfahrungen, Entwicklung einer differenzierten Haltung zu Gewalt in der Pflege	Gewalt als Begriff in den verschiedenen Wissenschaften und Formen von Gewalt in der Pflege	Auswirkungen von physischer, psychischer und struktureller Gewalt in der Pflege gegen Kollegen und Klienten und ein professioneller Umgang mit präventiven und deeskalierenden Gegenmaßnahmen
Modelle / Konzepte	Erfahrungsberichte und Haltungsäußerungen der Lernenden	Bezugnahme auf Psychologie, Recht und Soziologie, sowohl für die Begriffserklärung als auch für die Darstellung der Gewaltformen	Professionelle Sichtweisen zum Thema Auswirkungen von und Umgang mit Gewalt

Berufsdidaktische Ebene

Kompetenzen	• Sich seiner eigenen Gefühle im Bezug auf den Umgang mit Gewalt bewusst sein (V) • Eine bewusste Haltung zum Thema Gewalt einnehmen und sich gegen Gewalt engagieren (B)	• Gewalt in Beziehungen und interaktiver Kommunikation erkennen und analysieren (V)	• Sich in andere (Patienten bzw. Bewohner und Kollegen) einfühlen (V) • (Mit-)Verantwortung bei der Umsetzung von präventiven und deeskalierenden Maßnahmen tragen (H) • Anderen Hilfestellung geben bei der Umsetzung von präventiven und deeskalierenden Maßnahmen (H) • Gesprächsbereitschaft signalisieren und Vertrauen herstellen (H) • Selbstständig präventive und deeskalierende Problemlösungen erarbeiten und selbstbewusst den Lösungsweg beschreiten (H)
Handlungsleitende Prinzipien	Förderung der Bedeutsamkeit	Förderung der Verstehbarkeit	Förderung der Handhabbarkeit
Methoden und Sozialformen	• Einzelarbeit • Kleingruppenarbeit • Plenumsdiskussion • Lehrervortrag • usw.	• Einzelarbeit • Kleingruppenarbeit • Plenumsdiskussion • Lehrervortrag • usw.	• Einzelarbeit • Kleingruppenarbeit • Plenumsdiskussion • Lehrervortrag • Sprechmühle • Koordinatenreflexion • Buchbesprechung • Expertengespräch • usw.

Tab. 8.6 Gemäß dem Raster zum Wochenplan nach Schneider (□ 8, S. 201ff.)

8.6 Planungsraster für die einzelnen Unterrichts-stunden

Es folgt, wie oben angekündigt, ein Planungsraster zur Unterrichtseinheit „Gewalt gegen Patienten":

Zeit	Phasen	Methoden und Sozialformen	Zieldimensionen allgemein	Zieldimension Burnoutprävention durch kohärente Persönlichkeitsbildung	Medien und Materialien
5'	Einstieg	Textpräsentation, Vorstellung des geplanten Unterrichtsverlaufs durch den Lehrenden → AV 1	• Lernende können in Ruhe ankommen und sich orientieren • Lernende fühlen sich von den Texten angesprochen • Lernende erhalten einen Überblick zur Unterrichtseinheit • Lehrender erhält ein Stimmungsbild der Gruppe	Durch die Texte von Kürten soll die Verstehbarkeit gefördert werden: Die Lernenden erhalten die Möglichkeit, sich in die Situation Betroffener (Klienten, Angehörige, Kollegen) hineinzuversetzen und die dargestellte Gewaltproblematik zu erkennen	Arbeitsfolie: Texte zur Patienten-Wirklichkeit → AM 1, Overheadprojektor
30'	Erarbeitung und Sicherung	Sprechmühle zu Erfahrungen der Lernenden mit Gewalt gegen Patienten, anschließende Konstruktion von Fallbeispielen im Plenumsgespräch → AV 2 und → M 1	• Lernende reflektieren ihre Erfahrungen aus der Praxis • Lernende tauschen sich über Erfahrungen mit dem Thema Gewalt gegen Klienten aus • Drei konkrete Fallbeispiele aus der eigenen Pflegepraxis werden durch die Lernenden als Grundlage für die weitere Arbeit festgehalten. Inhalte sollten sein: Ignoranz, körperlich und verbal grobes Verhalten gegenüber Klienten, Verlust der Autonomie des Klienten	Im Rahmen des Austauschs untereinander versuchen die Lernenden, soziale Beziehungen bzw. Handlungen nachzuvollziehen und zu analysieren (Verstehbarkeit). Anschließend sollen aus den vorher selbst geschilderter Gewalterfahrungen drei sinnvolle Beispiele für die spätere Fallarbeit ausgewählt werden (Bedeutsamkeit)	Fragen zu Partnerermittlung und Gesprächsinhalt → AV 2, Stellwand, Flipchart, Flipchartpapier und Eddings
5'	Erarbeitung	Bildung von 3 Arbeitsgruppen (ca. 6 Pers.)	• Lernende entscheiden sich für ein Fallbeispiel, bei welchem sie sich möglichst mit ihren Erfahrungen aus der eigenen Pflegepraxis wieder finden	Durch die Auswahl soll den Lernenden die Möglichkeit eröffnet werden, sich für ein in ihrem Sinne bedeutsames Fallbeispiel zu entscheiden und dabei ihre eigenen Interessen zu artikulieren und wahrzunehmen (Handhabbarkeit)	Stellwand, Flipchart, Flipchartpapier, grüne und rote Karteikarten, Eddings

↑

Tab. 8.7 Gemäß dem Artikulationsschema nach Schneider (⊞ 8, S. 207)

Planungsraster für die einzelnen Unterrichtsstunden

199

Zeit	Phasen	Methoden und Sozialformen	Zieldimensionen allgemein	Zieldimension Burnoutprävention durch kohärente Persönlichkeitsbildung	Medien und Materialien
30'	Erarbeitung	Fallorientierte Gruppenarbeit zu Konsequenzen aus und Strategien des Umgangs mit Gewalt gegen Klienten → AV 3	• Lernende bringen sich aktiv ein • Hemmschwelle, sich zu äußern, sinkt bei Gruppenarbeit • Lehrender steht den Lernenden für die Klärung offener Fragen aktiv zur Seite	Anhand der fallorientierten Klärung der Auswirkungen von Gewalt soll die Bedeutsamkeit des Themas deutlich werden. Des Weiteren sollen die Lernenden sich in andere hineinversetzen und die aus der Gewalt resultierenden persönlichen und rechtlichen Konsequenzen erkennen (Verstehbarkeit). Durch die Erarbeitung von präventiven und deeskalierenden Strategien soll die Handhabbarkeit gefördert werden	Arbeitsvorlage für Wandschaubild: Präsentationsraster für die Gruppenarbeit → AM 2, rote und grüne Karteikarten, Eddings
30'	Vorstellung und Sicherung	Präsentation der Gruppenergebnisse durch einen Sprecher aus der jeweiligen Gruppe → AV 3	• Lernende üben das aktive Zuhören • Sprecher übt den freien Vortrag • Jeweils vorstellende Gruppen beantwortet Verständnisfragen der anderen, ggf. mit Hilfe des Lehrenden	Über die burnoutpräventive Zieldimension der vorangegangenen Gruppenarbeit hinaus soll hier den Lernenden Mut gemacht werden, sich vor anderen zu präsentieren (Handhabbarkeit)	Arbeitsblatt: Informationen zur rechtliche Situation bei Gewalt gegen Patienten → AM 3, Stellwand, Flipchart, Flipchartpapier, Heftzwecken oder Tesafilm, rote und grüne Karteikarten, Eddings
20'	Erarbeitung und Sicherung	Plenumsdiskussion zu Konsequenzen und Strategien → AV 4	• Lernende üben sich in konstruktiver Diskussion • Lehrender moderiert den Gesprächsverlauf und hält dessen Ergebnisse fest	Die Lernenden sollen die Problematik, welche in den jeweiligen Fällen steckt, vertieft erkennen (Verstehbarkeit), weitere Gewalt vermeidende und vermindernde Lösungsstrategien überlegen und dabei nach Möglichkeit praktikable Wege finden, wie sie mit Aggressionen gegenüber Klienten umgehen können (Handhabbarkeit)	Arbeitsblatt: Informationen zur rechtliche Situation bei Gewalt gegen Patienten → AM 3, Stellwand, Flipchart, Flipchartpapier, Heftzwecken oder Tesafilm, rote und grüne Karteikarten, Eddings
15'	Reflexion	Koordinatenreflexion → AV 5, → M 2	• Lernenden reflektieren und bewerten den Unterricht • Lehrender erhält ein Feedback zu seinem Unterricht	Im Rahmen der Reflexion soll den Lernenden die Bedeutsamkeit des Themas noch einmal deutlich werden	Arbeitsvorlage für Tafelbild: Koordinatensystem für die Reflexion → AM 4, Tafel, Kreide

Tab. 8.7 (*Fortsetzung*) Gemäß dem Artikulationsschema nach Schneider (📖 8, S. 207)

8.7 Arbeitsvorschläge

8.7.1 Arbeitsvorschlag: Einführender Lehrervortrag (AV 1)

Zieldimension: Förderung der Verstehbarkeit

Der Lehrende stellt unter Bezugnahme auf die Texte zur Patientenwirklichkeit ($\rightarrow$ AM 1) Verlauf und Ziele der Unterrichtsstunde vor. Bei der Darstellung der Ziele bezieht er sich auf die beruflichen Handlungskompetenzen und die burnoutpräventiven Komponenten des Kohärenzgefühls. Im Plenum können Verständnisfragen geklärt werden.

8.7.2 Arbeitsvorschlag: Sprechmühle (AV 2)

Zieldimension: Förderung der Verstehbarkeit und Bedeutsamkeit

Der Lehrende bereitet eine Liste mit allgemeinen Fragen vor, die zur Festlegung dient, wer Partner A und wer Partner B wird. Zum Beispiel:

- Wer ist derjenige, der den längsten Anfahrtsweg zur Schule hat?
- Wer ist derjenige, der seinem Gegenüber länger in die Augen blicken kann, ohne zu zwinkern?
- Wer ist derjenige, der die größeren Füße hat.

Als inhaltliche Fragen für die Partnergespräche eignen sich beispielsweise:

- Haben Sie bereits Gewalt gegen Klienten erlebt?
- Welcher Art war diese Gewalt?
- Was war die erste Erfahrung mit Gewalt gegen Klienten, von der Sie erzählen möchten (auf Freiwilligkeit achten)?
- Wie haben Sie das Erlebte empfunden?

Zur Durchführung der Sprechmühle bittet der Lehrende die Lernenden, sich jeweils zu zweit zusammenzufinden und erläutert kurz die Methode. Durch die oben zuerst genannten allgemeinen Fragen wird Partner A ermittelt. Partner A beginnt und hat nun 3–5 Minuten Zeit, sich zu den oben zuletzt genannten inhaltlichen Fragen zu äußern. Danach äußert sich Partner B entsprechend. Anschließend suchen sich beide neue Partner, um die Sprechmühle fortzusetzen.

Nach Beendigung der Sprechmühle kommen alle wieder im Plenum zusammen und konstruieren im Rahmen eines vom Lehrenden moderierten kurzen Gesprächs unter Bezugnahme auf den vorangegangenen Erfahrungsaustausch drei konkrete Fallbeispiele aus der eigenen Pflegepraxis als Grundlage für die weitere Arbeit. Inhalte sollten sein: Ignoranz, körperlich und verbal grobes Verhalten gegenüber Klienten und Verlust der Autonomie des Klienten. Der Lehrende hat die Fallbeispiele nach Möglichkeit schon vorkonstruiert und muss sie nur noch den aktuellen Vorschlägen der Lernenden anpassen und das Ergebnis an der Flipchart bzw. Stellwand festhalten.

8.7.3 Arbeitsvorschlag: Gruppenarbeit (AV 3)

Zieldimension: Förderung der Handhabbarkeit

Die Lernenden bilden 6er Gruppen und beschäftigen sich zunächst mit den negativen Konsequenzen von Gewalt gegen Klienten

1. für die Pflegekraft (und deren Kollegen),

2. für den Klienten (und dessen Angehörige) und

3. für die Institution

anhand eines der drei durch den Lehrenden festgehaltenen Fallbeispiele. Zu rechtlichen Konsequenzen von Gewalt wird ihnen ein Informationsblatt zu Verfügung gestellt (→ AM 2). Die Ergebnisse tragen sie auf roten Karteikarten zusammen.

Danach setzen sich die Gruppen mit der Erarbeitung von präventiven und deeskalierenden Strategien gegen die im jeweiligen Fallbeispiel geschilderte Gewalt auseinander. Ihre Ergebnisse halten sie dieses Mal auf grünen Karteikarten fest.

Die roten und grünen Karteikarten werden am Ende auf einem vorgefertigten und an einer Stellwand aufgehängten Raster (→ AM 3) passend zur entsprechenden Betroffenengruppe (Pflegekraft, Klient, Institution) angebracht und durch einen von der Gruppe bestimmten Sprecher präsentiert. Die vorstellenden Gruppen beantworten Verständnisfragen der anderen. Der Lehrende moderiert diesen Prozess.

8.7.4 Arbeitsvorschlag: Plenumsdiskussion (AV 4)

Zieldimension: Förderung der Handhabbarkeit

Die Lernenden äußern sich im Verlauf einer Plenumsdiskussion zu weiteren negativen Konsequenzen und möglichen präventiven und deeskalierenden Strategien gegen die im jeweiligen Fallbeispiel geschilderte Gewalt. Die Ergebnisse werden wie im vorangegangenen Arbeitsschritt auf roten bzw. grünen Karteikarten festgehalten und auf dem entsprechenden Raster (→ AV 3 u. AM 3) angebracht.

8.7.5 Arbeitsvorschlag: Koordinatenreflexion (AV 5)

Zieldimension: Förderung der Bedeutsamkeit

Die Lernenden tragen ihren Standpunkt an der Tafel in einem vorgefertigten Koordinatensystem mit den Achsen Lernerfolg und Lernfreude ein (→ M 2, → AM 4). Der Lehrende sollte während der Durchführung darauf achten, sich bewusst mit etwas anderem zu beschäftigen, damit sich niemand beobachtet fühlt und jeder seine Meinung ohne Besorgnis auf dem Tafelbild festhält. Im Anschluss an die Eintragungen wird allen die Möglichkeit gegeben, ihre eigene Standpunktwahl verbal zu kommentieren (auf Freiwilligkeit achten). Der Lehrende hat noch die Gelegenheit, sich abschließend zu den Eintragungen zu äußern.

8.8 Literaturnachweis

1. Antonovsky, A. (1997): Salutogenese. Zur Entmystifizierung der Gesundheit. Franke, A. (Hrsg.). Tübingen, DGVT

2. Breitscheidel, M. (2005): Abgezockt und tot gepflegt. Alltag in deutschen Pflegeheimen. Berlin: Econ Verlag

3. Elsbernd, A. / Glane, A. (1996): Ich bin doch nicht aus Holz. Wie Patienten verletzende und schädigende Pflege erleben. ..., Urban und Fischer Verlag

4. Klamke, B. (2005): Grüße aus der gepflegten Welt – das Postkartenbuch. Hannover: Schlütersche Verlagsgesellschaft

5. Kürten, C. (1987): Texte zur Patienten-Wirklichkeit. München: CK-Verlag Dr. Sidow

6. Ministerium für Gesundheit, Soziales, Frauen und Familie des Landes Nordrhein-Westfalen (2003): Ausbildung und Qualifizierung in der Altenpflege. Empfehlende Richtlinie für die Altenpflegeausbildung

7. Ministerium für Gesundheit, Soziales, Frauen und Familie des Landes Nordrhein-Westfalen (2003): Richtlinie für die Ausbildung in der Gesundheits- und Krankenpflege sowie in der Gesundheits- und Kinderkrankenpflege

8. Schneider, K. / Herrgesell, S. / Drude, C. (2005): Pflegeunterricht konkret. Grundlagen, Methoden, Tipps. München: Elsevier

8.9 Methodensammlung

8.9.1 Methode: Sprechmühle (M 1)

(📖 8, S. 248f.)

Beschreibung
Die Sprechmühle dient dazu, sich in schnell wechselnden Zweierkonstellationen mit einem Thema auseinanderzusetzen.

Zu deren Durchführung bittet der Lehrende die Lernenden, sich jeweils zu zweit zusammenzufinden. Beide Partner haben nun nacheinander ca. 3–5 Minuten Zeit, sich zu einer vorgegebenen Thematik dem anderen gegenüber zu äußern. Anschließend suchen sich beide neue Partner, um mit diesen die Sprechmühle fortzusetzen. Spätestens wenn der Gesprächsbedarf merklich nachlässt, wird das Ende eingeläutet.

Phaseneinsatz
Sinnvoll ist ein Einsatz dieser Methode etwa zum Austausch von Erfahrungen zu Beginn einer Unterrichtseinheit oder um einander gegen Ende des Unterrichts Rückmeldungen zu geben.

Handlungsempfehlung für Lehrende
- Der Lehrende kann über vorgefertigte allgemeine und unverfängliche Fragen zu den Personen entscheiden, wer jeweils das Gespräch beginnt.
- Je nach Thema entscheidet er außerdem, ob vorgegeben wird, wie sich die Zweiergruppen bilden oder ob diese sich selbst finden. Je sensibler das Thema, desto eher ist hier ein selbst bestimmtes Vorgehen vorzuziehen.
- Er vermeidet den Eindruck, das die Zweiergruppen von außen durch ihn belauscht werden.
- Er achtet strikt auf die Einhaltung des zeitlichen Rahmens.

Handlungsempfehlung für Lernende
- Die Lernenden bringen sich je nach Thema mit ihren Erfahrungen, Haltungen oder Kenntnissen in die Zweiergespräche ein.
- Sie üben sich darin, kurz und knapp zu einer Thematik Stellung zu beziehen.

Benötigtes Material / Benötigte Zeit
- Gegebenenfalls Fragen, die bestimmen, welcher Partner das Zweiergespräch beginnt
- Fragen, die festlegen, über welches Thema sich die Partner unterhalten
- Ein gemütlicher Raum mit ausreichend Platz
- Ca. 30–45 Minuten Zeit

Tipps, Tricks, Fallen
- Die Sprechmühle macht nur solange Sinn, wie ein reger Gesprächsverlauf über das vorgegebene Thema in den Zweiergruppen zu beobachten ist.
- Bei einem kleinen und ungemütlichen Raum könnten sich die Teilnehmer belauscht fühlen. Außerdem ist die Gefahr gegeben, dass sich verschiedene Zweiergruppen bedingt durch die räumliche Nähe eventuell ungewollt zu einer größeren Diskussionsgruppe zusammenschließen.

8.9.2 Methode: Koordinatenreflexion (M 2)

(📖 8, S. 245f.)

Beschreibung

Auf einer Tafel wird ein Koordinatensystem angezeichnet ($\rightarrow$ AM 4). Die Achsen werden zum einen mit Lernerfolg und zum anderen mit Lernfreude beschriftet. Die Lernenden können nun auf dem Kreuz ihre entsprechende Selbsteinschätzung eintragen. Im Anschluss an die Eintragungen wird allen die Möglichkeit gegeben, ihre visualisierte Selbsteinschätzung verbal zu kommentieren (auf Freiwilligkeit achten). Der Lehrende hat noch die Gelegenheit, sich abschließend zu den Eintragungen zu äußern.

Phaseneinsatz

Die Reflexion dient dem Abschluss einer Unterrichtseinheit. Sie ermöglicht dem Lehrenden, auf einem Blick eine Übersicht zu den Selbsteinschätzungen der Lernenden zu gewinnen.

Handlungsempfehlungen für Lehrende
- Der Lehrende stellt das vorbereitete Koordinatensystem zur Verfügung und erklärt die Aufgabenstellung.
- Er versucht, die Lernenden während der Eintragungsphase nicht zu beobachten und beschäftigt sich demonstrativ mit etwas anderem.
- Auf vorgebrachte Kritik reagiert er konstruktiv.

Handlungsempfehlungen für Lernende
- Die Lernenden tragen ihre Selbsteinschätzung in das Koordinatensystem ein.
- Sie haben die Möglichkeit, sich zu ihren visualisierten Selbsteinschätzungen noch verbal zu äußern.
- Sie können ihre Selbsteinschätzungen mit denen der anderen vergleichen.

Benötigtes Material / Benötigte Zeit
- Koordinatensystem auf der Tafel
- Kreide
- Ca. 15 Minuten Zeit

Tipps, Tricks, Fallen
- Für den Lehrer besonders interessant sind die Ausreißer auf dem Koordinatensystem. Er könnte speziell nach deren Selbsteinschätzung fragen, falls diese sich nicht von sich aus äußern. Dabei sollte er weiterhin das Prinzip der Freiwilligkeit von Aussagen beachten.
- Häufig passen sich die Lernenden den Äußerungen ihrer Mitschüler an. Der Lehrende sollte sie deshalb ausdrücklich zu möglichst eigenständigen Aussagen motivieren.
- Der Lehrende sollte sich während der Durchführung bewusst mit etwas anderem beschäftigen, damit sich die Lernenden nicht beobachtet fühlen und den Eindruck gewinnen, ihre Äußerungen bleiben weitgehend anonym.

8.10 Arbeitsmaterialien

8.10.1 Arbeitsfolie: Texte zur Patienten-Wirklichkeit (AM 1)

Pflege im Akkord	Gebet	Ohne Titel
Wenn von acht Mitarbeitern einer Schicht nur drei zum Dienst erscheinen, dann geht das so: Die Tür platzt auf, Zeit zum Anklopfen ist nicht „Wir kommen zum Drehen!" Zeit für einen Morgengruß ist nicht. Wie ein Stück Holz wird der Patient vom Rücken auf die Seite gedreht. Zeit für Behutsamkeit ist nicht. Die Spritze wird abgedrückt wie eine Pistole. Dreißig Sekunden, wie sonst, gibt es nicht. „Noch einen Wunsch?" Zeit für eine Antwort bleibt nicht.	Wenn es Dich überhaupt gibt, dann hilf mir, bitte hilf mir! Ich kann meinen Kopf und meine Arme noch bewegen, aber alles andere spüre ich nicht mehr. Ich rauche viel und lebe fast nur noch von Kaffee und Zigaretten. Angst vor dem Tod habe ich nicht. Angst habe ich nur noch vor der Hilfe.	Behüte mich vor der Berührung durch Ärzte, die über meine Schmerzen, meine Tränen lachen, Tränen lachen. Bewahre mich vor der Berührung von Pflegern und Schwestern, die mich als Fall streng nach Vorschrift behandeln. Wenn's mit mir soweit ist, dann sorge dafür, dass mich niemand bemerkt, wenn ich mich auf den Weg mache zu Dir – in einer Winternacht im warmen Schnee.

(Kürten, C.: Texte zur Patienten-Wirklichkeit)

8.10.2 Arbeitsblatt: Informationen zur rechtlichen Situation bei Gewalt gegen Klienten (AM 2)

Auszüge aus dem Strafgesetzbuch (StGB)

§ 223 StGB – Körperverletzung

(1) Wer eine andere Person körperlich misshandelt oder an der Gesundheit beschädigt, wird mit Freiheitsstrafe bis zu fünf Jahren oder mit Geldstrafe bestraft.

(2) Der Versuch ist strafbar.

§ 224 StGB – Gefährliche Körperverletzung

(1) Wer die Körperverletzung

1. durch Beibringen von Gift oder anderen gesundheitsschädlichen Stoffen,

2. mittels einer Waffe oder eines anderen gefährlichen Werkzeugs,

3. mittels eines hinterlistigen Überfalls,

4. mit einem anderen Beteiligtem gemeinschaftlich oder

5. mittels einer das Leben gefährdenden Behandlung

begeht, wird mit Freiheitsstrafe von sechs Monaten bis zu zehn Jahren, in minder schweren Fällen mit Freiheitsstrafe von drei Monaten bis zu fünf Jahren bestraft.

§ 229 StGB – Fahrlässige Körperverletzung

Wer durch Fahrlässigkeit die Körperverletzung einer anderen Person verursacht, wird mit Freiheitsstrafe bis zu drei Jahren oder mit Geldstrafe bestraft.

§ 239 StGB – Freiheitsberaubung

(1) Wer einen Menschen einsperrt oder auf andere Weise der Freiheit beraubt, wird mit Freiheitsstrafe bis zu fünf Jahren oder mit Geldstrafe bestraft.

§ 323c StGB – Unterlassene Hilfeleistung

Wer bei Unglücksfällen oder gemeiner Gefahr oder Not nicht Hilfe leistet, obwohl dies erforderlich und ihm den Umständen nach zuzumuten, insbesondere ohne erhebliche eigene Gefahr und ohne Verletzung wichtiger anderer Pflichten möglich ist, wird mit Freiheitsstrafe bis zu einem Jahr oder Geldstrafe bestraft.

§ 212 StGB – Totschlag

(1) Wer einen Menschen tötet, ohne Mörder zu sein, wird als Totschläger mit Freiheitsstrafe nicht unter fünf Jahren bestraft.

(2) In besonders schweren Fällen ist auf lebenslange Freiheitsstrafe zu erkennen.

8.10.3 Arbeitsvorlage für Wandschaubild:
Präsentationsraster für die Gruppenarbeit (AM 3)

Gemeinsam erarbeitete Fallbeispiele (→ AV 2 u. 3)			
Fallbeispiel 1			
Fallbeispiel 2			
Fallbeispiel 3			

8.10.4 Arbeitsvorlage für Tafelbild: Koordinatensystem für die Reflexion (AM 4)

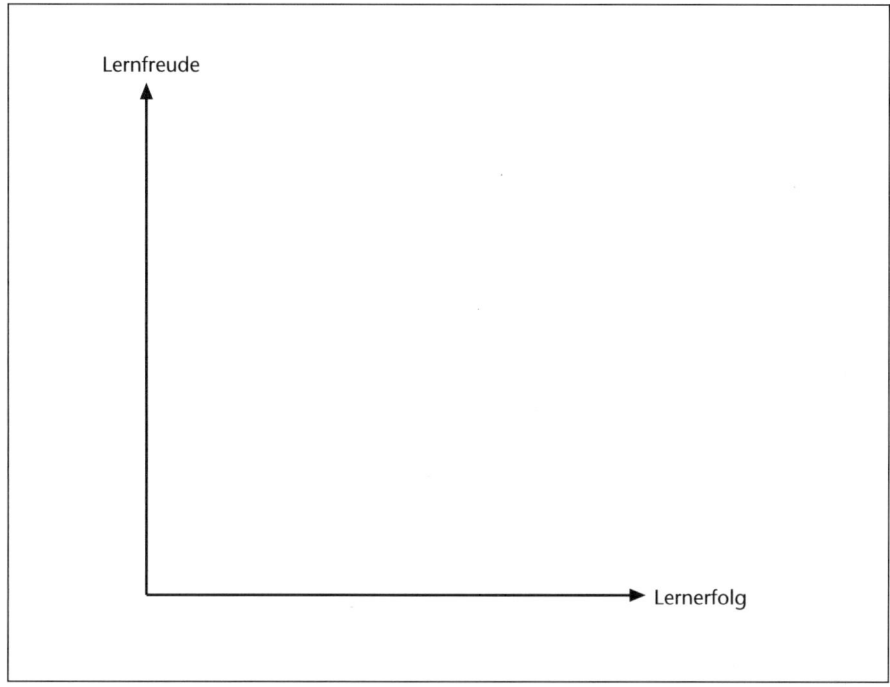